空气之轻，呼吸之重

——呼吸疾病医学专家谈慢性阻塞性肺疾病

北京诺华制药有限公司组织编写

中国协和医科大学出版社

图书在版编目（CIP）数据

空气之轻　呼吸之重：呼吸疾病医学专家谈慢性阻塞性肺疾病／北京诺华制药有限公司编写. —北京：中国协和医科大学出版社，2015. 10

ISBN 978-7-5679-0314-2

Ⅰ. ①空…　Ⅱ. ①北…　Ⅲ. ①慢性病-阻塞性肺疾病-防治
Ⅳ. ①R563. 9

中国版本图书馆 CIP 数据核字（2015）第 228164 号

《空气之轻，呼吸之重》
——呼吸疾病医学专家谈慢性阻塞性肺疾病

编　　者：北京诺华制药有限公司
责任编辑：许进力　王朝霞

出版发行：中国协和医科大学出版社
（北京东单三条九号　邮编 100730　电话 65260378）
网　　址：www. pumcp. com
经　　销：新华书店总店北京发行所
印　　刷：北京兰星球彩色印刷有限公司

开　　本：889×1194　1/32 开
印　　张：11. 75
字　　数：300 千字
版　　次：2015 年 9 月第 1 版　　2015 年 9 月第 1 次印刷
定　　价：100. 00 元

ISBN 978-7-5679-0314-2

（凡购本书，如有缺页、倒页、脱页及其他质量问题，由本社发行部调换）

大道至简，大医精诚

同根相吸，同吸相求

钟南山

二〇一三年八月廿一日

中英文对照表

英文缩写	英文全称	中文释义
ACCP	TheAmericanCollegeofChestPhysicians	美国胸科医师协会
BMI	Body Mass Index	体质指数
CAT	COPD Assessment Test	慢性阻塞性肺疾病评估问卷
COPD	Chronic Obstructive Pulmonary Disease	慢性阻塞性肺疾病
FEV1	Forced expiratory volume in one second，FEV_1	第一秒用力呼气量
FeNO	Fraction of exhaled nitric oxide	呼出气一氧化氮
FVC	Forced Vital Capacity	用力肺活量
GOLD	The Global Initiative for Chronic Obstructive Lung Disease	慢性阻塞性肺疾病全球创议
ICS	Inhaled corticosteroids	吸入性糖皮质激素
ICU	Intensive Care Unit	重症加强护理病房
LABA	Long-acting β_2- adrenergicagonist	长效 β_2 受体激动剂
LAMA	Long-acting muscarinic antagonist	长效胆碱能受体拮抗剂
mMRC	Modified British Medical Research Council	改良的英国呼吸困难指数评估
PDE4	Phosphodiesterase 4	磷酸二酯酶-4
RCT	Randomized controlled trial	随机对照研究
SABA	Short-acting β_2- adrenergicagonist	短效 β_2 受体激动剂
SAMA	Short-acting muscarinic antagonist	短效胆碱能受体拮抗剂
SGRQ	St Georges respiratory questionnaire	圣乔治呼吸问卷
SARS	Severe Acute Respiratory Syndromes	严重急性呼吸系统综合征

编 者 序

提到慢性阻塞性肺疾病（Chronic ObstructivePulmonary Disease，COPD，简称“慢阻肺”），很多人可能觉得陌生。世界卫生组织最新公布的数据显示，在过去 12 年里，这种与吸烟，环境污染有关的慢性肺部疾病，已经悄悄占据了全球死因排行榜的第三位，仅次于缺血性心脏病和卒中。在中国内地，目前约有超过 4000 万的慢阻肺患者，40 岁以上人群的患病率为 8.2%。由于慢阻肺多发于长期吸烟的中老年人群，很多患病的老年人容易忽视呼吸困难、咳嗽咳痰等慢阻肺常见症状，从而延误病情。另外，在中国一些三级以下医院，医生缺乏诊断慢阻肺的知识，甚至没有必要的仪器设备辅助诊断，导致误诊、漏诊率较高。因此，能够到大医院确诊的慢阻肺患者病情大都已经十分严重。

《空气之轻，呼吸之重》是一本有关“慢阻肺”的医学专家访谈录。回顾这本访谈录的诞生之旅，源于我们一直希望有一本书，能让国人对慢阻肺有更多的了解和认识，提高早预防、早治疗的意识，同时呈现出慢阻肺在中国的现状和未来疾病管理的方向。书中，我们对话了目前国内顶尖的 30 多位呼吸医学专家，这些专家既有来自临床一线的医务工作者，也有从医四、五十年的退休老专家，但他们共同具备着一个特点——对慢阻肺疾病领域有着较为深入和系统的研究。在本书内容的设计上，主要围绕了几个大的方面：慢阻肺的诊断和评估、稳定期药物治疗理念，受访者个人经历、所在医院科室的发展历程等。为了避免千篇一律，我们也尽量地突出每位专家的特点，与读者分享他们在各自钻研的学术领域，多年来取得的成就、丰富多彩的个人经历、从医多年的心路历程以及与患者之间的小故事等等。

为了使本书的内容更加规范和丰富，我们与每位受访专家都投入了大量的精力和热情。访谈前，我们首先对所有问题做了严格的筛选，了解每位受访专家的研究方向、学术成果、甚至性格特点。在访谈准备和稿件修改过程中，专家们也查阅了许多文献资料，以保证每句话有理可依、有据可循。而且大多数访谈我们都进行了不止一次，访谈稿也经过专家们多次修改和完善……。但是，敬请各位读者勿将这本书看做是一本教科书，因为它并没有传授读者教科书式的理论知识，书中所述内容也并非局限于慢阻肺这一疾病，而更像是一部思维与见解百家争鸣的大汇编。如果您是一名年轻的医学生，通过阅读，您可以从前辈们的经历中汲取营养，有所感悟；如果您是该疾病领域的医生，从书中可以了解到同行们的学术见解，加深对疾病的认识；如果您是一位慢阻肺患者，则能够从中获取更多有关该疾病诊断、治疗及预防的知识；如果您是一位普通读者，读完这本书之后，您或许会对医生这项职业有更深的理解，理解医务工作者的艰辛和不易，感受他们为患者解除病痛的拳拳之心。

作为采访者，我们很幸运地得到了可能比本书读者更多的内心体会，因为在与这些卓越医者的交流过程中，我们最直接地倾听了他们语气中的抑扬顿挫，最生动地感受了他们的智慧，最真切地体会了他们人生道路上的酸甜苦辣。正如钟南山院士的采访者在采访手记中所写的那样："我得到的不仅仅是学术见解，更多的是一种属于内心的体会。我们应该用心体会一位智者思想中发光的部分，说白了，就是从他的身上吸取我们所不具备的东西"。

在《空气之轻，呼吸之重》面世之际，我们特别想感谢北京大学人民医院的何权瀛教授，他为我们在把握主题，推荐专家和审阅稿件等工作中，付出了大量心血。也想特别感谢访谈中老一辈的专家们，他们虽然年事已高，但仍然心系患者、心系中国的医疗卫生事业，让人由衷敬佩。同时也感谢为本书的问世做出贡献的诺华医学事务部的同仁们！

有些遗憾的是，由于时间有限，还有很多专家我们未能得以采访，加之编者水平和经验有限，书中难免有错误和不妥之处，在此恳请读者批评指正。

最后，希望这本书能从每位读者身上体现出它的价值。

北京诺华制药有限公司医学事务部呼吸业务领域
2015 年 4 月 30 日

目　录

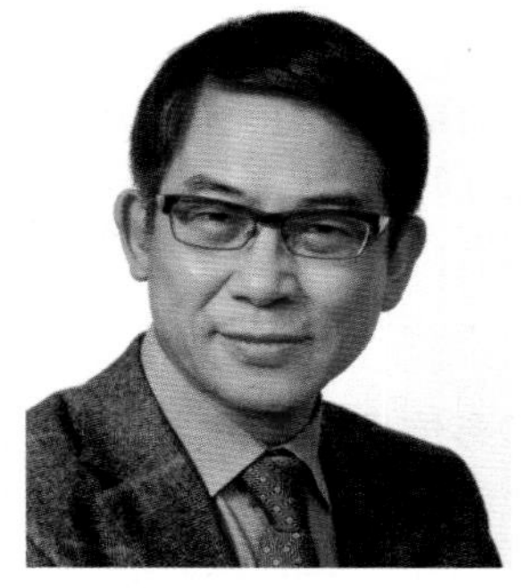

“——慢阻肺是病理生理改变，并不是一个症状诊断。现在基于症状的评估方法，用其代表病理，容易造成误差，将来需要更科学的评价方法，揭示全貌。”

采访时间：2013年6月13日
采访地点：上海中山医院呼吸科　主任办公室
被采访人：上海中山医院　白春学教授
采 访 者：诺华医学部　邱洁萍

白春学，1951年4月生，复旦大学教授、博士生导师，上海市呼吸病研究所所长和复旦大学呼吸病研究所所长，兼任中国肺癌防治联盟主席，中华医学会呼吸分会副主委，亚太呼吸学会科研委员会主席。主要研究方向为肺损伤、慢性气道疾病和肺癌的分子发病机制和诊治，长期致力于创新和转化医学研究。担任《Translational Respiratory Medicine》等杂志主编，《International Journal of Chronic Obstructive Pulmonary Disease》、PLOS ONE等8家杂志副主编，《American Journal of Respiratory and Critical Care Medicine》等杂志编委。获得国家自然科学基金重点和上海市重大等42项科研课题，发表论著480余篇，其中英文120篇，SCI影响因子累计560余分。主编《急性呼吸窘迫综合征》等专著6部，获得专利30项。崇尚接轨国际的学术精神，提出“国际大会有声音、国际杂志有影响、国际学会有位置、国际社会有认可”的四有教授标准。倡导大爱无疆的职业精神，创立“接轨国际、面向世界、服务病人、造福社会”学科平台。建立中国首个肺癌诊治中心-中山医院肺部肿瘤综合诊疗中心和建立中国肺癌防治联盟，最早提出无线传感肺功能并发展成基于手机的物联网医学。

邱洁萍：您从事呼吸领域工作有多少年了？您的求学经历和职业发展历程是怎样的？

白春学教授：我 1979 年考入北京协和医院朱贵卿教授的硕士研究生。朱贵卿教授在北方是呼吸科最早的元老之一，南方的元老是吴绍青教授。1986 年考入上海医科大学李华德教授的博士研究生，1989 年获博士学位，以后一直从事呼吸病研究、临床和教学工作。

邱洁萍：在您求学和工作的这些年里，对您影响最大的人或者事有哪些？

白春学教授：当然是两位导师对我的影响比较大，北京协和医院的朱贵卿教授和罗慰慈教授。他们帮助我选择科研课题，指导研究方向，修改论文，同时指导临床相关工作。到了上海，李华德教授在国内率先开展肺功能和呼吸衰竭工作对我影响也很大。其中对我影响最大的经历是北京协和医院读研和美国加州大学旧金山分校做博士后工作。我读研的时候，是文革以后刚恢复研究生制度，当时报考北京协和医院的有九百多人，才录取六十人。协和医院治学的严谨早就闻名，我到了协和医院后感觉到无论是临床上还是科研上，协和医院当时都是国内的领头羊。我在协和医院学会了基本的科研方法。加州大学旧金山分校在呼吸疾病科研方面是全球比较有名的，比如我们知道的肺表面活性物质和血气分析就是那里的教授发现的，最近二十年，那里有四个诺贝尔奖得主。我在美国做博士后，学会了走向世界的本领。虽然我在那里只有一年三个月，我有幸在IF = 16 分的 JCI 杂志发了一篇文章。我在导师 Matthay 教授的支持下，在科研上与对外交流上都取得了很大的进步。我在 2003 年建立国际呼吸病研讨会，延续到现在已经九届，成为了中外呼吸科医生交流的很好的桥梁。很多国际著名的呼吸病方面的专家，包括新英格兰杂志的主编，最近五年 ATS 现任主席、侯任主席和前任主席，以及 20 余名呼吸相关杂志主编和副主编都来这里交流。

邱洁萍：您在慢阻肺领域取得的突出的成就是什么？

白春学教授：我在北京协和医院的时候，就开始研究慢阻肺。我当时做的是应用二氧化碳重复呼吸法检测慢阻肺、肺源性心脏病病人的心输出量。大家知道，心输出量检查是要插心脏导管的有创检查，而我们是用无创的方法来测定混合静脉血的二氧化碳分压，进而应用间接 Fick 氏法得出心输出量。我们不光研究慢阻肺病人的肺功能，还研究正常人的心功能。读博士生的时候，我又做了很多其他的研究。在导师李华德教授指导下做一些国家七五攻关的项目，比如肺源性心脏病的急性加重期抢救和康复期治疗。攻读博士期间以第一作者写了 15 篇以上这方面的论文。在慢阻肺康复治疗方面，我们不仅应用西医的方法，同时还研究了中医的方法，包括气功等。我把中医的气功和西医的缩唇呼吸结合在一起，提出了新的松静内养功缩唇嘘气法，取长补短，改善治疗效果。但是，最自豪的还是我研发的基于手机的物联网医学，用其管理病人可起到"云连知名专家，端享现代医疗"的效果，这也符合国家"端口前移、重心下沉"政策，利国利民。

邱洁萍：您能简单介绍一下中山医院呼吸科的发展历史吗？在慢阻肺治疗领域有哪些突出的成绩？

白春学教授：中山医院呼吸科原称肺科，由吴绍青教授建立于上世纪三十年代后期，为中国最早。在五十年代就最早在中国开展肺功能检查，并且开办了学习班。也最早在中国开展机械通气治疗呼吸衰竭。我在 2002 年 6 月接手呼吸科，当时感觉到全国各大医院呼吸科都有了长足的发展，而我们进步较慢，例如科研工作做的不是很好，没有拿过国家自然基金，没有以通讯作者单位在国外 SCI 索引杂志发表的论文。为了改变这种局面，我提出了"接轨国际，面向世界，服务病人，造福社会"的学科发展方向，通过科研来提高学术水平，发展独特的临床技术。经过这十一年的发展，我们科有了突飞猛进的进步，仅我自己在国外发表的论著就有 100 多篇，我们还有很多其他的教授也发表了大量论文，特别是最近 3 年我们以每年 20 篇左右的速度发表 SCI 索引杂志文章。我们科的学术水平也得到了国际呼吸界承认。此外，在临床上肺癌方面也有了长足的发展。我们 2002 年建立了中国第一家肺肿瘤综合诊疗中心，去年又牵头建立了中国肺癌防治联盟。

邱洁萍：您的物联网医学管理工作的最新进展如何？

白春学教授：现在物联网医学管理平台已经基本搭建好了，包括我们在青浦设了一个物联网医学实验室，云计算就放在那里。其他的部分就是端，有的是监测的设备，比如说我们用于睡眠监测的，有企业跟我们合作，我们提出要求，企业来研发，包括便携式的监测设备，有口鼻气流的、胸腹运动的、血氧饱和度的、心电图的。这些现在就可以正式应用到临床了。还有肺功能，我们的主要目的是研究便携，可以普及到基层医院，甚至普及到病人家庭，同时又可以和我们的物联网医学中心连到一起的肺功能。我们发展了三代肺功能，第一代是国产的压差式肺功能，后来觉得没有达到我们的要求，又发展了第二代压差式的肺功能。压差式的肺功能有个问题就是需要校正，所以又发展了超声式的不需要校正的肺功能。这些都可以直接应用到社区医院和病人的家庭。需要校正的肺功能放在大医院有专门的技术员、医生来用好一点，放在基层不是很合适。还有软件，包括管理软件，病人的软件、医生的软件，可以放在电脑、iPad、手机上，放在网上、手机上的，这些都发展好了，睡眠的仪器基本就可以用于临床了。当然我们同时还要做一批临床验证。现在的临床验证没办法做到每天收集资料，我们通过物联网就可以做到。比如治疗慢阻肺病人的临床验证，现在主要就观察肺功能、mMRC、CAT这些评估量表，在我们这里还可以帮助慢阻肺病人评估夜间生活质量的变化，可以多方位、更科学、更合理的评估临床药物。

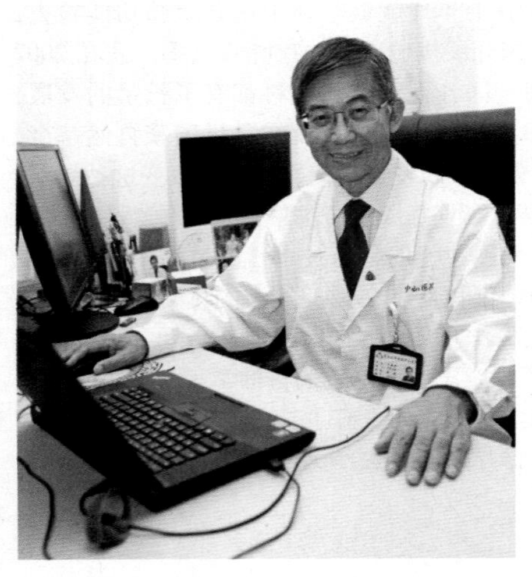

▲ 白春学教授

邱洁萍：您对于科室未来有什么样的期望或规划？

白春学教授：我们科有五年规划和十年规划。近期的规划是建立亚太一流水平的呼吸科，远期是变成世界水平的呼吸科。当然这都有一些具体的标准，包括我们的科研产出，发表文章的数量，发表文章的影响，获得的专利以及转化等等。还有对国际学术的影响，包括在呼吸专业有影响的杂志编委人数、参与度。此外还有临床方面，我们现在有 18 个专病门诊，28 项特色技术，其中最典型的就是物联网医学，当然还有一些引进或者改良别人的技术的。只要对病人有利的现代化技术，我们都愿意接受。最后还包括服务病人的量，要真正给病人解决问题，比如门诊量，去年门诊量超 15 万，今年有望超 16 万，解决疑难病例数更要增加。我们现在的病人除了上海本地人，还有外地人，还有非华裔的外国人，比如有新加坡人和日本人。

邱洁萍：您与国际学会或者国际专家建立了怎样的联系？您认为中国专家在与国际学会的合作方面还有哪些机遇和挑战？

白春学教授：现在我们的科研产出，无论是专利还是论文的发表，都比较多。这些和国际专家的联系密不可分。我们每年的国际呼吸研讨会，有很多著名的专家来做报告，我们的学生也受到熏陶，得到了启发，也逐渐的走向世界。比如最近几年我的学生在国际获奖越来越多。在 ERS 中我们一开始是获银奖，去年开始，我们不光是银奖，还获得了金奖。今年也有个学生获金奖。此外，我们对中国其他医院的青年医生也有很多帮助。最近四年，通过我推荐到 ATS 的有 108 人。我们和国际学会的交流，不光是我们中山医院呼吸科，国内很多其他的大学也有受益。现在中国国力增加了，经济居世界第二位，科研经费也居世界第二位，国际学会也会注意到中国。比如以前美国呼吸重症监护杂志在中国大陆没有编委，去年我有幸被选中编委，我想以后他们可能会更多地关注中国。很多其他国家的科研基础比我们好，经验比我们多，他们的发展对我们也是挑战。

邱洁萍：中国慢阻肺最常见的危险因素是什么？上海有没有什么不同？

白春学教授：最常见的危险因素是吸烟和环境污染。我感觉上海吸烟率相对低一些，但是我没有具体的数据，上海的环境污染问题相对北京好一些，但是比其他的农业省份严重，农业省份的小环境，生物燃料的问题会比较多。

邱洁萍：您觉得与慢阻肺最难鉴别的病是什么？

白春学教授：最需要鉴别的疾病是支气管哮喘。其次是肺癌。有了肺功能和低剂量 CT 这两个检查，基本都可以鉴别。

邱洁萍：您谈到最难和慢阻肺鉴别的疾病是支气管哮喘，那对于难鉴别的这部分支气管哮喘和慢阻肺病人，您在治疗上有什么侧重或者差异？

白春学教授：有一部分支气管哮喘病人支气管舒张试验是阴性的，也有的慢阻肺病人舒张试验是阳性的。这些病人就比较难鉴别。为了更好地鉴别，我们还要从临床角度来收集信息，比如病人长期大量吸烟史，年龄偏大，完全可能是慢阻肺。如果病人发病有明显的季节性，那可能是支气管哮喘。如果这样难鉴别，我们还可以通过以下两种检查方法来鉴别。①全套肺功能中的弥散功能。一般慢阻肺会影响到弥散功能，引起弥散功能减退，支气管哮喘不影响，支气管哮喘很少破坏肺泡，重症支气管哮喘也不会影响弥散功能。②胸部 CT，如果 CT 发现有很多肺大疱，那毫无疑问是慢阻肺；没有肺大疱的，完全正常的话，应该想到支气管哮喘的可能性。还有一种情况就是两种都有，我们叫重叠，既有支气管哮喘又有慢阻肺，本来是支气管哮喘，后来因为吸烟、或者大气污染造成肺泡壁的广泛破坏，合并了慢阻肺的病理生理改变，那就是重叠了。这种病人的治疗，在用吸入激素和 β_2 受体激动剂的同时还需要应用抗胆碱药物。

邱洁萍：在您看来，GOLD 对慢阻肺的分级或分期方法实用吗？

白春学教授：我觉得从科学角度讲，GOLD 中 ABCD 分类执行起来有点问题，把症状考虑的太多，客观改变考虑的太少。本来慢阻肺是一个病理生理改变，并不是一个症状诊断。现在这种评估方法，变成症状诊断了，用症状来代表病理，容易造成误差。评估和治疗均应考虑到慢性气道炎症引起的持续气流受限，也就是说症状和急性加重并不是根本，而是后果。肺功能必不可少，其他兼顾，但是目前的评估方法重视症状，轻视气流受限。我提出的新分级里，是以病理和病理生理改变为基础，间接地考虑到症状和危险因素。详见下表。

表　慢阻肺分期改良建议

分期	特　征
Ⅰ	
ⅠA：	$FEV_1/FVC<70\%$，$FEV_1\geq 80\%$预计值，CAT<10，无急性加重
ⅠB：	肺功能同上，CAT>10，有急性加重
Ⅱ	
ⅡA：	$FEV_1/FVC<70\%$，$50\%\leq FEV_1<80\%$预计值，CAT<10，无急性加重
ⅡB：	肺功能同上，CAT>10，有急性加重
Ⅲ	
ⅢA：	$FEV_1/FVC<70\%$，$30\%\leq FEV_1<50\%$预计值，CAT<10，无急性加重
ⅢB：	肺功能同上，CAT>10，有急性加重
Ⅳ	
ⅣA：	$FEV_1/FVC<70\%$，$FEV_1<30\%$ 预计值
ⅣB：	$FEV_1\%<50\%$预计值合并慢性呼吸衰竭

注：Ⅰ、Ⅱ、Ⅲ和Ⅳ期：轻度、中、重和极重度慢阻肺

邱洁萍：您提到根据最新的 GOLD 指南，慢阻肺分组可以有两种不同的症状评估量表，比如 mMRC 和 CAT，这两种量表有可能影响实际的评估结果，您怎么看待这个问题？

白春学教授：是的，甚至会影响到治疗。我可能喜欢 CAT，相对精确一点，mMRC 相对简单化了。光靠量表来评估，已经没办法再科学了。以后要再发展一些客观的评估标准，而不是单纯的主观的评估标准，mMRC 和 CAT 都是主观的评估标准。医生的理解，病人的理解，文化水平的差异，没办法能够很科学的评估病人全面的病理生理改变。所以我一直坚持原来的Ⅰ、Ⅱ、Ⅲ、Ⅳ级也有道理，虽然不全面，但是毕竟是一个病理生理的评估方法。mMRC 和 CAT 代表不了病理生理，只能代表病人的主观感

觉和症状，和实际的病理生理是有区别的。我们需要发展一些更能代表气道病理和生理改变的指标和评估方法。我们也试探过能不能使用 FeNO，但是不如支气管哮喘病人灵敏，目前还没有更简单更方便的方法。就像现在的血压计或血糖仪，凭着实际测定的结果，而不是病人的感觉，那就比较准确了。

邱洁萍：呼吸困难是慢阻肺就诊的主要原因吗？您针对呼吸困难会采取什么治疗方案？呼吸困难的主要原因是什么？

白春学教授：呼吸困难是慢阻肺最主要症状。对重症病人来说，呼吸困难是慢阻肺就诊的主要原因。症状比较轻的病人，可能还没有出现呼吸困难，只是有点咳嗽或咳痰，更轻的病人可能没有症状。针对呼吸困难，我会选择支气管舒张剂，尤其是长效支气管舒张剂，无论是 LABA 或者 LAMA，我都会考虑。另外，抗炎药 ICS 我也会考虑，即将上市的 PDE_4 抑制剂我也考虑。呼吸困难的主要原因是气流受限和过度充气，气流受限是由于气道狭窄，过度充气是因为功能残气量过多，造成呼吸力学的异常。我们正常人吸气的时候，只要克服肺泡的弹性回缩力和表面液体张力，而当功能残气量增加的过多，超过胸廓的自然位置时，病人吸气还需要克服胸廓的向内的弹性回缩力，这时，就会感觉非常吃力。

邱洁萍：就您所知，三级以下医院对慢阻肺都是如何治疗的？通常什么情况下病人会进行转诊？

白春学教授：上海二级医院现在肺功能检查基本普及了，但是外地有没普及的，甚至有的病人肺功能检查都没有做。下级医院对于慢阻肺与支气管哮喘的鉴别诊断做得不好，很多病人虽然做了肺功能检查，但是没有做支气管舒张试验。有些病人是支气管哮喘或者重叠的，鉴别不出来。在慢阻肺的治疗上，不光是下级医院，我们这里有的医生治疗也不规范，治疗慢阻肺都不使用 LABA 或 LAMA，就使用口服的丙卡特罗。病人在症状不能控制、急性加重或者诊断不明确的情况下，都可能转诊。

邱洁萍：您觉得中国的慢阻肺漏诊率和误诊率怎样？怎样可以提高慢阻肺的早期诊断率，降低误诊率？

白春学教授：现在漏诊的很多，误诊的也是有的，甚至还有国外的病人。我记得有个南非的病人，当地医生诊断为支气管哮喘，到我这里来看病时发现可疑为慢阻肺，结果做好肺功能、舒张试验和 CT，明确病人是慢阻肺。还有国内个别医师对慢阻肺合并肺癌的警惕性不足，病人合并肺癌没有诊断出来。

医生对于病人教育也很重要，对接触危险因素的病人，要及时体检和做肺功能检查，即使没有症状也要检查肺功能，有些病人不能只检查肺功能，还需做低剂量 CT 筛查，能更早地诊断慢阻肺。低剂量 CT 筛查既可以筛查慢阻肺，也可以筛查肺癌。

邱洁萍：肺功能检查对于慢阻肺的诊断是必须的吗？在慢阻肺稳定期还有哪些检查是必须的？

白春学教授：毫无疑问，肺功能检查对于慢阻肺的诊断是必须的。目前除了肺功能检查之外，还有低剂量 CT 筛查也有一定意义，可以较早地发现肺组织的破坏，其他易行检查对慢阻肺本身有帮助的不多。

邱洁萍：指南中提到，慢阻肺的诊断是根据支气管舒张试验后的肺功能结果来判断，实际临床中是如何操作的？如果使用没有吸入支气管舒张剂后的肺功能来诊断，对病人的诊断和治疗有什么影响？

白春学教授：我们要求使用支气管舒张剂后的肺功能。基层医生完全可以做到，其实就是做了肺功能之后，再让病人吸支气管舒张剂，一般用短效的，比如沙丁胺醇，个别医生会用长效的，吸完之后十五分钟再检查肺功能，查看使用支气管舒张剂的效果。如果是不可逆的，那诊断就明确了，病人是慢阻肺。如果是可逆的，就要和支气管哮喘进行鉴别。如果不做支气管舒张试验，有可能把支气管哮喘误诊为慢阻肺。

邱洁萍：您提到慢阻肺病人运动后症状重，那么运动肺功能检测是不是相对肺通气功能更有优势？

白春学教授：运动可以放大病人的病理生理改变，通常的肺功能看不出来的，运动之后就能看出来差异。这和心脏的负荷试验类似，一般的情况下心脏不缺血，运动的时候就会缺血。

邱洁萍：对于一个慢阻肺病人，遇到什么情况会出现换药或停药？

白春学教授：停药是病人依从性差的问题。慢阻肺的病人需要终生治疗，不需要停药。换药可能是因为原来治疗效果不好，或者经济原因负担不起，也有安全性的因素。

邱洁萍：您一般在诊治慢阻肺病人时，会观察多久才考虑病人疗效欠佳？

白春学教授：原则是1~2周，效果不好就应该更换治疗方案，另外还有急性加重的时候。但是实际上有的病人做不到1~2周复诊，一般病人复诊都是一个月左右。但我们要告诉病人治疗需要一个过程，短期可能表现不出效果，一个月是比较合理的，太长了病人也没有耐心等。

邱洁萍：很多慢阻肺病人合并有高血压、糖尿病、骨质疏松等合并症，这些合并症对于您选择治疗方案有什么影响？

白春学教授：有影响的。比如说慢阻肺合并心脏病的病人，使用β-受体激动剂要当心，可以用抗胆碱能的药物来代替。慢阻肺合并糖尿病与慢阻肺合并骨质疏松的病人使用激素方面也要慎重，但如果实在避免不了那还是得用，同时注意专症专治。不能因为害怕激素的副作用而导致更严重的后果，毕竟一个没有副作用的死亡也不是聪明的选择。宁可要一个有副作用的活人，不要一个没有副作用的死人。稳定期，要看病人急性加重频率，如果病人不使用ICS出现反复急性加重，那我们也得用激素，同时治疗病人的并发症。

邱洁萍：慢阻肺急性加重的危险因素是什么？您怎么定义急性加重的？最典型的症状是什么？

白春学教授：感染，环境污染，还有一部分是小环境的问题。定义急性加重按照GOLD指南来。希望以后可以有客观的指标来定义。最典型的症状就是咳痰、喘加重，对以往药物治疗无效。

邱洁萍：在谈到慢阻肺急性加重的治疗的时候，您曾经提到加强支气管舒张剂治疗，您能详细说说如何加强支气管舒张剂治疗吗？

白春学教授：慢阻肺急性加重要看轻中重的，轻度的话，门诊治疗让病人增加支气管舒张剂，比如原来病人使用ICS+ LABA的，那可以再加一个抗胆碱药物。如果是住院病人，自己能够吸入的可以使用吸入剂，但是ICU病人，一般不让病人吸入干粉，可以使用雾化器来吸入，如布地奈德（普米克令舒），效果肯定是比单纯的干粉效果好一些，当然量也大一点。

邱洁萍：慢阻肺病人每次急性加重的花费大致是多少？有多少病人是没有任何形式的医保的？医疗保险的形式是否影响治疗策略？能否举例说明？

白春学教授：慢阻肺病人如果没有急性加重，每年维持治疗的花费，我估计得五千到一万左右。有急性加重的话，一次增加一万、两万不等。我们这里大部分病人都有医保，医保会影响治疗策略，有条件就会选择最好的治疗方案，有时不得不根据病人的支付能力来选择治疗药物。

邱洁萍：长效支气管舒张剂在慢阻肺维持治疗中的地位如何？您最常用的长效支气管舒张剂是哪一类？国内在这个领域的研究您都参加过哪些？

白春学教授：长效支气管舒张剂肯定是首选治疗药物。我最常用的是LAMA和ICS+LABA。用下来病人的反馈都很好。一般的国际多中心临床验证，我们作为中国的中心都有参加，比如TORCH和UPLIFT等。我牵头的研究有BI174412，GSK沙美特罗丙酸氟替卡松与异丙托溴胺沙丁胺醇的比较，诺华的 QVA149 等。

邱洁萍：LABA 在慢阻肺维持治疗中的地位如何？什么样的病人使用您会有些顾虑？

白春学教授：以前我觉得 LABA 治疗地位不如 LAMA，除非和 ICS 联用。但是马来酸茚达特罗吸入粉雾剂（茚达特罗）上市前后，有部分研究结果说不比 LAMA 差。单药 LABA 我会用在 BC 组，越重的病人使用越有顾虑，重的话可以联合用，但是不能单用。LABA 的研究我主要参加了茚达特罗的研究，还有日本的妥洛特罗贴剂的研究。

邱洁萍：您更加认可 LABA 联合 ICS 的疗效，还是 LABA 联合 LAMA 的疗效？能具体谈谈吗？您认为 LABA+LAMA 作用是相加还是协同？

白春学教授：LABA 联合 LAMA 治疗，我也是认可的，但是使用的时候，需要考虑副作用和病人的支付能力，如果都满足，我肯定会推荐，但是，我还会根据病人慢阻肺的级别来选择药物，偏轻的话，LABA 联合 LAMA 更好；重的话，还是 LABA+LAMA+ICS 更好。肺功能检查也是一个很重要的标准，再加上症状和急性加重次数，如果 FEV_1 低于 50% 预计值，相当于原来的Ⅲ级，病人有症状，肯定要三药联用。在病人急性加重的时候也可以三药联用，如果急性加重后恢复到本来肺功能的级别（Ⅰ、Ⅱ级），那就不需要连续用。LABA+LAMA 可以使用于所有有症状的Ⅲ、Ⅳ级病人中。LABA+LAMA 可能是协同，但是不一定所有病人都一样，有的病人可能还达不到相加的效果。

邱洁萍：LAMA 在慢阻肺维持治疗中的地位如何？您一般会在什么样的病人中使用 LAMA？什么样的病人使用您会有些顾虑？

白春学教授：LAMA 的治疗地位我也是比较认可的。我会考虑病人有没有青光眼和前列腺增生，这些会影响我选择 LAMA。我最常用的 LAMA 是噻托溴铵（思力华），病人反馈还不错。这方面的研究，我参加了勃林格殷格翰（简称 BI）的噻托溴胺的Ⅳ期研究。

邱洁萍：ICS+LABA 联合治疗，您会用于什么样的慢阻肺病人中？

白春学教授： Ⅲ、Ⅳ级肯定使用，Ⅱ级如果有症状或者急性加重的也会用。抗炎治疗是绝对正确的，慢阻肺的四个病理生理改变：炎症、结构破坏、粘液纤毛功能紊乱、气流受限。炎症是罪魁祸首，炎症不解决，光舒张支气管，是解决后果的问题，没有解决原因的问题。但现在问题是，抗炎的药物没有理想的，激素不是特异性的抗炎药物，副作用很大，引起很多人的质疑。但不是不需要抗炎，如果现在有更好的抗炎药，我们肯定不用激素。尽管罗氟斯特有抗炎作用，但目前看来不能完全替代激素。如果有新一代的抗炎药物，我们肯定用更新的抗炎药物，不用激素，或者是新一代的激素可以减少副作用，也会替代老一代的激素。

邱洁萍：您认为吸入装置的气流阻抗、吸入峰流速对于临床医生来讲重要吗，医生关注吗？

白春学教授： 重要，吸气装置吸入肺内药物颗粒的多少，这是主要的考虑因素。我们希望雾化颗粒是 2～3μm 的，超过 3μm 的越少越好，当然低于 0.5μm 的也越少越好，低于 0.5μm 的颗粒吸进去又飘出来了，不大容易沉积。0.5～3μm 之间是比较理想的。还有就是沉积率，沉积率和雾化器有关系，有的雾化器同步性能比较好，病人使用的阻力比较小，容易吸，启动时药物颗粒比较容易均匀的分布到肺泡，当然不是说全部，能达到 20%就不错了。这样的话，吸入和沉积到末梢气道中的颗粒越多越好。原来氟利昂驱动的，能达到 3%～5%就不错了，现在干粉驱动的效果已经远远超过氟利昂抛射的，respimat 效果好像更好一些。

邱洁萍：您能给我讲一个您印象比较深的病人的故事吗？

白春学教授： 噻托溴铵（思力华）还没有全面上市的时候，我们这有一家药店有售，我给一个病人开了这个药，第二天，病人就来告诉我，这个药效果非常好，他以前上到四楼得歇好多次，前一天在医院吸完这个药后，一路走回家，坐到椅子上很奇怪怎么一次也没有休息呢？这是十几年的事情。病人之前没有用过噻托溴铵（思力华）、沙美特罗替卡松气雾剂（舒利迭）这样的长效吸入药物，给我印象很深刻。

邱洁萍：中国医生在慢阻肺试验设计及操作中的优势和不足是什么？从病人角度来看，慢阻肺临床试验的障碍是什么？

白春学教授：中国医生的不足是新的思路少，很少有牵头国外研发的药物临床验证的机会，优势就是病源多。对于病人来说，慢阻肺临床试验的障碍主要就是理解问题，慢阻肺的药物相对副作用还是少的。

采访手记：白春学教授是中山医院的呼吸科主任，是一位非常儒雅的学者。这一年来，在和白教授的接触中，深深的感受到白教授脚踏实地做实事的风格，以及在学术上精益求精、不断开拓创新的精神。白教授不仅仅是一名学有建树的医生和教授，还是一名专注于发明创造的科学家，他创立了物联网医学，诸多的发明专利令人叹为观止。在一个多小时的访谈中，令我受益最深的就是白教授对慢阻肺分期改良的建议，兼顾了病理生理和症状，非常有创意。期待白教授的国际呼吸研讨会越办越好，充分发挥国内外呼吸科医生沟通交流的桥梁作用！

2013 年 6 月

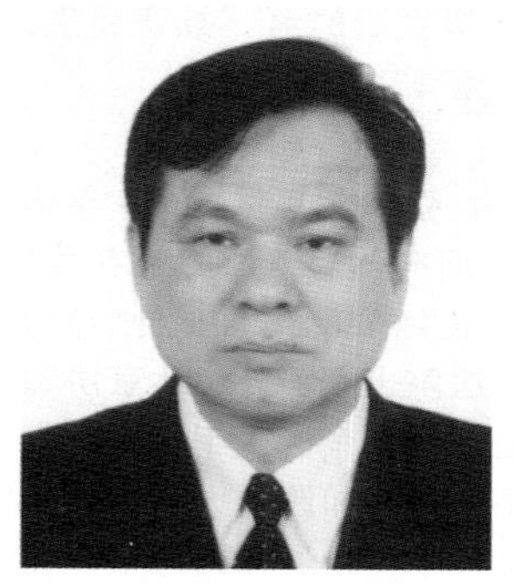

“——慢阻肺病人只要按照指南推荐方案进行治疗的话，效果是可以的。但是现实是大部分慢性阻塞性肺疾病病人的药物治疗，都是“三天打渔，两天晒网”，不能持之以恒。”

采访时间：2013 年 5 月 7 日
采访地点：北京协和医院老楼
被采访人：北京协和医院　蔡柏蔷教授
采 访 者：诺华医学部　傅陶然

蔡柏蔷，男，1946 年 5 月出生，上海市人。1978 年考入中国协和医科大学研究生，师从著名呼吸内科病专家朱贵卿教授，1981 年研究生毕业，获硕士学位。1989 年至 1994 年于美国路易斯安娜州医学中心呼吸和监护医学科作博士后研究工作。1995 年学成回国，1997 年晋升为正教授，同年担任硕士研究生导师，2000 年晋升博士研究生导师，曾经担任北京协和医院呼吸内科副主任、主任。

现任中国协和医科大学北京协和医院呼吸内科教授，主任医师，博士研究生导师。中华医学会会员，美国胸科学会（ATS）会员，美国胸科医师协会（ACCP）资深会员，欧洲呼吸学会（ERS）会员。目前和曾经担任的社会兼职：中华内科杂志编委，中国医学科学院学报编委，基础与临床杂志编委，中华医学会呼吸病分会委员，中华医学会呼吸病分会慢阻肺学组副组长。

从事呼吸内科疾病诊断、治疗的医疗、教学和研究工作已有 40 余年，掌握呼吸内科的基本理论，对呼吸系统的疾病有相当深入的造诣。当前主要研究方向为慢性阻塞性肺疾病的发病机制和治疗。发表论文 197 篇，主编十一部呼吸内科学术专著。

傅陶然：我们知道您是 1978 年恢复研究生招生后的第一批研究生，您能给我们简单介绍您的求学经历及职业发展历程吗？

蔡柏蔷教授：我是中国协和医科大学 1964 年入学的学生，1970 年毕业时，在“四个面向”（面向农村，面向边疆，面向基层，面向工农兵）的号召下，被分配至山西永济县工矿企业的基层卫生所工作。由于刚经历了文化大革命，各行各业几乎都没有培养人才，医院也不例外，北京协和医院那时医生奇缺，很长一段时间一个病房都是只有 2 个医生工作，一个上白班，一个上夜班，来回倒班。因此，在当年中国协和医科大学章央芬教育长的提议下，将一批中国协和医科大学毕业的学生，通知回北京协和医院继续“回炉”。非常幸运的是，1973 年我就回到北京协和医院大内科当“实习进修生”，工作了 1 年半，前 1 年在内科，后半年在放射科，直到 1975 年又回到工矿单位。1976 年唐山大地震之后，工矿单位搬到北京丰台区，我也回到北京。1978 年听说国家恢复了研究生招生考试，我立即报名参加，考取了北京协和医院呼吸内科研究生，师从朱贵卿教授。如果论资排辈，朱元珏教授则是我的师姐。1981 年研究生毕业之后，我就一直在北京协和医院工作至今。1989 年 3 月～1994 年间，我在美国路易安娜州的医学中心及土伦大学医学中心做过博士后研究工作。

傅陶然：在您求学和工作的这些年里，对您影响最大的人或者事有哪些？

蔡柏蔷教授：我最想感谢的人就是已故的前北京协和医学院的章央芬教育长。她当年是北京协和医学院副院长兼管教学。如果没有她的话，我们回不了北京协和医院，在我求学和工作的这些年里，对我一生影响最大的事情就是回到北京协和医院。二十多年前我曾经写过一篇文章感谢她，现在这篇纪念文章仍然在北京协和医学院校友网上。我有一些没有回到北京协和医院的同学，有的在基层一直工作到现在，有的已改行不当医生了。

傅陶然：您在领域内取得的突出成就是什么？

蔡柏蔷教授：我最有成就感的事情是主编两本关于呼吸病学的专著，《协和呼吸病学》第一版及第二版。说实话，一本医学专科的著作，短短几年内能够出两版的不算太多，好多专家教授主编过专著，大多数只有第一版，绝版。我主编的《协和呼吸病学》现在已经出了两版，第二版内容比第一版丰富多了，在国内呼吸内科学术界很受欢迎。这本书是目前国内呼吸内科医生看得较多的呼吸病学专著之一。

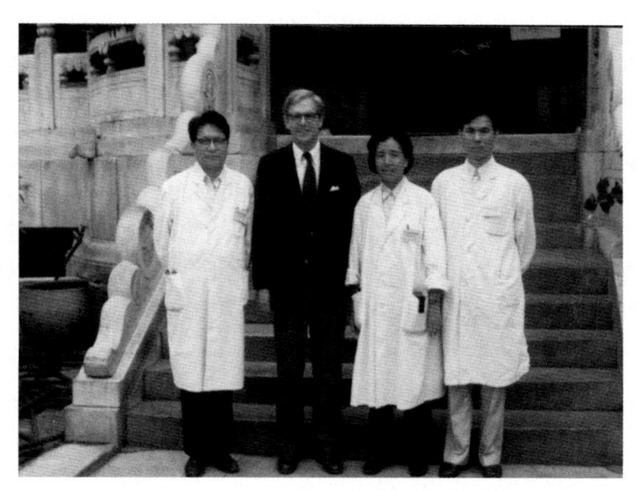

▲ 1982 年蔡柏蔷（右一）和罗慰慈、朱元珏教授接见外宾

傅陶然：北京协和医院的呼吸内科是什么时候创立？在慢阻肺领域有哪些突出的成绩？

蔡柏蔷教授：北京协和医院 70 年代只有大内科，那时叫大内科呼吸组，1983 年才成立呼吸内科。北京协和医院在慢阻肺领域中做的最好的就是生活质量的评估及相关研究，从开发圣乔治呼吸问卷（SGRQ）的中文电子软件到临床试用，生活质量的评估在全国也数北京协和医院做的最多，而且我们都是无偿提供给国内所有的呼吸内科医生。现在国内使用的SGRQ的中文软件基本上是用的我们开发的中文电子软件。现在CAT的国内第一篇论著也是我们发表的（我曾经还给SGRQ的研发者英国Paul Jones教授写过邮件，他没有提出关于版权的异议）。

傅陶然：您认为中国在慢阻肺治疗领域最有影响力的医院是哪个？是怎么做到的？

蔡柏蔷教授：现在不太好说，现在大多数医院都做慢阻肺的诊疗工作，但是北京地区慢阻肺的治疗比较正规。我们可以从慢阻肺治疗药物销售的数量来反应慢阻肺药物治疗的水平。我曾经问过某治疗慢阻肺的新型药物的销售商，在北京和上海哪个地区销售得多，回答是北京销售得多。上海虽然是个大城市，但从慢阻肺药物销售来看还是相对较少。那么对于某个医疗单位来说，也可从这慢阻肺新型治疗药物的销售来观察慢阻肺治疗情况。广州呼吸疾病研究所和北京协和医院慢阻肺新型治疗药物销售量较多。因为北京协和医院对慢阻肺病人治疗是有影响力的，北京协和医院之所以能成为有影响力的医院，跟医院临床水平高相关，病人一般来北京协和医院，觉得基本上已经到了最好的医院，慢阻肺治疗依从性就相对较高。

傅陶然：您对于科室建设有什么样的期望或规划？

蔡柏蔷教授：现在中国有这个特点，一个单位的学科发展是不以一个人的个人意志为转移的，就连科主任也不例外，是受整个医院的规划的影响，而医院的发展也与地理位置、空间、床位，投入经费的多少有关系。我对本学科的学科发展提过不少设想和建议，但基本上均是“泥牛入海无消息”。当然北京协和医院也有个问题，就在东单这么块小地方，很难有发展空间。开展新项目，增加实验室和病床，都需要有地盘。这就决定了任何人的发展思路，都可能受到限制。“英雄无用武之地”，发展的期望要受到经费，投入，政策和客观条件的影响和制约。所以我现在对于学科发展什么也不想，想了也是白想。但是我对于呼吸病学的研究仍然是孜孜不倦，“老骥伏枥，志在千里”，我还在设想几年之后，再主编《协和呼吸病学》第三版。

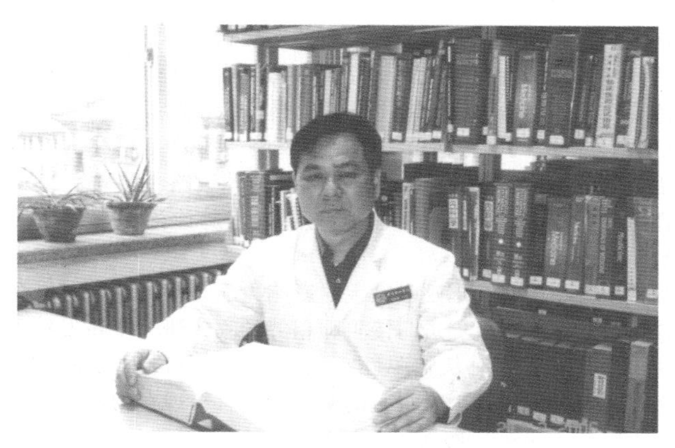

▲ 蔡柏蔷教授在图书馆 2006-2-24

傅陶然：您觉得中国专家与国际合作方面还有哪些机遇与挑战？

蔡柏蔷教授：现在中国的医学科研水平与国外的差距还是很大，在中国由于设备条件和科研经费的限制，很难做出真正有价值的基础研究，因此与国外合作进行相关研究是很有帮助的。比如，最近曹彬教授就又在国外发了一篇 H_7N_9病毒的研究，之前他也在《新英格兰医学杂志》上发过相关的 H_1N_1 病毒的研究，这些研究因为新，而且国际上首次发现，因此可以得以迅速发表，但是其他的临床和基础研究还是很难与国外媲美。

傅陶然：您能就中国慢阻肺指南的历史、角色和影响力给我们做个简单的介绍吗？

蔡柏蔷教授：1995 年美国胸科学会制定了划时代的慢阻肺指南，对国内呼吸内科医生影响很大，中华医学会呼吸病学分会迅速行动，于 1997 年制定我国第 1 版“慢阻肺诊治规范”，使我国慢阻肺临床诊治逐渐与国际接轨，并于 1998 年召开第一届全国慢阻肺学术会议，使该年成为中国慢阻肺史上的重要里程碑，同年，美国国立心肺和血液研究所、美国国立卫生研究院和世界卫生组织联合发起成立“慢阻肺全球创议（GOLD）”

这一机构。其目的是使社会增加对慢阻肺疾病负担的认识，促进人们对慢阻肺的认知并鼓励社会对其进行研究投入和改善临床诊治。2001 年是国际医学界值得纪念的年份，GOLD 颁布了“慢阻肺诊断、处理和预防全球策略”，在国内外呼吸内科医师中引起巨大反响。2002 年，我国制定了“慢阻肺诊治指南”，并与 GOLD 颁布的慢阻肺全球策略相接轨。2007 年该指南的修订版发布，2013 年 4 月，新版的“慢阻肺诊治指南”已经发表在《中华结核和呼吸杂志》上。

中国慢阻肺指南对我国呼吸医生的影响力还是很大的，对提高我国慢阻肺的临床诊治水平以及促进与慢阻肺相关的临床研究工作发挥了重要的指导作用，而且对于当时从肺源性心脏病的研究转轨到慢阻肺的研究上来，这个非常费劲的过程，有很大的帮助。而且，现在据我所知，中国的指南先从大医院，再到二级医院，再到下级的医疗单位，正在逐步普及，对于规范医生的治疗，没有指南是不可能的。

傅陶然：您每周出几次门诊？每次有多少病人？慢阻肺病人所占比例是？

蔡柏蔷教授：我现在一周四次门诊。我曾经听病人讲过“我花这么多钱从外地过来，还要住旅馆，挂号，但每次看医生的时间就 10 来分钟”，这样我就知道了，除了要给病人看病，开药，还要给病人讲清楚病情，一定要花足够的时间去诊疗每一个病人。因此，出于对病人负责的态度，每单元门诊（4 小时）每次最多看 15 名病人，病人看多了就无法保证有足够的时间与病人进行交流。虽然北京协和医院疑难病例较多，但每次门诊都能遇到 3~4 个慢阻肺病人。

傅陶然：您觉得在中国病人人群中，有地域及文化上差异吗？

蔡柏蔷教授：有地域差异，北方慢阻肺病人还是比南方要多，跟污染和气候有关系；经济不发达的地区慢阻肺病人多；农村女性患慢阻肺的较多，因为在这些地方女性都是烧火做饭，她们做饭主要用柴火，会产生大量有害气体，如果做饭换成煤气炉，也可能减少慢阻肺的发病率了。

傅陶然：在您看来，GOLD 对慢阻肺的分级或分期方法实用吗？您这边按照 ABCD 分类的病人，各组占多少？

蔡柏蔷教授： 我觉得慢阻肺 ABCD 分级综合评估系统还是比较科学。目前中国呼吸内科医师应用比较少，主要还是因为没有合适的评估工具，因此临床实际应用有一定难度。而且国内门诊病人比较多，医生很难在看病的短短几分钟内，既要给病人开药，还要把病人慢阻肺病情分级搞清楚。国外医师有慢阻肺的综合评估软件，存在手机里，用手指划一下，输入病人的资料，不到 1 分钟就能将慢阻肺病人 ABCD 分类清楚并指导稳定期治疗，简单明了且迅速快捷。如果慢阻肺的综合评估软件能够翻译成为中文，那就可以普及到基层医院（注：现在国内也已经开发了手机中文版慢阻肺的综合评估软件，可以免费下载应用）。北京协和医院还是慢阻肺重病人多，慢阻肺 D 组病人最多，A 组病人最少。但是在我以前查过的文献中，像慢阻肺 gene 研究，A 组为 33.6%，B 组为 20.5%，C 组为 7.9%，D 组为 38%，我觉得慢阻肺综合评估还是很科学的。

傅陶然：您通常依据什么标准来选择慢阻肺治疗药物？

蔡柏蔷教授： 现在为病人选择药物应该要综合评估，处理不能一概而论，治疗需个体化。对慢阻肺病人，肺功能、临床的症状表现我们都会进行评估，看病人属于 ABCD 哪组，然后再据 GOLD 的推荐选择药物。当然还要考虑病人的经济状况，有没有医保，如果病人没钱，给他开上合适的治疗药物，他也没法取药和进行规范化治疗。还有病人基础疾病和合并症，对于男性病人应该询问有没有前列腺肥大，如果病人有前列腺肥大，噻托溴铵也就难以应用。

傅陶然：那您是怎么看待慢阻肺病人的呼吸困难？

蔡柏蔷教授： 呼吸困难是慢阻肺病人就诊最主要的主诉，特别是运动或劳累性的呼吸困难，因此对于这样的病人，一定要问诊清楚，比如有没有活动后呼吸困难，上楼梯，活动后情况，就知道病人的症状并且采取对症治疗。

傅陶然：您遇到过那些因为呼吸困难或其他症状在其他三级以下医院误诊而来您这就诊的病人吗？

蔡柏蔷教授：有时可发现类似情况。但慢阻肺是常见病，下面医院有的即使不做肺功能还是能诊断慢阻肺，为什么呢？因为通过病史、听诊是能诊断慢阻肺的，但是，可靠性较差。

傅陶然：您觉得在中国的慢阻肺的漏诊率和误诊率怎样？怎样避免？

蔡柏蔷教授：我觉得对于那些有症状的病人，如果到医院看病，基本上还是能够获得明确诊断的。但是，现在的问题是很多病人都不去医院看病。我认为健康查体时，应该给 40 岁以上的吸烟者进行肺功能检查，这样就可以早期诊断慢阻肺。

傅陶然：就您所知，三级及以下医院对慢阻肺都是如何治疗的？

蔡柏蔷教授：慢阻肺治疗不规范是这些医院最大的问题，好多医院就是应用氨茶碱，沙丁胺醇进行治疗。北京郊区附近的还有河北省农村的病人，用得最多的药物就是这两种药。但是，我们也知道，这两个药对于轻症慢阻肺病人是有治疗作用的，对于重症慢阻肺病人可能疗效就较差。

傅陶然：您还是非常肯定肺功能检查对于诊断慢阻肺的重要意义了，那您会对所有病人都进行肺功能检查吗？

蔡柏蔷教授：是的，我基本上都会给慢阻肺病人进行肺功能检查，而且，众所周知，医疗检查价格已经近 20 年没有提价了，现在国内市场没有涨价就等于降价，而且肺功能也是医保能报销的，因此病人普遍还是能接受肺功能检查。

傅陶然：您认为对于慢阻肺稳定期的病人多长时间做一次肺功能检查比较合适？

蔡柏蔷教授：三个月，我们平时在临床药物试验中也都是三个月复查一次肺功能，而且药物疗效观察随诊一般也是三个月。慢阻肺病人药物治疗时间太短，观察不到临床症状的改善和肺功能的变化，而且频繁的肺功能检查病人也会觉得麻烦。

傅陶然：您认为在慢阻肺稳定期还有哪些检查是必须的?

蔡柏蔷教授： 胸部 X 线片和胸部 CT。因为有些病人喘息，并不一定是气流受限的疾病，其他肺间质疾病、肺部阴影浸润都可能发生喘息的临床症状。

傅陶然：您选择治疗药物的主要考虑的治疗目的是什么?

蔡柏蔷教授： 改善一秒用力呼气容积（FEV_1）和缓解呼吸困难症状。生活质量比较难以评判，因此除了进行药物研究外，常规临床工作中不应选用生活质量评估。

傅陶然：您在治疗中，遇到什么情况会考虑给病人换药?

蔡柏蔷教授： 主要还是病人的呼吸困难改善不理想的时候就考虑换药。慢阻肺病人肺功能会进行性下降，很多病人 FEV_1 只能改善一点，因此无法以肺功能的改善作为换药的指标。此外，来协和医院的病人都比较重，但是考虑慢阻肺病人的经济承受能力，往往只能开一个新型治疗药物，一般不可能同时开 2 个药，其实很多重症慢阻肺病人都需要两联以上的新型药物治疗，而有些慢阻肺病人用不起，我们也没有办法。

傅陶然：在您看来，中国的病人依从性怎么样，能遵医嘱治疗吗?

蔡柏蔷教授： 我觉得能有 1/5（20%）病人能遵医嘱治疗就不错了。绝大多数慢阻肺病人都不能遵医嘱治疗，原因很多，也挺复杂的。

傅陶然：那您觉得支气管舒张剂类药物在中国做过的影响比较大的主要研究是什么?

蔡柏蔷教授： 还是 TORCH 的国际多中心研究。

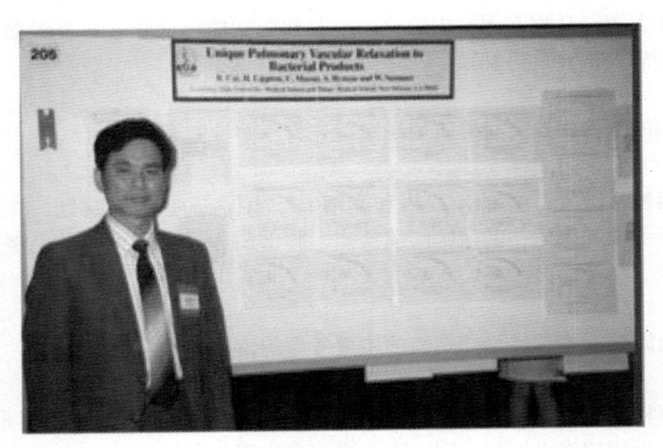

▲ 蔡柏蔷教授

傅陶然：您参加过哪些类型的试验，您认为哪种试验类型比较有意义？为什么？

蔡柏蔷教授：我参加的主要有两个临床药物研究，一个是TORCH研究，还有一个是大冢公司的口服PDE4抑制剂的注册研究。我还是觉得随机对照研究最有实用价值，其他一些研究都是锦上添花，例如慢阻肺的流行病学调查。

傅陶然：您从事慢阻肺这么多年，一定有印象非常深刻的病人，您给我们讲一个您印象最深刻的病人的故事吧？

蔡柏蔷教授：我印象特别深刻的是一个来自山西北部城市的病人，这个城市的污染特别严重，又有煤矿，因此慢阻肺病人很多。那个病人50多岁，来的时候是被抬进诊室的，FEV_1连30%的预计值都不到，属于极重症的慢阻肺病人，生活质量肯定很差。当时我就给予三联疗法，即沙美特罗、氟替卡松联合噻托溴铵进行治疗，那时候的慢阻肺指南上还没有这一治疗方案。2个月以后，那个病人自己坐火车来找我看病了，我说你这次怎么自己来的，他说：“行了，我走得动了”。那这个病人，我印象非常深刻。后来他每2个月来复诊一次，我就一直指导他用三联药物治疗，后来他所在的这个城市也有沙美特罗、氟替卡松和噻托溴铵了，他就没有再来协和医院看病取药。

傅陶然：这个故事中最打动您的地方是什么？

蔡柏蔷教授：这个故事告诉我们，慢阻肺病人只要好好治，按照慢阻肺指南推荐方案进行治疗的话，效果是可以的。那么现在国内最大的问题，大部分慢阻肺病人的药物治疗，都是“三天打渔，两天晒网”，不能持之以恒地进行治疗。

管理部门要对慢阻肺充分重视，要有足够的投入，这样下面的医生也能培养正确和规范的诊疗观念，这一点非常重要。北京协和医院就有这样的问题，协和医院有很多外地病人，病人来看过一次病以后，就回当地去了。但当地的医生还没有深刻认识慢阻肺，无法给予病人规范治疗，因此国家对慢阻肺疾病的投入以及对基层医生的培训非常重要。

傅陶然：您觉得现在国内慢阻肺的管理还有哪些不足，有哪些挑战？

蔡柏蔷教授：中国慢阻肺诊治和防控方面存在八大难题：①发病率和死亡率高，40岁以上人群发病率为8.2%；②疾病经济负担重，尤其是慢阻肺急性加重；③危险因素众多，吸烟，环境污染和生物燃料的广泛使用等；④诊断严重不足，这与肺功能检查没有得到足够的重视有关；⑤治疗不规范，医师认识不足，缺乏对慢阻肺稳定期治疗的认识，对慢阻肺治疗的长期性、规律性认知度差；⑥病人的自我管理差，用药依从性差，约半数病人自行减量或停药；⑦新药研发不足，国产新型慢阻肺治疗药物寥寥无几；⑧管理部门、社会、群众和媒体对慢阻肺至今仍未列入医保十大疾病。

傅陶然：中国的医生在慢阻肺试验的设计和操作中的挑战是什么？

蔡柏蔷教授：中国的医生在药物试验中，需要寻找合适入组的对象，掌握合适入组的条件是最大的挑战。研究时要把病人分门别类，动员病人来参加，不太容易。

傅陶然：站在病人的角度，您觉得影响病人参加试验的主要障碍是什么？

蔡柏蔷教授：对病人来说呢，就怕药物副作用，特别是那些没有正式上市的药物。病人觉得这是个新的药物，有很多不可知的因素，一些副作用现在可能还不知道，因此病人觉得还是冒一定风险的。病人不怕没疗效，主要还是怕风险。

傅陶然：目前医生都是怎么更新关于慢阻肺相关的知识？

蔡柏蔷教授：一些教学医院，三甲医院医师，对于知识更新比较迫切，十分重视。而有一些非教学及三甲医院医师对于知识更新不太重视，还对一会儿更新一个指南，一会儿更新一个策略，感到烦得很，觉得没有多大意义。这在我们国家还不少见，很多人不但不去更新医学知识，反倒觉得更新知识对他来说是一种负担。

傅陶然：您认为他们现在慢阻肺治疗的专业知识够吗？

蔡柏蔷教授：还是不够，慢阻肺这一疾病的临床诊治还是有一定难度

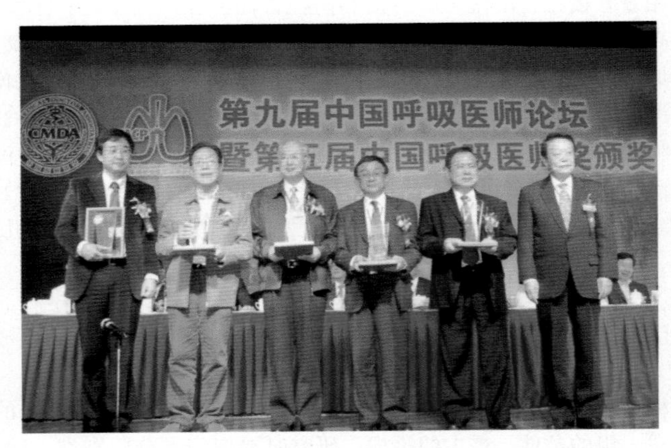

▲ 2010 年蔡柏蔷与王辰等教授荣获中国呼吸医师奖

的。上次我去南方一个城市，就有医生跟我说，如果按照慢阻肺指南，按照GOLD的规范对慢阻肺病人进行治疗，起码还需要10年的时间去努力实践。这话很正确。

采访手记：早在第一次与蔡柏蔷教授说明来意，约定访谈时间时，蔡教授就高度评价了我们的项目，觉得这是“非常有意义的一件事情，将在慢阻肺的防治史上留下极为珍贵的资料，成为范本”。当然，也对我们此次采访的细节提出了更高的要求，比如“慢阻肺的维持治疗就不太恰当，应该改为慢阻肺稳定期治疗”及“不应该只采访三甲医院的医生，还应该包括社区郊县及农村地区的医生”等，还将他写的一些慢阻肺发展历程及他回忆求学路程的文章整理给我，作为补充。访谈中，他踏实勤奋的工作态度，及对管理部门进一步关注慢阻肺治疗的殷切期望让我印象颇深。

2013年5月

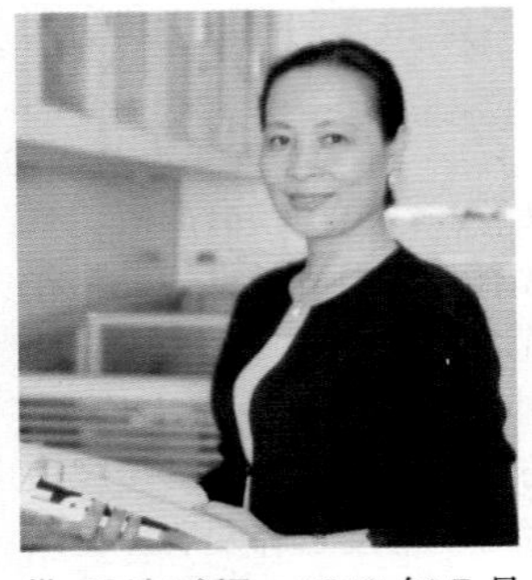

“　——“我觉得作为医生，不管是对自己还是对病人，最需要学习的一点就是——生命是至高无上的。对于这一点，我自己的感受很深，我很享受成功抢救病人后的成就感。”　”

采访时间：2013 年 7 月 1 日

采访地点：南方医科大学南方医院呼吸内科办公室

被采访人：南方医科大学南方医院　蔡绍曦教授

采 访 者：诺华医学部　王颖玉

蔡绍曦，教授、主任医师，现任南方医科大学南方医院呼吸科主任，博士研究生导师。主要研究方向为支气管哮喘的发生机制和临床研究、慢性气道炎症的临床与基础研究、呼吸机相关性肺损伤的临床与基础研究。

现任中华医学会呼吸病学分会委员、广东省医学会呼吸分会副主任委员、中国医师协会呼吸分会常委兼副总干事、广东省呼吸医师协会主任委员、中国医师协会内科培训专业指导委员会副主任委员、中华预防医学会医院感染控制委员会委员、广东省预防医学会医院感染控制专业委员会主任委员、国家自然科学基金函审专家、广东省医学会结核病学会第六届常务委员、欧洲呼吸协会会员、中国女医师协会理事。《中华老年多器官疾病杂志》地区副主编、《国际呼吸杂志》常务编委、《中华医学杂志》和《中华结核和呼吸杂志》通讯编委、《南方医科大学学报 》、《中华支气管哮喘杂志》、《CHEST 中文版》编委。发表论文 100 余篇，其中 SCI 收录研究论文 20 篇，参编著作 10 余部。先后承担国家级、省级（包括重点项目）共 11 项；拥有实用新型专利 4 项。是广东省“名医工程”首批专家之一。先后获得第一届南方医科大学教学名师，军队院校育才奖银奖、解放军四总部“非典型肺炎防治工作先进个人”、总后勤部“防治非典先进个人”、广州市“抗击非典模范”称号，南粤优秀教师，中国呼吸医师奖，从事呼吸专业临床、教学、科研工作30余年。

王颖玉：您关注的最多的研究领域在哪方面？

蔡绍曦教授：慢性气道疾病。

王颖玉：您发表的很多文章都是有关支气管哮喘和慢阻肺，您认为支气管哮喘、慢阻肺及两种疾病合并的病人在鉴别诊断时有无难点？

蔡绍曦教授：争议点是有的。在疾病的鉴别方面，医生都希望能通过更简单的手段鉴别，比如查痰、查血。但是不管支气管哮喘也好，慢阻肺也好，重叠综合征也好，恐怕现在还做不到。对于临床医生来说，鉴别这几种疾病不是一件特别难的事情，只要细心就行。

王颖玉：主要通过哪些手段来进行鉴别呢？

蔡绍曦教授：第一：仔细了解既往病史，这是首要的。比如有没有吸烟？有没有接触生物燃料？有没有空气污染？小时候有没有支气管哮喘，白天和夜间的症状等相关的因素。慢阻肺更多的是一个渐进的过程，一般病人的年龄都在40岁以上。中国有一个对慢性支气管炎的传统诊断标准：每年累积咳嗽超过三个月，超过两年以上即为慢性支气管炎。但是很多中国的老百姓对于咳嗽的认识不够充分，特别是老年人都不知道自己有咳嗽病史，这就要医生特别细心和耐心的询问。第二：临床症状。大多数病人的临床症状还是有区别的。在国外，如果认为这个病人是重叠综合征，除了做支气管舒张试验外，还要问病人有没有过敏史，包括过敏性鼻炎，反复皮疹，家族遗传史等。慢阻肺的病人有活动后气促的症状。第三：辅助检查。比方说呼出气一氧化氮，诱导痰检测法和肺功能检查。慢阻肺病人，CT检查可以很清楚的看到病人的气肿肺泡。我觉得只要医生规范、细化，绝大部分疾病都还是典型的。难的是那些支气管哮喘和慢阻肺混合存在时，到底是以哪一种疾病为主。

王颖玉：是不是慢阻肺的病人晨间症状会比较重？

蔡绍曦教授：相对来说是这样的，但是晨间症状不是慢阻肺和支气管哮喘明显的区别，支气管哮喘和慢阻肺病人晨间的呼气峰流速大小、咳嗽次数是差不多的。支气管哮喘病人的夜间咳醒的相对机会要多一些。慢阻肺的病人对气候的变化更敏感，和冷空气的接触之后会发生更明显的咳嗽咳痰症状。

王颖玉：肺功能这类辅助检查对于慢阻肺疾病的诊断是否也很重要？

蔡绍曦教授：对。如果能做到半年一次那就最好。通过肺功能我们可以观察他肺功能下降趋势，指导用药。现在也有很多单位担心肺功能普及做不到，实际上我们国家的各级医院，至少在广东的很多县医院甚至镇医院都有肺功能检测。很多情况是病人虽然做了肺功能，但由于操作的人不规范，病人没有得到很好的指导，结果诊断条件没达到。不过肺功能也不是唯一的指标，现在有很好的影像学检查比如胸部 CT，如小叶中心型肺气肿，全小叶肺气肿，肺容量的增加都可以看得到。这些都是能作为判断依据的。

王颖玉：您刚刚所说的重叠综合征的病人比例大约有多少？

蔡绍曦教授：因为重叠综合征明确的诊断标准至今都没有定论，这个概念也只是在慢阻肺指南里提到了一部分。因此现在无法估计比例。打个比方，有人认为这个病人是慢阻肺，但是他支气管舒张试验阳性（吸入短效 β_2 受体激动剂药物 10~15min 后，FEV_1 对比吸药前恢复 12% 并增加 200ml），那么这一部分病人是不是就是重叠综合征呢？我认为单用这一点判断是不够的。我很赞成国外诊断支气管哮喘的时候，要追问我前面提到很多的问题，像既往的过敏史、家族史，幼儿时是否有支气管哮喘病史等等。所以你想问比例有多少，正因为没有明确的诊断标准也缺乏客观的证据，所以不好说。

王颖玉：您个人对重叠综合征的诊断标准是什么呢？

蔡绍曦教授： 就像我刚刚说的。病人符合慢阻肺标准的同时，在儿童时有支气管哮喘病史，又长期吸烟，影像学有肺气肿改变，肺功能与支气管舒张试验为阳性的，我就会诊断为重叠综合征。

王颖玉：重叠综合征和单纯慢阻肺或单纯支气管哮喘在治疗上有什么样的区别呢？

蔡绍曦教授： 有区别的。我认为重叠综合征的病人应该更早的使用 ICS。但是 GOLD2013 版更新并没有推荐 $50\%<FEV_1<70\%$ 预计值这级（以前我们叫Ⅱ级）的慢阻肺病人也要吸入 ICS 与 LABA，而仍然把应该使用 ICS 的节点切到 50%预计值。但是，在西班牙、土耳其、日本这三个国家已经很明确的在自己的指南中指出，对于重叠综合征的病人应早期就给予 ICS。

王颖玉：您觉得 GOLD 对于慢阻肺病人的评级以及推荐用药实用吗？

蔡绍曦教授： 我觉得还是实用的。因为 GOLD 指南里是通过循证医学来回答问题，只不过不是所有的病人都完全按照 GOLD 来做。每个病人的疾病有差异性，在 GOLD 的大原则下应该有个体化的治疗。近年来有临床表型概念的提出，支气管哮喘有不同的临床表型、慢阻肺也有。那么不同表型状态下用哪一种药更合适，还没有充足的循证医学证据。所以我想说首先 GOLD 指南还是很实用的，其次，并不是所有的病人都按 GOLD 指南来治疗。重叠综合征我就赞成更早时间用 ICS。另外，GOLD 指南推荐用药有很多“or（或）”，那病人到底是先用 LABA 还是先用 LAMA？我们自己有部分研究，但是研究只 cover 了10%～20%的病人，不能 cover 到全部病人。而且很多病人还合并多种疾病，有时候用药还会有矛盾的地方。这就需要个性化治疗：有些病人先用 LABA，有的先用 LAMA，也可能 LABA+LAMA 合起来。重叠综合征的病人会用 LABA/ICS。再不行，我们就根据他的肺功能用 ICS/LABA+LAMA。

王颖玉：您对慢阻肺的病人具体是怎么选择上述这些不同用药方案的呢?

蔡绍曦教授： 假如病人气道有炎症、痰多、支气管扩张用 LAMA 的效果很好，因为 LAMA 对于减少痰量分泌效果很确切。假如病人以肺气肿为主的，痰量不多用 LABA 是可以的。中国支气管扩张病人很多，这部分病人 LAMA 要优于 LABA。LABA+LAMA 假如不考虑价格因素，我就会用于单用 LABA、LAMA 效果不好，但还不需要用 ICS 的病人。

王颖玉：那您认为 LABA 的优势是什么呢?

蔡绍曦教授： 在改善病人呼吸困难方面，LABA 解痉的效果肯定强于 LAMA。病人觉得舒服了所以依从性就好，像茚达特罗在这一点上就特别明显，另外药物也比较容易吸进去。

王颖玉：因为慢阻肺和支气管哮喘的炎症表型不尽相同，是不是慢阻肺用 ICS 的效果没有支气管哮喘好呢?

蔡绍曦教授： 本来就是这样的。问题就在于目前的激素对慢阻肺的气道炎症并非是特异性的，而且有反复感染的可能性。所以我在慢阻肺病人中用 ICS/LABA 还是遵循 50%预计值这个原则，不会更早使用。

王颖玉：有没有新的药物或疗法可以更有效的治疗慢阻肺病人的气道炎症呢?

蔡绍曦教授： 有，PDE4 抑制剂。但是我们当初没有参加这个药物的临床研究。2013 版 GOLD 更新已经把 PDE4 抑制剂从备选拉到了次选方案，而且从 C 组病人就有推荐了，以前是放在 D 组的。但我在临床上还没有使用过，所以对效果还没有体会。因为 PDE4 抑制剂不是激素，而且通过口服能够到达肺部，可能我未来会用 PDE4 抑制剂联合 LABA。

王颖玉：除了支气管舒张剂和激素，您还会使用哪些药物治疗慢阻肺呢？

蔡绍曦教授： 祛痰药，像钟南山院士正在做的羧甲司坦。但是这些药到底效果有多好？我想恐怕对重病人还是不行，它只是个辅助用药，肯定没有 LABA、LAMA 所获得的效益好。

王颖玉：长期使用一种治疗方案的慢阻肺病人，效果会不会逐渐不理想而需要换药的？

蔡绍曦教授： 吸入用药出现这种情况少，治疗 4~10 年的病人都有，而且依从性很好。因为不吸药的话他就会觉得气喘，不用不行。

王颖玉：那些病人都是疾病比较严重的吗？

蔡绍曦教授： 对，大部分中国确诊的慢阻肺病人都是 D 级的了。因为很多人认为年纪大了气喘是一种正常现象，不知道自己是患病了。

王颖玉：对于急性加重期的病人，您会如何调整其治疗方案呢？

蔡绍曦教授： 主要会选用茶碱、抗感染、激素这三种药物。肺功能差的那部分病人有抗感染的问题，肺功能好的那部分也许不需要抗感染，当然抗感染也要分口服或者静脉给药。GOLD 指南中明确要求对急性加重者用全身激素，但我并不会对所有病人用全身激素。假如这个病人咳黄痰，用抗生素加上原来的基础治疗如病情好转，可能我就不上激素。对于重症需要住院的病人要用激素，也就是住院那几天用，总共不超过 10 天。对于急性加重的病人分为需要住院的和不需要住院的，需要住院的病人还要分成是否需要住 ICU 的，需要进 ICU 的病人是我要加用全身激素的。不需要住 ICU 的病人不一定要加全身激素。

王颖玉：除了细菌感染因素以外，还有哪些因素会引起急性加重？

蔡绍曦教授： 还有很多。比如病毒，一般也看不着，而且是自限性的。除非是比较明确的病毒，比如巨细胞病毒。因此某些重症的病人可能需要抗病毒治疗。

王颖玉：对于慢阻肺治疗药物的安全性您是否很关注？

蔡绍曦教授：当然。假如病人有高血压和心律失常，我在用药的时候当然要小心。如果用药过程中突发严重心律失常，人可能就没了，所以副作用肯定是要考虑的。有效且副作用大的药物，如果病人有禁忌证我一般是不用的。在我个人的权重中有效性和安全性是最重要的。

王颖玉：老年慢阻肺病人常见的合并症有哪些？哪些是与慢阻肺密切相关的？

蔡绍曦教授：假如病人急性加重的过程当中发生室上性心动过速与缺氧有关，这一部分病人吸入 ICS/LABA 都是很好的。假如病人的心房颤动是来自于甲状腺功能亢进症（β 受体兴奋性高，需要用 β 受体阻滞剂治疗）、冠心病、未控制的高血压，用 LABA 是必须要警惕的。而前列腺肥大的病人使用 LAMA 可能会产生尿潴留，LABA 对前列腺也有一定影响，但是没有 LAMA 明显。这些病人我们同时用一些治疗前列腺的药物就行了。还有青光眼的病人是不能用 LAMA 的。

王颖玉：病人会把用药过程中的不良反应告诉医生吗？

蔡绍曦教授：作为医生，我们应该主动的告诉病人，有什么情况的时候不要用这个药？并且要定期回来复诊。这个是要在医生的继续教育里应该被强调的。

王颖玉：请您说说您印象深刻的病人故事吧！

蔡绍曦教授：太多了。我们医院 2002 年有一个 70 多岁的退休老干部，是重叠综合征的病人。他从 20 多岁就有支气管哮喘，加上长期抽烟又有肺气肿，每年因为急性加重有 3~5 次住院。那时候舒利迭刚上市，我们给他用了舒利迭之后每年最多只有 1 次急性加重。就这样一直坚持了 7 年。

用药后的前三年他的生活质量改善很好，他家住在3楼，用药前他上楼特别吃力，每上一层都要休息很长时间，用药后上楼基本也不太费力。直到7年之后发现他的右下肺有一个结节，高度怀疑为肿瘤。由于年纪太大，我们不建议他做穿刺检查，就给他使用了一种抗肿瘤的靶向药物易瑞沙，同时用舒利迭治疗重叠综合征，直到去年去世。

我印象深刻还有一位重度的慢阻肺病人，反复急性加重，住院时又查出有肺动脉栓塞。因为他比较高龄，下肢有深静脉血栓，所以就装了一个永久的深静脉滤器。当初诊断时老爷子已经84岁了，刚开始用吸入的ICS/LABA再后来因为肺功能不好，我们用了ICS/LABA+LAMA。在治疗过程中间出现过排尿困难，但用了前列腺药物之后就好了。经过对症治疗之后，老爷子急性加重次数减少了，活动也比较好。他一直跟了我们六年，最后因为很严重的感染去世了。

反复感染的病人，气道黏膜的屏障功能不好，我认为这两者之间是有相关性的。

王颖玉：ICS/LABA可以有效地预防慢阻肺的急性加重，同时也有文献报道LABA，LAMA可以预防急性加重，不同药物在预防急性加重的效果上您觉得有什么差别？您在实际临床中的体会是什么？

蔡绍曦教授：我有一个好朋友的父亲，他以前是一天两包烟，所以他的慢阻肺是很明确的。大约八年前我给他用了富马酸福莫特罗粉吸入剂（奥克斯都保）（单用的LABA），用了药之后他基本上没有急性加重，你说这是不是预防？我觉得可以暂且认可。直到去年年头的一次比较重的急性加重，住院了。那一次以后，我才改用舒利迭，但是用舒利迭之后还是有痰，我就又加了一个LAMA。他单用LABA整整有七年多，一直都很好的，几乎没有急性加重，所以作为慢阻肺疾病来说，LABA的效果我还是很赞成的，生活质量的改善我也很认可。气道痉挛少，渗出少，感染也少的话，有可能与减少急性加重有关。

王颖玉：您觉得在慢阻肺治疗领域还有哪些没有解决的问题？

蔡绍曦教授：没有解决的问题多了。急性加重都要用激素吗？怎么用？用多长时间？哪些病人适合用LABA或LAMA或PDE4抑制剂？PDE4

抑制剂比激素带来的副作用风险低，是否应该更早使用？这些都需要通过临床研究来回答。新出现的药物还需要经过时间的考验。

王颖玉：过去没有吸入支气管舒张剂的时候是如何治疗的呢？

蔡绍曦教授：以前都是急性加重的时候才治。因为有一个研究曾经回答过：慢阻肺病人单用 ICS 效果是不行的。有效的那部分病人半年内似乎肺功能好了一些，大部分还是没有效，所以当时就停掉了。单用 ICS 是不主张的。

以前稳定期的病人用一点口服的茶碱和 β_2 受体激动剂，但是这些药的副作用比较大，有些病人不能耐受，因此很多时候就不治了，就是拿点化痰药、中药。

王颖玉：您作为一名女性，在事业上又取得了这么多的成绩。您一路走过来的心路历程能分享给我们吗？

蔡绍曦教授：当医生就是一句话：希望自己的病人能够“好”。病人信任你，你也很认真的治疗，病人确实也获益了。我觉得这是我当医生这么几十年走过来的动力。我很高兴的看到曾经一些很“艰苦”的病人，通过我们努力把他们救过来了。

说实话，医生这个活不好干，压力太大。其实任何行业酸甜苦辣都会有。医生是一生都在学习的，到今年我整整干了 30 年，尽管我天天都在临床上，但我仍然要学。另外，我们是要尊重科学的——不是所有的病人都一定能救治成功，这也是现在医学科学的困惑。我希望随着研究的深入，这些困惑会越来越少。像我们刚刚谈的有关慢阻肺的治疗，我们已经看到病人生活质量在不断提高，急性加重在减少。有很多肺癌的病人按照规范治疗能活好几年。我曾经有一个脑转移的病人活了四年多。这样我就很高兴。

可能很多与我年龄相仿的人已经在享受退休的生活了，退休后也许是另外一种生活方式，但是作为我个人来说，至少现在我还是很享受工作的乐趣。当你看到很多上了呼吸机的老爷子，通过我们治疗之后撤了机拔了管，能下地走路；当你看到很多昏迷的病人苏醒过来就会特别高兴。曾经我们有一个溺水的小伙子，20 岁，可帅了！是在游泳池溺水之后做了心肺复苏送来的，过来之后一直昏迷。我们拼命的抢救，开始都担心没有戏了。他昏迷那十几天我们每天都要进 ICU 去看他，关心他。有天早上刚上班我过去看他时，他还是神志不清的，结果到了中午十一点再去看，他竟然醒了！我们当时兴奋地差点都要跳起来了，真的就是一条生命啊！我觉得作为医生，不管是对自己还是对病人，最需要学习的一点就是——生命是至高无上的。对于这一点，我自己的感受很深，我很享受成功抢救病人后的成就感。

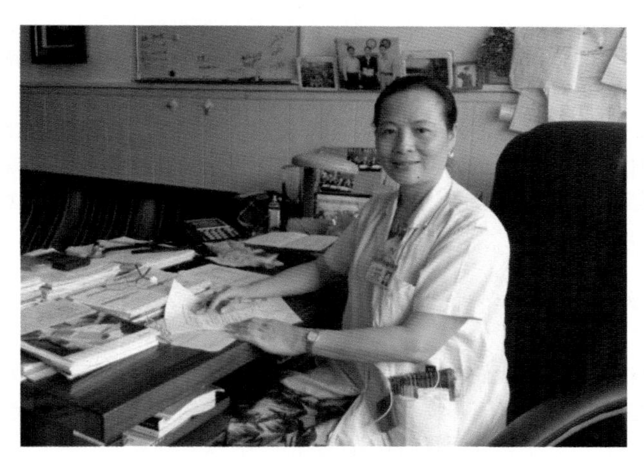

▲ 蔡绍曦教授在办公室

王颖玉：南方医院呼吸内科的历史您能跟我们介绍一下吗？

蔡绍曦教授：这要是说起来就长了。呼吸内科是 1978 年成立的，以前内科是不分具体疾病领域的，就是内一科，内二科等等。一开始我们科临床比较强，科研能力比较弱。这些年通过大家的努力，我们拿到了一些国家基金，国家重点课题的分课题，也获得了一些奖项。现在我们比较强的是重症抢救、疑难的感染、少见病的诊断治疗这些方面。因为我们有呼吸 ICU，所以疑难重症救治的能力强了很多。

科研仅仅是临床医生工作的一部分，更重要的还是对病人的救治。但是没有一个好的科研的底子，对疾病的认识深度是达不到的，也会局限临床。这几年我们在医疗、教学、科研方面是有长进的。我们在门诊成立了一个慢性气道疾病的中心，包括慢性气道疾病实验室、临床药物的研究机构、肺功能室。在这个中心我们接了很多国际国内的多中心研究。

王颖玉：您对未来科室的规划是怎样的?

蔡绍曦教授：首先，呼吸危重症是我们的重点，像我们这一级医院我们更希望能跟基层医院有一些合作，他们有疑难重症的病人可以转上来，我们稳定的病人可以转给他们，实现双向转诊。这样就可以实现资源的合理利用。

第二，我希望我们的慢病中心能拿到更多的成果。使病人的教育、病人的回访这部分工作更加细化，这部分属于慢病长期的管理、跟踪。现在我们慢阻肺、支气管哮喘、支气管扩张这些慢病的病人都放到了这个中心统一管理。

王颖玉：您和您的科室与国外的专家有哪些联系和交流?

蔡绍曦教授：我们有一个学生正在美国南加州大学做研究工作，还有一个学生马上要去辛辛那提大学做动物实验。我们与国外的交流基本上是实验的合作，在临床方面我们有请过国外的教授来呼吸 ICU 查房，但我们的交流还没有常规化。希望以后这样的交流能更多一些。

王颖玉：您觉得中国呼吸科的医生与发达国家相比还有什么样的差距?

蔡绍曦教授：我觉得首先在劳动强度上国外的医生没那么高。国内的医生劳动强度太高，以至于有时难以应付，所以就没有那么多时间去思考和做研究。第二是国外的医疗体制相对比较健全。不论是医保、转诊、还是治疗的规范化方面，国外都规范一些，而国内自创性的东西更多。

王颖玉：你觉得学会这个平台对医生，特别是年轻医生有什么帮助？

蔡绍曦教授：应该是有意义的。年轻医生特别需要继续教育，现在国家也开始重视这方面了，但是重视度还不够。近年来学会办的班越来越多了，医生也疲于奔命，学习是否真正达到了效果？我觉得还是应该提高效率。

王颖玉：中国也有自己的慢阻肺指南，您觉得怎样才能让中国的指南更有中国特色？

蔡绍曦教授：比方说刘又宁教授牵头做了很多社区获得性肺炎的研究，王辰教授牵头的肺栓塞的溶栓，这些研究能够让国内的指南增加中国的数据，但是这些研究都是要费用的，国家应该有更多的支持。

采访手记：谈起她救治过的病人，蔡教授如数家珍。说到病人康复、生活能够自理的时候，她的言语中流露出的是最真实的喜悦。对年纪大的病人，蔡教授总会用“老爷子”这样温暖的称呼……正是这些不经意间表露的感情，让我发现蔡教授是以怎样的一种热情在热爱着她的工作，关心着她的病人。我们都应该敬畏生命，就如同尊敬自身一样。

2013 年 7 月

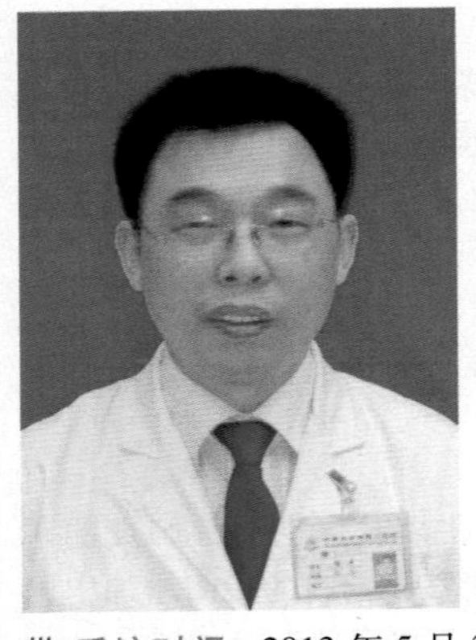

“——在中国，慢阻肺的诊治现状不太好，可以说有90%以上的病人都没有被诊断和治疗”

采访时间：2013年5月3日
采访地点：中南大学湘雅二医院　呼吸内科办公室
被采访人：中南大学湘雅二医院　陈　平教授
采 访 者：诺华医学部　王颖玉

陈平，博士，教授，一级主任医师，博士生导师，湘雅名医。现为中南大学呼吸疾病研究所所长、中南大学湘雅二医院呼吸内科主任、湖南省呼吸疾病诊疗中心主任。中华医学会呼吸分会第五、六、七届委员，中国医师协会呼吸医师分会常务理事，湖南省呼吸疾病专业委员会第四、五届主任委员。WJR等10余种国际国内知名杂志编委。主持国家自然科学基金3项，在柳叶刀、欧洲呼吸病杂志等国际国内知名刊物上发表临床有关论文300余篇，其中44篇论文被SCI收录，总影响因子近150分。主编《呼吸系统疑难病例解析》等临床著作3部。获省部级科技进步奖4项。

王颖玉：您认为中国慢阻肺的危险因素有哪些？

陈平教授：我认为最主要的是吸烟。很多已经确诊为重度慢阻肺的病人，他们还照样抽烟。

湖南省的农村家里做饭、取暖多使用生物燃料，比如烧煤、烧柴，而且通风又不好。所以湖南的慢阻肺女病人也比较多，她们并不抽烟。

湖南省矿多，尘肺病人多，这样的病人也更容易得慢阻肺。我有个学生做过这方面的流行病学调查，尘肺病人慢阻肺发病率比一般人高。

王颖玉：这项流调都观察了哪些指标？具体过程和结论是什么？

陈平教授： 2006 年 GOLD 明确指出，尘肺是继吸烟之后并发慢阻肺第二大危险因素。2012 年 2~5 月，我们到湖南 5 家矿业公司收集了近 5 年新诊断的约 900 名尘肺病人的资料，主要分析了尘肺病人慢阻肺患病率情况以及影响因素。这些病人均为男性，患有尘肺或煤工尘肺。经过分析发现，尘肺病人的慢阻肺患病率明显高于普通人群，特别是Ⅲ期尘肺的慢阻肺患病率为 43%。尘肺期别、接尘时间、吸烟、年龄、BMI 为慢阻肺患病的影响因素，其中尘肺期别是最大影响因素。因此，粉尘作业的工人一定要重视劳动保护和健康教育。湖南省是全国尘肺病第一大省，通过这项研究我们希望了解湖南尘肺并发慢阻肺病人情况，为防治尘肺和预防慢阻肺提供参考。

王颖玉：慢阻肺病人来就诊时的主诉是什么？严重程度都是怎样的？

陈平教授： 最主要的是呼吸困难。来看病的病人已经都比较重了。我们在《中华结核和呼吸杂志》上刚刚发表了一篇文章，通过我们的调查，就诊病人最多的是 GOLD D 级，占到 74%，A 级是 3. 8%，B 级 16. 2%。

王颖玉：A 级 B 级的病人是通过什么途径发现的？是健康体检吗？

陈平教授： 刚刚我们说主要问题是呼吸困难，但 A 级病人呼吸困难不明显，他们是因为其他的一些症状来就诊，比如咳嗽。

王颖玉：您会给来就诊的病人做哪些检查？

陈平教授： 主要是肺功能和胸部 X 片检查，常规我们会先做胸部 X 片（有一些病人不适合做肺功能，比如胸片 X 片显示有肺大疱的病人）。对于大多数慢阻肺的病人，通过这两项检查就可以诊断了，个别情况还需要做其他检查。

王颖玉：您能否举一个例子具体说明呢?

陈平教授：老年病人多因为呼吸困难就诊，我们会先做胸部X片，发现胸部X片指向慢阻肺就会给他做肺功能检查，如果和胸部X片显示的慢阻肺症状吻合，那么我们会针对慢阻肺进行治疗。如果胸部X片上显示有心脏增大，也可能是心功能不全引起的呼吸困难或者是两种疾病都有，那么我们再参考肺功能。慢阻肺和心功能不全所显示的肺功能指标是不一样的。如果是心功能不全，我们会做心脏彩超等心脏方面的检查。还有的病人有支气管扩张，我们就会进行CT检查。总之，要根据初步的检查结果再决定下一步的检查，没有一定。

王颖玉：会不会有一些疾病比如支气管哮喘和慢阻肺，在首诊无法明确区分的?

陈平教授：大多数病人可以完全区分，支气管哮喘病人使用支气管舒张剂后，气道是完全可逆的，但慢阻肺则部分可逆。但也有部分病人，比如支气管哮喘没有经过很好的治疗，到了晚期气道已经重构了，胸部X片和肺功能的表现与慢阻肺是非常相似的。因此，只根据胸部X片和肺功能检查来鉴别。这种情况下要特别注意他的病史、危险因素、家族史等等，关注他什么时候发病，呼吸困难有什么特点，伴随其他什么症状。

王颖玉：那么晚期支气管哮喘引起气道重构的病人能称之为单纯的支气管哮喘病人吗?

陈平教授：这个有争论。理论上来讲这是支气管哮喘，因为它是支气管哮喘发展来的。曾经有专家提议将这部分病人放在慢阻肺里面，因为疾病的特点和慢阻肺一样，后面的治疗也是一样。但最近几年又拿出来了，因为病因毕竟还是支气管哮喘。

王颖玉：湖南省三级及以下医院对慢阻肺都是如何治疗的？对病人的情况怎样？

陈平教授：我们医院一天全部门诊量大约有 1.5 万，其中百分之九十多都是长沙市以外的新病人，这就说明当地的诊断和治疗是存在很多问题的。尤其是基层医院。我们曾有相关的课题得到了中华医学会呼吸病分会的支持。此课题为“怎样提高基层医生的慢阻肺诊断和治疗水平”。我们对湖南一个比较偏僻的地区——永州的慢阻肺诊断治疗情况，进行了调查和干预。结果发现，基层医生尤其是一级和二级医院的医生对慢阻肺疾病基本没有概念，更没有肺功能这种辅助的手段，也没有相应的药物。于是我们选了当地 8 家医院，对医生进行慢阻肺知识培训，并给其中 4 家医院配发肺功能仪，观察培训前后医生对慢阻肺诊断治疗的差异。

这项课题投入不多，但结果非常好。整个干预过程分为两个阶段：第一阶段，给 8 家二级医院的医生做了慢阻肺疾病诊断、治疗规范化的短期培训，主要内容为中国慢阻肺指南。培训前后分别对医生进行测试。第二阶段，给其中 4 家医院分别配发了一台 2 万元左右的肺功能仪并进行肺功能检查培训。一个月以后再去这些医院回访，发现配发肺功能仪的 4 家医院做了不少肺功能检查。医生参考了病人肺功能报告后，对慢阻肺的诊断率、严重程度分级的正确率显著提高，误诊率和漏诊率明显下降。我们收回肺功能仪后，这 4 家医院无一例外的都自行购买了肺功能仪。现在他们的诊断和治疗水平已经接近我们三级医院，并且也有相应的治疗药物了。

在中国，慢阻肺的诊治现状不太好，可以说有 90%以上的病人都没有被诊断治疗。过去没有慢阻肺这个概念，原来我们说慢性支气管炎，肺气肿。慢阻肺的概念是近十多年来才出现的。我们 2008 年参与的一项多中心的研究表明，在中国慢阻肺的病人只有 6%做过肺功能，因此我说 90%是有依据的。而且有很多老年吸烟者，他认为呼吸困难、咳嗽是正常现象。

王颖玉：大医院的医生应该需要多到基层医院普及这方面的知识。

陈平教授：有一些制药公司在这方面也做了一些事情，比如 GSK 联合中华医学会对基层医院进行慢阻肺的规范化诊断和治疗普及。我们选择一些病人，告诉当地医生应该怎么去诊断和治疗，看他们怎么处理住院病人，我们怎么处理等等。今年已经去过两次了。我非常愿意参加这样的活动，下级医院的医生也非常欢迎。这些活动投入并不多但是产出很大。

王颖玉：我看到您这里有病人健康教育的教室，平时是怎么进行这些活动的？

陈平教授：我们有病人库，库里主要是已经确定了慢阻肺、支气管哮喘和肺癌的病人。库里有每一位病人的联系方式，我们会定期打电话回访治疗后的现状；并且通知病人来参加相关的专题讲座，我们还印制了很多资料免费发放给病人。这项工作我们进行十几年了。

王颖玉：锻炼对于慢阻肺病人的意义是什么？

陈平教授：运动对于慢阻肺病人来说是非常困难的，因为运动会让他们的呼吸困难更明显。但是越不活动肺内的残气越多，呼吸肌功能也会下降得更快。所以适当活动能使他们获益，应该鼓励慢阻肺病人多活动多锻炼。

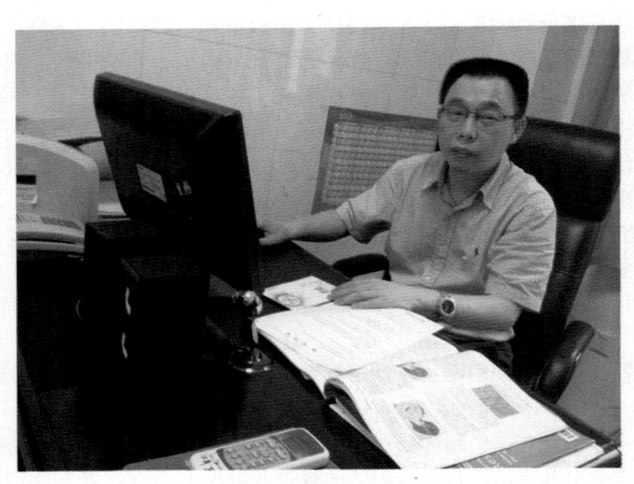

▲ 陈平教授工作照

王颖玉：在稳定期慢阻肺治疗中，哪些因素是您在选择药物时考虑的比较多的？

陈平教授：要考虑的因素确实有很多，但我考虑的最主要的是改善呼吸困难，病人也是为了治疗呼吸困难。另外，在选择药物时，根据病人情况我会考虑什么药物对他是最安全的。

王颖玉：您会使用问卷吗？

陈平教授：会。我们会有专门的辅助人员来进行问卷。在病人门诊时我们会用 mMRC，因为比较简便，等病人来专病门诊或者慢性病教育时，我们一般会用 CAT 问卷等。

王颖玉：您认为稳定期慢阻肺病人应该多久做一次肺功能？

陈平教授：需要定期做。但中国的现状是，慢阻肺病人做过肺功能的只占 6%，这是意识问题。还有另外一方面是卫生资源有限。所以我认为 1 年 1 次就够了。

王颖玉：慢阻肺病人不管经过什么样的治疗，肺功能都处于进行性下降的趋势，那么对于很多病人来说是不是会丧失治疗的信心？

陈平教授：慢阻肺的特征就是气流受限不完全可逆和肺功能进行性下降。如果不下降就不是慢阻肺了。没有非常特效的治疗方法也是慢阻肺目前面临的问题，但是除了肺功能，慢阻肺还有很多其他症状，治疗之后，病人能感受到生活质量的提高和症状减轻，也能提升他们治疗的信心。

王颖玉：稳定期慢阻肺的治疗药物有很多，您是如何为病人制定用药方案的？

陈平教授：首先判断病人的 GOLD 分级，不同级别病人所推荐的药物不同。我个人认为支气管舒张剂是最好的，我首先会选择支气管舒张剂。其中长效的比短效的好，如果病人经济能力能承担，我会选择单用长效的支气管舒张剂。如果单用不能解决问题，我再会考虑支气管舒张剂的联合治疗。对于肺功能很差，急性加重频繁的病人，比如 D 级病人，支气管舒张剂不能解决问题，我才会选择加用激素。临床中有很多使用 LABA/ICS 或 LAMA 仍不理想的病人，有的人是因为呼吸困难控制不好，还有的人是对疗效期望值太高希望能治愈，主动要求换药。

王颖玉：也有一些医生会给大部分慢阻肺病人加用激素。

陈平教授：这肯定是与导向有关系。现在慢阻肺治疗加激素的药物只有 GSK 的舒利迭。BI 对于慢阻肺规范化治疗的教育花了很多精力的。作为他们的讲者，我到全国各地讲过很多课，但是我都会讲我自己的观点。但是有一些医生就不会，往往是哪个公司请他，就会按照这个公司的思路来讲也不去修改片子。这样只讲自己的东西不讲别人的，就会造成基层医生的误解。

王颖玉：是不是您对于 AB 级的病人，首先会考虑单用的支气管舒张剂？

陈平教授：是的。这种病人 LAMA 会好一些。

王颖玉：SABA 和 SAMA 您会使用吗？

陈平教授：我会用于两个方面。一方面是为了病人临时改善症状；另一方面有很多经济条件无法承担的病人会用速效的。一天四次规律使用，不行的话再加用一次。LAMA 一个月要花费 400 元左右，而 SABA 和 SAMA 联合治疗一个月花费不到 200 元。

王颖玉：单用的 LABA 您认为适用人群是哪一类的？

陈平教授：和 LAMA 基本一样。现行版 GOLD 推荐 B 组人群 LABA 是首选治疗，这是由于现在单 LABA 的循证医学数据尚少。我们应该看到 C/D 组人群中单用 LABA 也有不错的效果。在临床上，会有些 C/D 组病人不适合用 ICS 或 LAMA 的，也可以单用 LABA。而且，随着 LABA 循证医学证据增加，或许未来 GOLD 在更新时就会把 LABA 放到 C/D 组备选推荐里面。

王颖玉：CD 级病人治疗时，也可能不需要加吸入激素吗？

陈平教授：是的。因为 LAMA 和 LABA 也都可以减少急性加重。我的观点一直是主张先用支气管舒张剂，对于太频繁急性加重的，我会考虑用激素或 PDE4 抑制剂。我一位同事的父亲以前用的是 LABA/ICS+LAMA，经常发生肺炎。于是我换用了 Indacaterol 联用 Tiotropium，效果很好。虽然现在我给一些病人用 LABA/ICS+LAMA，但其实我只是想取其中的 LABA+LAMA。

王颖玉：一旦使用了吸入激素，病人急性加重少了，您还会撤出激素吗？

陈平教授：不会，一旦用了一定是坚持用下去，除非病人频繁发生肺炎。

王颖玉：病人使用吸入激素后，会不会发生明显的副作用？

陈平教授：基本上没有。因为吸入的剂量很小，但激素可能会增加肺炎发生的风险。真正在临床上，肺炎和 ICS 的关系很难明确判断。有些不用吸入激素的病人也会得肺炎。如果一个使用吸入激素的病人肺炎频繁的发作，那我们会考虑撤出激素。

王颖玉：您会使用茶碱吗？

陈平教授：会用，但比较少。有些经济困难的病人或者对某些药物治疗效果不理想的病人，会加用茶碱。

王颖玉：慢阻肺合并其他疾病的病人多吗？

陈平教授：多。最多的就是心血管疾病，像缺血性心脏病。

王颖玉：这些病人使用 β_2 受体激动剂会增加心脏疾病的危险吗？

陈平教授： 我不认为有多大的危险。β_2 受体激动剂理论上对心脏有一定的正性肌力作用，可能有点影响。只要不过量就没有问题。

王颖玉：您会考虑吸入装置的影响吗？

陈平教授： 影响不是很大。任何一个装置都有病人很长时间学不会的，但经过教育，大多数病人都能够掌握。

王颖玉：您如何判断病人是否经历了急性加重？

陈平教授： 病人很难知道自己什么时候是急性加重。我们会问他住过院没有？查看他的病历有没有用过抗生素或全身激素？有没有看过急诊等。

说到这里，我认为我们国家的医改最需要做的是给每个人建立公共的电子档案，不管病人到哪里看病，医生都能看到这个档案。很多病人看了几个月甚至几年的病，到我这里什么资料都没有。如果能把这样的档案建立好，将会节约很多医疗资源和时间。

王颖玉：急性加重的常见原因有哪些？

陈平教授： 最常见的是感染。如上呼吸道病毒的感染，支气管细菌感染。

王颖玉：急性加重的频率每年大概有多少次？

陈平教授： 根据一些资料，病人疾病越重急性加重越频繁，每年平均1~2次。冬天门诊和住院的病人相对增加，6月份才会有所好转。病人会觉得每天早晨呼吸困难比以前加重了，另外咳嗽咳痰多了，甚至发烧了。

王颖玉：急性加重的病人您是如何治疗的?

陈平教授：看病情。比如有的病人生活还可以自理，可以正常活动，那他在家里治疗就可以了。如果呼吸困难很明显，且已经用了很好的支气管舒张剂还不能解决问题，就需要住院。意识不清，呼吸衰竭的病人直接收入 ICU。

有的病人加重的原因是感染，需加用抗生素。有的病人是季节变化等原因引起，则要调整一下用药频率或使用联合用药方案等等。住院的病人也是一样，用抗生素，用全身激素，吸氧，上呼吸机等。

王颖玉：病人住院的时间一般多长？一次急性加重的花费大约是多少?

陈平教授：大部分是 10 天左右。住一次院大约 1 万，不住院的话 1~2 千。

王颖玉：慢阻肺疾病的终点是什么?

陈平教授：呼吸衰竭，肺源性心脏病。

王颖玉：对于各种不同类型的临床研究，您比较关注哪些?

陈平教授：我最关注的是流调和多中心的随机对照研究，多中心随机对照研究的结果比较可信。

王颖玉：您对哪些研究有比较深的印象？能举几个实例吗?

陈平教授：茚达特罗的研究我觉得很有意义。另外现在有几个研究结果我也很期待，比如着眼更长时间疗效的 LAMA，还有 LAMA+LABA 联合制剂的研究。我认为你们是走在比较前面。因为 LABA，LAMA，LABA+LAMA，LABA/ICS 这一系列的研究代表了慢阻肺治疗的方向，第一步一定是先用支气管舒张剂，绝对不是激素，然后再是支气管舒张剂的联用，一天一次或一天两次。所以我认为你们还是很有前途的。

王颖玉：让病人来参加某项临床研究有没有困难?

陈平教授：我们的病人都是从病人库中找的，都是长期治疗的老病人，他们也参加过很多慢阻肺的临床研究，通过治疗都和医生建立了很好的关系，因此基本不存在问题。

王颖玉：您能给我讲一个您印象比较深的病人的故事吗?

陈平教授：有一个病人给我印象很深。是一位老家是北方的八十多岁的老人，他是南下的干部，在湖南住了几十年了，湖南话讲的非常好。这个病人原来一直住我们医院的老干部病房，没有到过我这里来，其实他早就有慢阻肺，但都没有被诊断，后来他的慢阻肺是在我这里诊断的。这个老人之前是按照支气管炎进行治疗的，用了一些消炎药，但是他一直都存在呼吸困难。有一次别人告诉他去找呼吸科的陈医生看一看，他才到我的门诊。在门诊时我告诉他可能是慢阻肺，是支气管炎发展到慢阻肺了。做了肺功能之后发现肺功能很差，还不足30%，于是我就给他处方了LAMA，并给了他慢阻肺相关的资料回去看。他的依从性很好，一个月之后又来了，说用药之后效果挺好的。知道有慢阻肺之后，他看了我们给他的资料，对疾病做了一些了解，加之又有一定的经济条件，他进一步希望通过治疗，让疾病发展的慢一些。于是我要求他完全按照我的方法来做，除了用药以外，还要注意多做康复训练，每年注射流感疫苗等。这么多年他一直在我手上治疗，现在这个病人的肺功能基本还和6、7年前差不多，急性加重不是很频繁，每次急性发作也不严重。

这类病人表现为呼吸困难，如果他先看的是呼吸科医生，那么他的慢阻肺就能够被诊断出来。如果他先看的是心血管医生，他又有心脏合并症，那么有可能就诊断为心脏问题，不会知道是慢阻肺。我们也遇到很多病人，几十年都在看心脏病，往往有一个机会让他到呼吸科看过才发现是慢阻肺。

王颖玉：您从事呼吸领域有多少年了?

陈平教授：我85年大学毕业，有28年了。大学毕业之后在湘雅医学

院读的硕士、博士，又去美国进行了博士后工作。

王颖玉：在您这么多年的求学和工作经历中，有哪些人或事对您影响非常大的？

陈平教授：对我影响大的还是我的导师——周淮英教授。周教授是我们的老主任，她最能感动我的是，做为一名医生的职业精神，对工作的热情，对病人的负责任的态度，不管任何时间只要病人需要她就会出现，非常非常的敬业，这些对我的影响很大。

王颖玉：您对于您个人取得的哪些成绩感到自豪？

陈平教授：我个人并没有什么大的成绩。但是我的兴趣就是在慢阻肺方面。我正在参与几个国家课题，申请了一些自然科学基金，也写过一些专著，发表过几百篇论文，申请到两个省里的成果。但这些都是兴趣使然，都不是我真正想要的，能够做好医生才是我的个人目标。另外关于慢阻肺这个疾病，靠某一个人某一家医院，做再多的工作，付出再大的努力，也看不了全国这么多病人。所以我特别希望有更多的医生掌握如何诊断和治疗，有更多的人了解慢阻肺的知识。这个月的 10 号，我受邀到郑州讲慢阻肺的规范化治疗，其实我不是太喜欢到处去开会、讲课的，但是有这种能和下级医院医生交流的机会，提高基层医生的诊治水平，我都会去。我认为这很有意义。

王颖玉：对于您的科室的未来发展您有什么样的规划？

陈平教授：我们科室的文化，一是倡导简单，同事关系简单，和病人的关系简单；二是倡导互助，大家能走到一起也是一种缘分，要互相帮助；三是倡导规范，我们并不求做出什么动人的成绩，我们所希望的是每一个诊断每一项治疗都是规范的。

王颖玉：您作为中华医学会的委员，湖南呼吸学会多届主委，您觉得学会这个平台能够给您带来什么？

陈平教授：学会这个平台非常好。对提高医生相互交流，对于学术新进展的推广是很好的途径。我在做湖南主委的时候也做了很多这方面的工作。

在全国层面有呼吸年会，不同学组还有自己的会议，比如我们慢阻肺学组也有年会。在省级学会层面，同样有年会，还有像“青年医师沙龙”活动每个季度都有等等。另外在上述两个层面之间，还有地区级的，比如南方呼吸论坛等。这样一来活动就多了一点，每次讲课的内容也大同小异，其实真正基层医生就没有很多机会来参与这些会议。这是一个问题所在。

王颖玉：您觉得现在的年轻医生知识更新以及学习方面有足够多的途径和机会吗？

陈平教授：在这种级别的大医院途径非常多，培养比较规范。首先我们要求的起点很高，从本科开始就要求 211 学校毕业。进入医院以后先到其他科室轮转 2~3 年才到我们科里来，我们科室会提供很多参加会议的机会，并且常年有 2~3 人在国外学习，机会是很多的。

采访手记：陈平教授是我访问的第一位教授，第一次进行这样的采访，忐忑是在所难免的。但每每想到邀请邮件中他的回复——“很有意义，我愿意参加”，让我又增添了一些信心。果然，陈平教授对这次采访有很好的准备，从他桌上已经放好的为这次访谈所准备的材料，以及他对待每一个问题时严谨认真的态度都可以看得出来。访谈中，让我感触最深的是他对于基层医院的医生慢阻肺专业知识普及的期望和努力。

2013 年 5 月

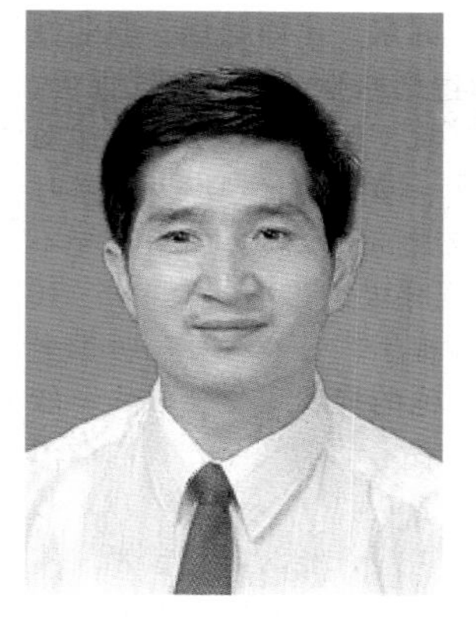

“——今天，我更希望建立一个规范化的年轻医生培训体系，让他们有更好的成长环境。在广州呼吸疾病研究所，打造一个教师队伍，每个治疗领域、每项操作技术、都由做得最好的医生来指导年轻医生，让年轻医生受到最好的培训，这样就能够为人才队伍的建设做一些事情，对整个学科的发展也能有很大的推动。”

采访时间：2013 年 6 月 24 日

采访地点：广州市呼吸疾病研究所　所长办公室

被采访人：广州市呼吸疾病研究所　陈荣昌教授

采 访 者：诺华医学部　王颖玉

陈荣昌，广州呼吸疾病研究所所长，博士生导师，国务院特殊津贴专家。专攻支气管哮喘、肺部感染、慢性阻塞性肺疾病及呼吸系统疑难病，学术研究方向为呼吸力学和机械通气等。现任中华医学会呼吸病学分会的副主委和秘书长、呼吸治疗学组组长、广东省医学会呼吸病学分会主任委员、《中华结核和呼吸杂志》副总编辑、《国家呼吸杂志》副总编辑、《中华生物工程学杂志》副总编辑，《Clinical Respiratory Journal》副总编辑、《Journal of Thoracic Diseases》副总编辑等；同时任 GOLD 专家组成员（2014）、慢阻肺国际联盟（ICC，WHO 下属慢性呼吸疾病联盟-GARD 的分支联盟）协同主席（2010～2012），主持编写了《无创正压通气临床应用专家共识》等书稿。

王颖玉：您是如何确诊慢阻肺的？

陈荣昌教授：在慢阻肺鉴别诊断中，关键的问题是需要寻找发病的危险因素、掌握慢阻肺发病过程呈现“缓慢进展”的特点和及时进行肺功能的检查。通过详细询问病史，通常都能找到危险因素，比如吸烟、职业性接触、家族史、室内空气污染等。慢阻肺症状包括咳嗽、咳痰、气促等，其特异性并不高，其他疾病也可以出现相似的症状，但疾病的演变规律对鉴别诊断有较重要的意义。如果病人从出现咳嗽、咳痰症状到出现严重呼吸困难的时间比较短，比如说只有半年至一年的时间，这就提示很可能不是慢阻肺，因为慢阻肺病人从咳嗽、咳痰到出现呼吸困难通常需要 5~10 年以上。此外，症状的可逆程度也是鉴别的重要提示。曾经有一位吸烟老年病人，他有慢性咳嗽、咳痰、呼吸困难，但是他的症状变化比较大，较好的时候可以骑三轮车拉货，症状明显的时候坐着不动都气喘。我们通过鉴别诊断确定他的主要问题是支气管哮喘，而不是慢阻肺。

对于慢阻肺每个病人都要做肺功能检查。肺功检查能对确定诊断、鉴别诊断和评估严重程度都必不可少。此外，肺功能检查还具有下列的意义。第一，可以发现疾病进展的规律。我们的研究发现，治疗三个月后病人肺功能平均增加 3%预计值，这可以作为我们维持治疗参考的目标。第二，有些病人治疗一段时间感觉症状平稳后会擅自停药，但是通过肺功能检查我们发现这些病人的肺功能有所下降，依据肺功能的检查结果我们可以说服病人继续用药。

王颖玉：您刚刚提到的那位老年性支气管哮喘的病人，会不会由于长期支气管哮喘而发展为气道不可逆的气流受限从而并存慢阻肺的疾病特征？

陈荣昌教授：这种情况经常有，是现在我们比较关注，但同时也很困惑的问题。有多少慢阻肺病人是因为原来患有支气管哮喘，慢慢发展为不可逆的气流受限并表现为慢阻肺？还有多少病人是慢阻肺和支气管哮喘并存？他同时有过敏体质和吸烟史。这两类病人的治疗应该是有别于其他的慢阻肺病人。

王颖玉：具体有哪些不同呢？

陈荣昌教授：主要是疾病进展和药物治疗的差异。有研究发现，慢阻肺和支气管哮喘并存的病人如果不进行规律治疗，疾病的进展会更快；但如果在稳定期能够规律治疗，其临床和肺功能的获益会更大。在治疗方案上更接近支气管哮喘的治疗，首选联合支气管舒张剂和吸入激素的治疗。与之相比，单纯的慢阻肺病人总体的治疗原则是积极的支气管舒张剂治疗，有选择的病例中适当联合用一定量的吸入激素。我们也希望探索对不同治疗药物反应更好的慢阻肺的临床特征和炎症标记物，但尚没有成熟的研究依据。我们对没有接受过任何药物干预的慢阻肺病人做血和诱导痰中的炎症标记物，发现诱导痰中嗜酸性粒细胞超过3%的病人占59%（嗜酸性粒细胞正常值在3%以下）。嗜酸性粒细胞增高的病人对支气管舒张剂联合ICS治疗的反应性要比痰嗜酸性粒细胞正常的病人稍稍好一些。但目前这种炎症类型或炎症标记物对治疗反应的预测作用仅处于研究阶段，还没有成为指导临床的指标。

王颖玉：有观点认为，慢阻肺病人可分为气肿型和慢支炎型，根据不同的表型选择用药方案，您是否认同？

陈荣昌教授：我觉得这个观点只是一种研究的初步想法，是不成熟的。因为即使支气管炎型也有很多原因，有些是与变态反应有关、有些是与感染有关。如果与细菌感染有关的话，联合使用吸入激素是没有太多好处的。有研究表明，支气管炎型的病人每年急性加重的次数会增加，这些病人中有一部分能够通过联合吸入支气管舒张剂和ICS来降低急性加重的风险。我们汇总了所有相关研究显示，ICS的联合大约只减30%的加重风险，70%的加重风险并不能通过吸入激素来解决。

王颖玉：您的门诊病人中新老病人的比例是多少？严重程度是怎样的？

陈荣昌教授：老病人占2/3，新病人占1/3。我们在门诊有过调查，来我们医院看病的慢阻肺病人80%是D级。

王颖玉：您在诊断和治疗慢阻肺病人时，会使用量表吗？

陈荣昌教授：所有的病人我都会使用呼吸困难量表。门诊时我都会使用mMRC评分。问问他一口气能爬几层楼？走路快会不会气短？一百米以内要不要停下来？穿衣服等日常生活会不会受到呼吸困难的影响？这些就可以成为我们量化的指标。

王颖玉：对于D级这类极重度的病人，您一般会采取什么用药方案？

陈荣昌教授：大部分是支气管舒张剂+吸入激素联合治疗，目前占处方量的70%。

王颖玉：LAMA您是怎么使用的，会有单用的情况吗？

陈荣昌教授：单用的比例不高。LAMA是单一的支气管舒张剂，而且价格比较高。国内和国外的使用情况有明显不同。我和加拿大的专家交流得知，LAMA在加拿大是最便宜的，因此放在一线治疗，LABA+ICS为二线治疗。我们中国正好相反，因为LAMA比较贵。另外LAMA在中国上市的时间比较短。所以大部分医生会优先考虑LABA+ICS。

王颖玉：慢阻肺病人治疗的依从性怎么样？

陈荣昌教授：找我看病的病人依从性还不错。但是总体来看慢阻肺规律看病的比例不是很高。我们医院规律看病的病人有60%，实际上这个比例已经比较高了。因为即使是国际大型的研究，三年的脱落率也达到了40%。一般的研究半年脱落率已经接近30%。

王颖玉：您刚刚说到门诊时D级病人占了80%，您认为如何提高慢阻肺病人的早期诊断率？

陈荣昌教授：首先，提高老百姓对慢阻肺的认识，有些时候我们在报纸上发表一些科普文章，病人看过之后会判断自己的症状是否与慢阻肺的早期症状吻合，以促使病人及早到医院检查。第二，我们现在推荐把肺功能检查作为体检的重要组成部分。过去在我们体检中心没有设肺功能检查项目，现在我们医院已经把肺功能检查作为常规项目。过去一些早期慢阻肺病人被当成慢性气管炎进行治疗，通过肺功能检查就可以发现这些漏诊的病人。

王颖玉：每年慢阻肺急性发作次数有多少？可能导致急性加重的原因有哪些？

陈荣昌教授：根据我们十年前社区流调的结果，每人每年平均发作1.5次。但是经常到门诊看病的病人，多数是每年2~3次。感染，治疗药物中断，气候改变导致分泌物增加和排痰困难，其他合并症的影响等都是可能导致急性加重的原因。但是还没有非常详细的大样本量研究。

王颖玉：病人是不是每次急性加重都会来门诊看病？

陈荣昌教授：不会。轻的急性加重，病人就可能在家里通过增加支气管舒张剂的喷数，或者服用一些抗感染的药物自行解决了。所以，没有向医生报告的急性加重，这是最近比较关注的问题。

王颖玉：轻度和重度的急性加重在症状方面有哪些不同？

陈荣昌教授：现在还没有标准的划分。慢阻肺急性加重目前的定义还只是一个含糊概念：病人呼吸的症状变化超过了日常波动范围，需要改变药物治疗的一种急性事件。什么才算日常的波动范围？超出多少就是急性加重呢？没有量化指标。现在有研究正应用Exact评分，量化急性加重的各种症状，如咳嗽、咳痰、胸闷、呼吸困难、痰量等等。至于轻度和重度急性加重，呼吸困难的程度是重要的区分指标。然而，此指标除了与本次急性加重的严重程度有关外，还与基础的肺功能有关。

王颖玉：在什么情况下急性加重的病人需要住院？

陈荣昌教授：GOLD中有明确的住院标准，包括几个方面：第一是症状加重、出现明显呼吸困难、出现严重合并症，第二是出现新的临床症状，如水肿、低氧血症，第三是因为医生判断不准确需要做鉴别诊断的病人。

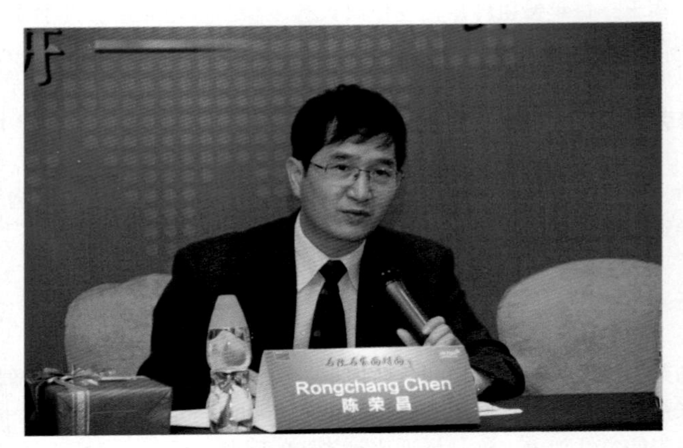

▲ 陈荣昌教授在主持学术会议

王颖玉：急性加重病人需要进行无创通气的病人比例是多少？

陈荣昌教授：急性加重病人中需要无创通气的占到5%左右，出现早期呼吸衰竭时应该要考虑使用。但是符合GOLD推荐的无创通气指征的病人中，真正接受无创通气治疗的病人只占20%～30%。由于无创通气需要仪器和医务人员的实时监护，而且会增加病人花费，所以出现轻度二氧化碳潴留的病人多数不会使用。

王颖玉：如果病人发生急性加重，且只需在家里治疗，您是如何调整治其疗方案的？

陈荣昌教授：关键是看病人的临床表现。如果病人表现为咳嗽、黄脓痰，而呼吸困难增加不明显，我们主要选择抗菌药物，同时增加支气管舒张剂的频率和剂量；如果病人呼吸困难明显加重，我们会增加支气管舒张剂的频率和剂量并给予口服激素。

王颖玉：给急性加重的病人更换治疗方案时会导致花费增高，病人普遍都能接受吗？

陈荣昌教授：因为急性加重只是相对较短的时期，病人是可以接受的。但是如果需要住院治疗花费就很高，全国报道平均每次住院花费是10000～15000元。广东省医保在呼吸科普通病房可以报销11000元，ICU病人60000元封顶。所以广东省医保支付的额度已经超过了公费医疗。另外，慢阻肺被纳入了慢性病补贴，每个月门诊可以有300元补助。但支气管哮喘现在还没有被纳入慢性病补贴。

王颖玉：除了支气管哮喘，慢阻肺在鉴别诊断时还会与哪些疾病症状相似呢？通常会使用哪些鉴别诊断的方法？

陈荣昌教授：支气管扩张、陈旧性结核、间质性肺疾病等很多原因会导致咳嗽、咳痰和呼吸困难，但多数的鉴别诊断不会很难。

最常用的是影像学、肺功能检查和观察病人对治疗的反应。如果病人治疗后肺功能基本恢复正常，那他就不是慢阻肺而是支气管哮喘；有些病人在治疗过程中经常有黄脓痰，通过CT检查可以鉴别是否支气管扩张。

王颖玉：您所研究的呼吸生理对慢阻肺临床治疗有什么指导意义？

陈荣昌教授：呼吸生理和慢阻肺一直是我的主要研究方向之一。还有呼吸力学导向的机械通气策略。尽管慢阻肺的基础病变是肺泡和气道，但慢阻肺病人的肺容量增加会导致非常明显的呼吸力学的异常。从呼吸生理的角度来说，由于慢阻肺病变的可逆程度是非常低的，因此这一疾病的代偿机制主要靠吸气肌肉力量。吸气肌肉的锻炼，降低肺容量的方法等，都是通过呼吸力学的机制改善呼吸困难。临床上使用支气管舒张剂治疗后，病人呼吸困难有明显改善，但肺功能改善轻微，而肺容量的改善更显著。这种呼吸困难改善与肺功能改善不平行的情况，可以通过呼吸力学的机制来解释。即观察病人的获益不能单纯看FEV_1，而要同时参考肺容量等呼吸力学指标。

我们还可以根据呼吸力学原理设计呼吸训练方法，最近我们在做一个原创性的探索就是新的呼吸训练法。针对已经在用国际上使用数十年的呼吸操，我们知道它有什么弊端，希望通过摸索找到更好的呼吸训练法。其实，最简单的呼吸训练就是走路锻炼。我们经常跟病人说，需要坚持走路，走到气喘时歇一会再走，要不断地挑战呼吸困难。

王颖玉：慢阻肺病人在治疗期间都要注意些什么？

陈荣昌教授：第一要绝对戒烟，第二是坚持规律用药，第三是坚持锻炼，第四是加强营养，第五是预防感冒。GOLD 指南推荐 65 岁以上或者是重度的慢阻肺病人每年注射流感疫苗，这是 A 级依据，另外是减少感染，包括注射肺炎疫苗和使用诱导气道产生分泌型 IgA 的药物，后者的原理是采用“导致慢阻肺急性加重的常见细菌”经过裂解处理后生产出来的药物，循证医学的依据是 B 级或 C 级，还缺乏大样本量的临床研究。

慢阻肺是结构性改变的疾病，我们不能逆转已经破坏的结构。所以早发现早治疗是非常重要的。我们经常给病人做一个形象的比喻：慢阻肺疾病就像一个有裂缝的碗，想让它完全恢复原状是不可能的，只能好好保护，不要让它再被破坏。

王颖玉：我们知道您去过很多基层医院和农村讲授慢阻肺诊治方面的知识，具体是如何实施的？

陈荣昌教授：我参加过药物企业组织的活动、国家开展的基层教育项目，包括广州市政协办的“科技下乡”活动、广东省医学会的“科技直通车”等。总体来讲我们的工作覆盖面是有限的。社区医疗水平总体提高有赖于整个医师培训体制的改革。这方面上海已经走在全国的前面。上海所有医学院毕业的学生不能直接被聘任到医院工作，必须先去有教学能力的医院进行三年培训，被培训人员三年中的待遇由政府承担。经过三年的规范培训后才能到各个医院寻求就业机会。经过规范培训后才是一个合格的医生，有能力的医生，不管去到哪家医院都能很好地为病人服务。有病人都来找他看病就有业务量，解决了病人的需求，医生获得应有的待遇。现在社区医疗依赖政府补贴的扶持，无论有没有为病人看病，都是同样的待遇，不是解决问题的办法。如果全国都能做到住院医师规范化培训，由培训后的医师承担社区的医疗工作，基层医疗水平就能显著提高。今后普及推广在基层和社区完成常见病的规范化诊治，培训后的医师就是承载这个任务的队伍。这是我们未来社区医疗发展的希望所在。

前几年我们试着从大学毕业生中挑选一些人进行了三年住院医师培训，并且为他们制定了详细的培训计划。培训之后他们的水平得到了很大提高。我们本想都留下来，但是医院管理的规定需要择优留用，于是不得已末位淘汰了一名医生。这个医生后来很顺利的面试被一家二甲医院录用，而且待遇比我们这里还高。

王颖玉：您能跟我说一个行医多年来您印象深刻的病人故事吗？

陈荣昌教授：行医是面对人的工作。医疗行业是一个需要有专业技能的服务行业，它涉及到怎样体现医生的专业性和服务性。我想讲一个两年多前我们这里接收的一位广西来的病人，他来时肺部有阴影，支气管也有病变并伴有发热，后来出现了全身多处脓肿。在这个病人身上我们花了很大的精力，大约一个月左右我们还是没有明确诊断，尝试了各种类型的药物都没有效，病人家属对我们有很大的意见，还有转医院的想法。

尽管这样，我们还是很用心、很努力在找原因。我们找了病理科、检验科最好的医生帮他做分析，可以说每一个环节都尽最大的努力。从常见病筛查、少见病排查，再探索罕见病的可能，反复用不同的培养基进行病原菌培养。最后找到中山二院皮肤科的真菌病学专家席丽艳教授，帮我们确诊了这位病人得的是一种罕见病，马尔尼菲青霉菌感染——一种特别微小的真菌，普通的光学显微镜是难以看到的。

这个故事告诉我们，医疗是很复杂的事情，有些时候确实要经过很多弯路，甚至病人死亡后仍然找不到原因，这样的故事在我们这里并不少见。如果上面说的病人真的转到其他医院，就又需要重头开始检查，可能就真的耽误了。

王颖玉：我很想了解您的个人经历，您愿意分享吗？

陈荣昌教授：我 1983 年大学毕业就跟在钟南山院士身边，后来又读了他的研究生，后来就一直在广州呼吸疾病研究所，在钟院士身边工作（除了到加拿大进修了一年）。大学毕业时我就希望做一个普通的医生，及格的医生。因为在钟老师身边有机会参与很多研究，包括临床研究等等。慢慢了解到除了做临床医生以外确实应该做点研究，因为很多临床上不能解决的问题可以从研究中探索解决的方法。今天我更希望建立一个规范化

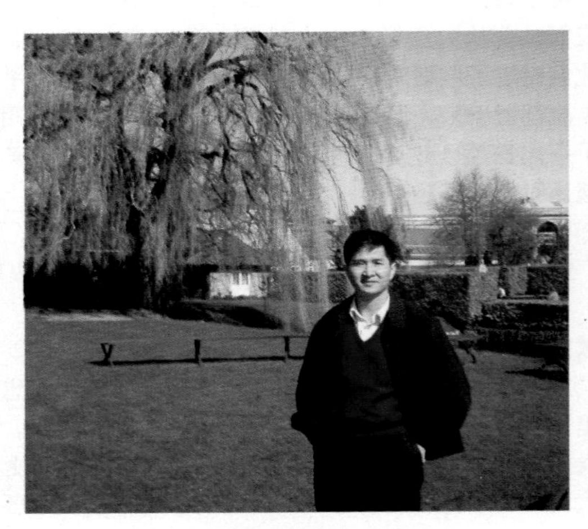

▲ 陈荣昌教授生活照

的年轻医生培训体系，让他们有更好的成长环境。我们正在跟美国胸科医师协会（ACCP）的专家讨论，如何把美国的“呼吸危重症专科医师培训体系”引进到中国来。在广州呼吸疾病研究所，打造一个教师队伍，每个治疗领域、每项操作技术、都由做得最好的医生来指导年轻医生，让年轻医生受到最好的培训，这样就能够为人才队伍的建设做一些事情，对整个学科的发展也能有很大的推动。

我最感谢的人就是钟南山院士，是他培养了我。在他身边让我有了很多学习的机会，同时他也给我创造了很好的工作条件。从我的职业生涯来讲，钟院士不仅是我的领导，更是我的恩师。

王颖玉：广州呼吸疾病研究所的发展经历了怎样过程?

陈荣昌教授：我 1983 年到研究所时研究所刚刚起步，那时候广东的呼吸主委还不是我们研究所的，我们在全国的知名度还是比较低的。那时候我们研究所只有半层楼，40 个床位，实验的条件也很一般。在钟院士带领下，多名专家教授不断探索，做了很多结合临床的研究，这样才逐渐发展起来。

研究所真正开始快速发展是我来研究所之后两年，由于钟院士的突出贡献，研究所得到政府的经费支持，改善了工作条件。到了九十年代初，研究所被纳入了广东省重点实验室，经历了三期的省重点实验室建设，建立了一系列的研究平台和临床工作平台。临床上，我们呼吸危重症这一强项逐渐凸显出来；而研究上，基础与临床相结合的研究特色鲜明。这些工作也得到了全国的认可，于是在 2000 年钟院士当选了全国主委。研究所被评为博士学位授权单位。

由于我们有临床危重症救治的根基，2003 年的 SARS 把我们推向了一个新的高度。在我们这里，确实抢救成功率非常高，整个广东省 SARS 的病死率是 3%左右；即使是已经气管插管上呼吸机治疗的病人，抢救成功率也有 80%以上。我们为抗击 SARS 做出了贡献，也得到社会的进一步认可。我们进入了国家重点学科，建成国家重点实验室，国家临床药理基地，最近又通过了国家临床研究中心的审批。在卫生部特色重点专科评分中排名第一，在复旦大学医院研究所的学科排名中也是名列第一。

从 1972 年成立新医科，由三个医生组成的慢性支气管炎防治小组，到 1979 年成立研究所，再到今天成为全国排名第一的学科。是钟院士一直在拉着我们向前走，我们都深受他不断进取精神的感染。

王颖玉：呼研所从什么时候开始与国外有合作或者联系的？

陈荣昌教授：钟院士很早就重视与国外的交流。很早（80 年代末）他就组织了“国际华人胸科医师会议”。90 年代初期，钟老师作为中国代表参加了支气管哮喘防治全球倡议（GINA）专家委员会会议，慢慢与国外的联系就越来越多了。我们承担了 WHO 的中国慢阻肺流调的研究（BOLD 研究），参加了 WHO 重症支气管哮喘专家组会议。最近我们与加拿大的 McMaster 大学 Firestone 研究所签订了研究所之间的合作框架协议，年底我们准备与英国帝国理工大学签订合作协议等等。

王颖玉：您是慢阻肺国际联盟的协同主席，这是一个怎样的国际联盟？

陈荣昌教授：慢阻肺国际联盟是一个松散型的民间机构，它归属于 WHO 慢性气道疾病全球联盟（GARD）。2012 年的联盟主席是三个人，叙利亚的 Prof. Yousser Mohammad、钟院士和我，在上海开了第二届学术会议。现在这个联盟在推动慢阻肺早发现早治疗，让病人发出自己的声音。

王颖玉：对于各种不同类型的研究，您比较关注的是哪类？

陈荣昌教授：最关注的是流行病学调查。

有两个领域中国有机会走在国际前列，第一是基于临床病例的国际多中心研究，我们的病例数确实比国外多很多。第二是流行病学调查。我们的组织能力和整个社会环境对我们做流行病学研究是有利的——我们有街道办，有户口，所以人群调查响应率高。我在美国开研究者汇报会时发现，我们国家调查研究的人群响应率为 80%，而英国的响应率仅有 20%。WHO 的专家到各个中心监控研究时，也发现我们做得最好。刚好我们最近就受到一次国际多中心研究抽查，国外的监察员（Monitor）对我们中心的评价非常高，认为我们整个质控体系运转的很好。

另外，基础和临床相结合的研究也很重要。通过基础研究最后回答和解决临床问题。现在我们在申报一项新发呼吸道传染病的课题（比如一个病人考虑是病毒感染，有没有依据？有没有快速诊断方法用于临床？）我们通过基础研究建立方法，再通过临床研究验证这种方法的特异性和敏感性如何，从而建立整个诊断流程。有了这个诊断流程，我们就可以实现早发现早干预。早用抗病毒药物治疗到底能降低多少危重症发生比例？危重症如何合理救治，能否实现重症病例早期预警等。重症病例早期预警需要综合考虑病毒负荷量和炎症介质的变化，这些都需要通过临床与基础研究来配合解决。

王颖玉：您觉得中国的医生在国际舞台上还有那些需要提高的？

陈荣昌教授：第一是英文，能够用英文演讲的医生比例不高。第二我们缺乏创新性研究。很多创新性研究要找切入点，把“小问题做大”。一个问题做几十年，慢慢才能把它研究得很透彻。去年拿诺贝尔奖的日本专家几十年都在做细胞核的再编程，最初他就是从其他专家公布的一些基因中挑出了二十几个基因，在实验室中反复研究发现这些基因的确有几个核心基因可以将人体细胞重组成干细胞。这些原创性的研究成果不是来源于异想天开或运气，而是你已经在这个“迷宫”里面已经走了很多很多遍了，才会慢慢有所“顿悟”。

王颖玉：SARS 疫情爆发时，呼研所对 SARS 的防治做出了重大贡献，您能跟我说说当时的情况吗？

陈荣昌教授：SARS 疫情可以说是突如其来的。在广东这边先发现。SARS 最大的问题是对密切接触者，包括医务人员和病人家属的传染性很强。所以不少病人一家数人得病，参与抢救的医务人员百分之七八十被感染。正因为这样，医务人员真的是冒着生命危险在救治病人。

在我们这个团队中有很多值得颂扬的人和事。当时决定是否承担“非典”救治任务时，我们也可以把这个任务推给传染病科。但是钟院士说：“我们是搞呼吸危重症救治的，病人发生呼吸困难、呼吸衰竭的时候，传染病科能解决问题吗？我们不干谁干？”当时大家的想法很简单：国家有需要的时候我们不能当“逃兵”。这是支持我们如此全身心投入战斗的原因。你要说我们这帮人是为了出名，为了生活？绝对不是。我们 ICU 主任刘晓青，她的爱人是房地产公司的高管，根本不需要她的收入来养家，但她在抗击非典战斗中表现得非常勇敢。这就是一种责任感。

我们是广东省“非典”定点医院，所有危重病人都往我们这里送。这期间我们一共抢救了 100 多名危重病人，多数病人康复出院。最值得骄傲的是，我们医院所有患上 SARS 的 28 名同事都康复了。现在我们所在的新大楼就是当年政府为了嘉奖我们抗击“非典”所做出的贡献而资助建造的。

采访手记：和陈教授面对面的机会不算太多，但每次与他见面或是往来邮件，陈教授总是特别认真。不论是帮助我们完善医学幻灯库中呼吸困难的机制，还是撰写支气管舒张剂相关综述，他对于细节的把控都十分严谨。从这次访谈中也不难看出，每每谈及某项数据或某个观点，陈教授总要先说明依据和出处，他最常说的就是“这是依据……研究”或是“有研究表明……”。这些看似不起眼的细节，却足以体现他的严谨、客观和专业。做学问最重要的莫过于“有理有据”，这样一种严谨的治学态度也是作为药企医学部成员的我们所必须学习的。

2013 年 6 月

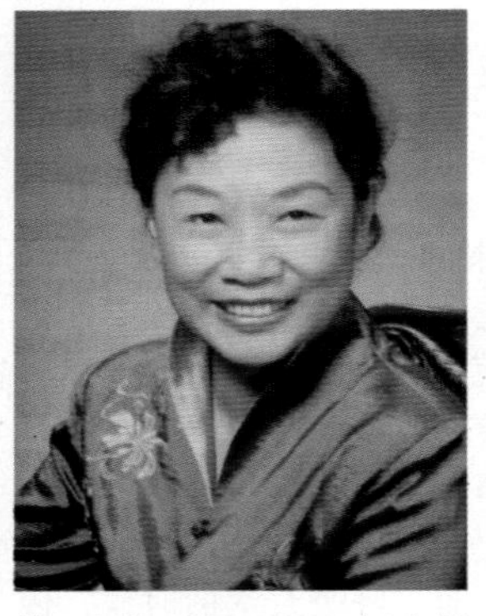

“——慢阻肺的治疗分所谓“规范版、基层版”分地区，分病人群，这样可能更有价值”

采访时间：2013 年 8 月 19 日

采访地点：北京大学第三医院办公室

被采访人：北京大学第三医院　贺　蓓教授

采 访 者：诺华医学部　傅陶然

贺蓓，1955 年 11 月出生 主任医师，科室主任，博士生导师。1982 年 12 月毕业于首都医科大学。1993 年至 1996 年在美国 Iowa 大学医院呼吸科做访问学者和博士后研究；1997 年至今，历任北京大学第三医院呼吸科副教授、副主任医师、教授、主任医师，硕士生、博士生导师。1999 年至 2006 年 10 月担任大内科和呼吸科副主任；2001 年 4 月至今先后任院长助理、党委副书记、党委书记；2006 年 10 月至今担任呼吸科主任。2008 年获北京市三八红旗奖章，2003 年获北京市高校防治非典优秀共产党员。兼任中华医学会呼吸病分会常委和感染学组副组长，北京医学会呼吸专业委员会副主任委员和慢阻肺学组组长，中华医学会运动医疗分会医务监督学组副组长，北京药理学会抗感染学组副主任委员，中国医师协会呼吸医师分会常委，北京医师协会呼吸医师分会和内科分会委员，美国胸科医师学会（ACCP）全球理事会理事，欧洲呼吸学会和亚太呼吸学会会员。担任《中华医学杂志（英文版）》、《中华医学杂志》、《中华结核和呼吸杂志》、中国呼吸与危重医学杂志、《中国实用内科杂志》、《国际呼吸杂志》、《中国试验动物与比较医学杂志》等多种杂志编委。为教育部、国家自然科学

基金和科技部国际合作重点项目计划同行评议专家等，教育部和国家科技奖励评审专家。作为项目主持者先后承担国家和省部级资助项目 15 项，国际合作项目 2 项。主要研究领域为肺部感染和气道炎症性疾病。

傅陶然：您每周出几次门诊？每次有多少病人？慢阻肺病人所占比例是？

贺蓓：现在一周 2 次门诊，每次看 15 名病人左右，有时候也有加号的病人。病人中慢阻肺的比例，这其实是一个总是被问到的问题，但实在不好估计，我们疑难的病人比较多，因此慢阻肺病人大概每次占 1/3~1/4。

傅陶然：您认为中国慢阻肺最常见的危险因素是什么？

贺蓓：最主要的还是抽烟。

傅陶然：哪种病与它最难鉴别呢？

贺蓓：这个其实是分病人的，有的病人非常简单，检查结果都在那，一眼就能诊断，但是有些病人就十分不典型，比如我们曾经就有将结核误诊为慢阻肺的。

傅陶然：您在临床上对慢阻肺病人分级吗？是参考 GOLD 分组的标准吗？

贺蓓：会分级，但只是简单的分级。看看肺功能是轻是重，有没有症状，粗略的按照 GOLD 的 ABCD 去分级。这个 ABCD 分组其实也非常容易使用，基本上根据肺功能，症状问诊就能大致判定了。

傅陶然：您觉得慢阻肺病人里按照 ABCD 划分的话，大概会各占多少比例呢？

贺蓓：这也是个经常问的问题。其实不好说，到医院来的重的病人比较多，C/D 组比例肯定会高。而做人口普查的话，A 组的病人就会比较多。因此没有确定的数据。

傅陶然：您如何选择慢阻肺的药物治疗呢？

贺蓓：基本上还是按照指南推荐去选择。当然，如果他有青光眼等明确的药物禁忌证，就需要避免使用噻托溴铵。

傅陶然：会观察多长时间呢？

贺蓓：目前我这边主要是疑难病的病人比较多，很多病人在外院已经用过治疗了，因此来的时候，经常是对目前的治疗进行调整，总体来说病人的依从性不够好，我尽量要求病人 1 个月来随诊一次，而且给病人开的药物也只能一次处方一个月的药物。

傅陶然：慢阻肺病人的合并症主要有哪些？比如心血管疾病，糖尿病？

贺蓓：其实我觉得这个不应该叫“合并症”，而应该叫“合并疾病”。上次开大会的时候，陈荣昌教授也呼吁过相关问题。慢阻肺的“合并症”应该是肺源性心脏病、呼吸衰竭等。而“合并疾病”才会有心血管疾病、糖尿病等。因为我是主要做受体研究的，因此对心血管疾病关注比较多，觉得这部分病人还是非常多的，具体的数字我这边没有统计。其他的疾病也会有，但是没有特别关注，因此不能乱说。

傅陶然：就您所知，三级及以下医院对慢阻肺都是如何诊断和治疗的？

贺蓓：我觉得现在比以前好多了，小医院也能诊断慢阻肺了。外地可用的药物也逐渐普及了，很多病人都能应用吸入的支气管舒张剂治疗，在以前，可能还是用口服茶碱的比较多。

傅陶然：您觉得如何能提高早期诊断率，能让病人得到正确的治疗？

贺蓓：我觉得在中国很难。中国还有很多经济不宽裕的人。上次我们参加新药评审，是一个国内的口服激动剂，他们给出的数据说“目前在中国能用气雾剂的病人只占18%”。我和沈宁大夫曾经写过一篇文章，Lancet已经接收了，主要就是谈GOLD等指南在中国面临的挑战。比如说肺功能检查，在大城市里，经济条件比较好的地方，执行起来不困难，但是在基层，执行起来就很有难度。因此，不论是讨论诊断率，还是规范化的治疗率等，在大城市里，数据跟国际上差别不太大。但是一旦研究整个中国的情况，这就成了个大问题。

曾经我一直希望能跟学组呼吁，做一个基层指南。老谈到这个基层治疗不规范的问题，说基层医生爱用口服茶碱。其实是因为很多地方都缺医少药，没有别的可选择的药，只能用口服茶碱。那你就没法谈规范不规范的问题，而且伴随着中国社会和谐发展的进程。这将是一个很长时间都会存在的问题。

最近我们与前任亚太呼吸学会（APSR）主席Peter Barnes教授商议在中国进行一个口服小剂量茶碱和小剂量激素的研究，我有时候在想，这个题目对外国人来说，其实不重要，因为他们很少人会需要用到这种治疗方法，但中国人中还是很有意义的。所以我觉得，慢阻肺的治疗分所谓“规范版、基层版”，分地区，分病人群，这样可能更有价值。

傅陶然：您认为在慢阻肺稳定期还有哪些检查是比较重要的？

贺蓓：国外现在开始对生物指标研究比较多，但是生物指标还不能很好的指导临床。其次就是问卷，但是国内现在问卷没有好好做。稳定期的影像学检查做得比较少，一般只有急性加重的时候会去做。很多病人对于胸片、CT还是比较排斥的。

傅陶然：在您看来，长效的支气管舒张剂在治疗慢阻肺的地位如何？

贺蓓：长效支气管舒张剂是能舒张支气管的，是慢阻肺的基础治疗，除了A组病人外，其他病人都可以用。

傅陶然：在慢阻肺中会有单用 ICS 的病人吗？

贺蓓：没有，在慢阻肺里没有，在支气管哮喘里要用。这还是分得蛮清楚的。

傅陶然：是因为慢阻肺病人中存在激素抵抗吗？

贺蓓：慢阻肺病人中激素抵抗只是其中之一的原因，而且这个原因占多大的比重也不好说。总体来说，激素对于慢阻肺的治疗作用还是有争议的，慢阻肺是一类复杂的炎症，不是单用激素就能治疗的。

傅陶然：在您看来，LABA 与 LAMA 联合使用效果怎么样？

贺蓓：在临床上两药联合使用肯定比单药效果好。

LABA 的主要作用于 β 受体，而 LAMA 是作用于胆碱能受体的，因此两种不同作用机制的药物联合起来，将能发挥出更大的支气管舒张疗效，就这么简单。

傅陶然：您能给我们简单介绍一下您做的 β 受体的相关研究吗？

贺蓓：现在我们发现 β 受体在体内分布相当广泛，不仅仅是支气管平滑肌有，炎症细胞有，神经节细胞也有。但是 β 受体在什么部位是占主导作用却没有研究透彻。有些地方虽然有 β 受体，但是就起一点点作用，跟主要分布和起效部位的受体比起来，它的作用微乎其微，最终看不到效果。

我做的主要是 β 受体的恢复，所以从这个角度上来说，我是赞成 ICS 的使用的，因为 ICS 能够恢复 β 受体的功能。我现在主要是在吸烟动物模型以及体外做受体调控的研究中使用 β 受体阻滞剂，发现在吸烟动物模型中使用它并没有使肺功能下降，甚至于在某些方面还有所改善，比如增加了对激动剂的反应。

傅陶然：听上去挺有意思的，β受体阻滞剂会适用于什么样的病人呢？

贺蓓：对于有合并疾病的慢阻肺病人，你可以让他们吃着β受体阻滞剂，同时吸入β受体激动剂就好。GOLD里都有提到，对于有合并疾病（如心血管病）的病人，需要口服β受体阻滞剂的，可以与β受体激动剂一起使用，不会有影响。

傅陶然：慢阻肺病人急性加重的最常见的原因是什么？

贺蓓：感染是一个大的方面。我现在和北京大学医学部公卫管理学院一起合作一个大气污染的相关研究，发现气候变化、空气污染和急性加重也有关系。上次我们还有个很少见的病人是侵袭性真菌感染引起的急性加重。

傅陶然：观察性研究、随机双盲对照等试验类型中，您比较喜欢什么样的试验类型？

贺蓓：我最不喜欢观察性的研究。现在国内的观察性研究比较多，很多都冠以"流调"的名义。上次我参加一个抗真菌药物的对照研究，他们要求叫这个试验"流调"，于是我们就问，如果你这个是流调的话，你的分母（调查人群）在哪？现在的观察性研究质量不好，我亲自做过流调，去过中心，会发现有些CRF（病例报告表）是随意填写的，部分数据不真实，这就极大的削弱了研究的意义和价值。观察性研究的意义也很有限，在国外，流调多用于政府卫生政策的制定，很难作为大夫临床的指导。比如来看病的病人都是有病的，已经不存在发病机率的问题了。

在其他的试验类型中，我比较喜欢随机双盲对照研究，而且主要是参加国外的试验。国内的试验以及一些CRO公司（合同研究组织）质量不高，在执行上还是有所欠缺。

傅陶然：您觉得目前慢阻肺慢性病人的管理上，还有哪些不足？您还希望做些什么来完善慢阻肺病人的管理？

贺蓓：我觉得在大的医院，慢阻肺病人的管理基本上都是做的比较好的，而且多数病人也都有医保报销，没有后顾之忧。

我想做好我们医院的慢阻肺病人库，做好随访，现在我们跟国际的合作越来越多了，比如现在有和密歇根、NIH（美国国立卫生研究院）、还有北京大学的一些项目，这些都需要有非常好的病人库，但是现在临床上大夫没有这个精力，我想请一个秘书来管理这些数据。还希望能帮助更多的科里的人，等我退休之后，科里能有个非常好的基础，我也经常对他们说，其实建库是有益于他们的事情，3 年、5 年、10 年能总结出好多数据呢。

傅陶然：您作为一位女性，选择医学这个需要奉献终生的职业，还做到了管理者的角色，您是如何平衡家庭和工作之间的关系？

贺蓓：在我心里，家庭肯定是第一位的。女人对一个家庭是十分重要的，既要为人妻，又要为人母，要不然我就不选择结婚了。我肯定不是那种女强人，什么都不要的。走到哪，我都希望有家跟着，比如出去开会的时候，我总是想“要是我先生、我女儿在”那就好了。

很幸运的是，家人都挺体谅我。比如我经常会出差，晚上有时候需要加班，他们都能理解。这可能与我们两家都是从事医疗行业的有关系，有这个环境氛围。记得非典的时候，我主要负责病人的筛查，但是我每天都回家，我女儿不害怕，我先生也天天接送我，从来没有说过怕被感染，不让我回家。

傅陶然：您当时为什么会选择学医的呢？

贺蓓：我是很自然的走到学医这一条路的，我们家里有太多人学医了，几乎有一半以上的人都是学医的。当然主要是因为我姥姥，当时我姥姥得了癌症了，我非常难过，当时就立志一定要报考医科院校，征服癌症。

傅陶然：您现在回过头来看，您在呼吸领域最大的成就是什么？

贺蓓：我最满意的事情就是抗击非典。第一：我没有误诊一个病人。那么多肺炎的病人来这，即便是非典型肺炎，也分好多种，比如支原体肺炎，衣原体肺炎等等，没有一例病人经过我筛查后，又返回来说被外院诊断为非典的。第二，我治疗的19名北京大学第三医院的非典职工，没有一例出现肺纤维化，股骨头坏死的。我没有人云亦云。当然，里面也有赵（鸣武）大夫的帮助，还有我母亲的帮助，我母亲就是做病毒研究的，她就特别反对早用激素。我们医院没有一例病人是在发病8天之内用激素的，都是8天之后用的，国内外的文献上都用的比我早。在整个非典期间，北京大学第三医院一点都没乱，也没造成院内播散，一共就只有19例职工患病。

其他的，比如我申请了多少科研项目，我写了多少书，这些我都看得很淡，也记不住。我喜欢做科研，也有想法。

还有就是北京大学第三医院这些年来的发展。上次卫生部纪检的人来谈话，谈了200多人，我是最后一个被谈话的。那时就听到他们感叹，为什么没有一个三院人说三院不好。出去开会也是，没有一个三院的医生在外面说三院不好的。我也很欣慰，这也绝不是我私下做了他们工作的结果。这些年来，三院一直是在一个非常融洽的氛围中成长着。

傅陶然：您觉得您的成功有些什么因素?

贺蓓：我回国的时候，陆道培教授就对我说“深挖洞、广积粮、缓称王”。这句话我一直十分受用。我觉得天分，勤奋在成功中都必不可少。现在的年轻人，可能比较浮躁，总是希望很快能出成绩，但其实成绩还是需要持续钻研的过程，需要深入的积累知识，这样后期的成长才能更加顺利，而如果前期的储备不够的话，后期很有可能难以成长。

比如说，基础和临床，很多医生做了很多科研，在这方面很有成绩，但是真的到了科里，有机会查房的时候，却发现没有人听他的。这其实是一件很难过的事情。而临床大夫，有时候需要做科研，跟基础对话的时候，发现人家谈论的内容，你都根本听不懂，像什么G蛋白耦联这些名词，这也会极大的阻碍了人才的全面发展。我现在能做到国家自然科学基金的评审，做到专家，甚至副组长，这些可能就是因为“我是很能谈基础的临床大夫，可以和做基础研究的专家沟通。”

傅陶然：您对三院呼吸科还有什么期望？

贺蓓：第一，我们现在是卫生部重点专科，我希望将来在验收的时候，我们还能是前十名。第二，控制呼吸科的适度规模，不一定是越大越好。美国密歇根大学医院呼吸科，基本上 NIH 的课题全部参加了，人家的规模也就是适度，管理和运作都非常好。第三，搭好国际多中心合作的平台，从我不做院领导以来，我现在已经拿了不少的合作项目了，比如说和密歇根、NIH 的合作项目，还有 ACCP 的 governor，还有 APSR 的董事会成员（目前只有我和文富强教授）。我发现一旦开拓了国际视野，就会有很多的国外单位来合作。

采访手记：采访的那天，贺教授的牙龈炎犯了，刚刚去口腔科做了引流和上药，但是这丝毫没有成为她推脱我采访的借口。在采访中，贺教授对她的成绩谈得很少，更多的总是在说还希望做的事情，还想给予科室里其他人的帮助，我想这应该就是这位善良的女性管理者成功的秘诀吧。

作为女性，贺教授从未忽略过她的家庭。看得出来，她的家庭非常融洽和谐，也给了她动力和支持，而她也从不吝啬对家庭的付出，永远谨记对家庭的责任。

如果说，职业女性很难平衡好工作和家庭的关系。我想，贺教授一定是领悟了其中的真谛。

2013 年 8 月

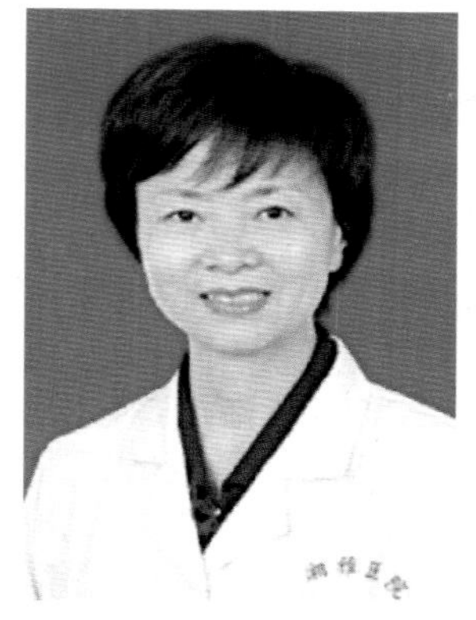

“——有研究表明，诸如做呼吸操、打太极拳等身体锻炼对慢阻肺病人生活质量的提高有很大好处。我呼吁能够有更多的医院开展慢阻肺康复治疗，有更多的医生进行这方面的研究。”

采访时间：2013 年 6 月 17 日
采访地点：中南大学湘雅医院　内科教研室
被采访人：中南大学湘雅医院　胡成平教授
采 访 者：诺华医学部　王颖玉

胡成平，中南大学湘雅医院内科教授、一级主任医师、首届湘雅名医、医学博士、留美博士后、博士生导师、中南大学湘雅医院呼吸内科主任、湘雅医院肺癌诊疗中心主任、湘雅医院呼吸治疗中心主任、湖南省呼吸内科医疗质量控制中心主任、湖南省呼吸疾病临床医疗技术研究中心主任、湖南省支气管哮喘研究中心主任。主攻呼吸系统疾病诊断与防治，尤其是肺癌的诊断及鉴别诊断。研究方向为肺癌耐药机制，呼吸系统感染生物被膜形成与细菌、真菌易感机制，支气管哮喘神经源性炎症以及相关发病机制等。任《中华结核与呼吸杂志》等多种杂志的常务编委、编委。参与《中国高致病性禽流感防治指南》《中国肺癌防治指南》和《诊断性可弯曲支气管镜应用指南（2007 年）版》等 12 项指南与共识的制定和修订，发表论文 288 篇，出版专著 31 部。

王颖玉：您能介绍一下湘雅医院呼吸科的整体情况吗？

胡成平教授：我们医院呼吸科有四个病区 140 张床。包括内科呼吸科和老年病医学呼吸科。老年病医学由陈琼主任负责，他那里有一层楼主要收治慢阻肺急性加重的病人，我们每周三会去查一次房。我们肺功能室共有 6 台小肺功能测量仪，2 台大肺功能测量仪，一个月平均做 1000 多次肺功能检查。

从 2001 年起，呼吸科开始明确划分亚专业，成立学组。最早成立的有肺癌学组、介入学组、支气管哮喘学组和慢阻肺学组。除此之外，肺间质疾病学组也是较早成立的。湖南间质性肺疾病病人很多，过去湖南没有医院专攻此类疾病，因此我们有责任成立一个专攻间质性肺疾病的团队。通过多年的努力，间质性肺疾病学组在我们国家这一领域中逐渐有了一定地位，也申请到很多国家级的课题。随着条件的改善，我们又逐渐壮大了重症学组。在重症病人中有 60%是严重的慢阻肺且并发其他疾病的病人。由于这样的病人不一定都集中在呼吸科，在内分泌科、风湿科、肾科等等都有分布，而这类病人有时候也需要有创或无创通气，所以我们医院相应成立了一个以呼吸 ICU 为主体的呼吸治疗中心。所有重症病人都收到这个中心由我们统一管理。在此基础上，重症组还建立了 ICU 以外的全院呼吸治疗中心。现在我们一共有九个学组：肺癌学组、介入呼吸病学组、支气管哮喘学组、慢性阻塞性肺疾病学组、感染性肺疾病学组、危重症医学学组、睡眠呼吸障碍学组、间质性肺疾病学组、肺栓塞与肺血管疾病学组。每一个学组都有 1~2 个带头人，由他们带着年轻医生工作和学习。

王颖玉：在您的带领下，这九个学组都在不断发展壮大之中。您能具体说说慢阻肺学组的情况吗？

胡成平教授：慢阻肺学组有 7 名专家，1 名教授、4 名副教授和 2 名主治医师。罗百灵教授是学术带头人。慢阻肺学组是我们建立的比较早的一个学组，很早就有慢阻肺和戒烟的专病门诊，慢阻肺病人的肺功能测定在全国也是比较早开展的。另外我们还响应卫生部的号召，开展了很多戒烟方面的宣传教育，并帮助烟民戒烟。

王颖玉：您在肺癌领域有着很大的影响力，在您的门诊中肺癌病人是不是占了大多数？慢阻肺病人有多大比例？

胡成平教授：我的门诊按规定可以挂 35 个号，但每次的实际病人量都达到了 40 个以上，病人大多数是难诊断和难治疗的肺癌，支气管哮喘和慢阻肺病人加起来占到 1/3。

王颖玉：慢阻肺病人特别是慢阻肺合并其他肺部疾病的病人，在诊断和治疗上有哪些难点？

胡成平教授：我认为慢阻肺的诊断难度并不是特别大。问题是很多病人来就诊时病情已经很严重了，他们的呼吸困难已严重影响生活质量，所以治疗效果不理想。慢阻肺诊断的盲区是，少数很早就有喘息的病人，支气管激发试验呈阴性，FEV_1 值很低。这时候就很难判断喘息的主要原因是支气管哮喘还是慢阻肺。同时，支气管舒张试验受到的影响因素也有很多，我们碰到过慢阻肺病人的支气管舒张试验是阳性的，也有支气管哮喘病人的支气管舒张和激发试验是阴性的。临床任何一个检查都不可能100%准确，所以医生要根据病人各种临床表现进行综合判断，同时与诊断性治疗结合起来。在区医院或者私人诊所就诊的慢阻肺病人，漏诊的概率较高。因为医生的知识水平有限，对慢阻肺疾病的认识不够，往往给病人用一些止咳药、抗炎药控制症状后就没有进行后续的治疗。我们知道，慢阻肺最重要的就是要长期坚持用药。另外，当慢阻肺合并其他疾病（比如肺间质疾病）时有两种情况，第一种是慢阻肺与间质性肺疾病同时存在，两者不互为因果；第二种是慢阻肺发展到一定程度，有时会出现肺间质的改变。在肿瘤病人身上我们也发现了同样的情况。最近两年的临床观察时发现，病人打完化疗以后不仅肿瘤缩小了，而且间质疾病也没有了，特别是局限性的间质疾病。但是，通过治疗慢阻肺使间质病好转的情况基本不会出现。

王颖玉：如果遇到支气管哮喘和慢阻肺都存在的病人，您会采取怎样的治疗？

胡成平教授：如果病人发生气道阻塞不完全可逆的现象，我们都统一成慢阻肺治疗。但是支气管哮喘引起的慢阻肺和慢性支气管炎引起的慢阻肺在治疗上还是不同的。支气管哮喘合并慢阻肺病人的气道阻塞可逆性要大一些，同时早期有支气管哮喘的病人，如果反复发作而没有得到控制的话，发展成肺气肿的速度要快一些，因此病人相对年轻；慢性支气管炎发展成慢阻肺的病程往往很长。如果一位慢阻肺病人只有 40 岁左右，我们就会注意去问既往病史，有没有家族史？有没有 α_1-抗胰糜蛋白酶缺乏？而且，支气管哮喘对支气管舒张剂和激素的反应更明显，所以支气管哮喘我们主张长期使用激素治疗。对于慢阻肺，我们可能会在急性发作期给予口服或静脉激素，不超过 14 天。

在慢阻肺缓解期，我们会首先评价病人疾病的严重程度，评价标准指南上也讲的很清楚。一般中度的病人我就会考虑联合用药，如 LABA 与 LAMA。舒利迭（沙美特罗替卡松气雾剂）是含较高剂量 ICS 的药物，是应该一直用，还是用多长时间就停下来？还没有达成一致的共识。我使用 ICS/LABA 的时间一般是半年或一年，很少有用一年以上的。如果病人生活质量比较好，病情也比较稳定，之后我会换用思力华（噻托溴铵），并长期使用。如果是支气管哮喘发展为合并慢阻肺的病人，我还会考虑加上白三烯受体抑制剂。

王颖玉：您会给病人用茶碱吗？

胡成平教授： 在基层医院用茶碱的比较多。但是茶碱缺少循证医学证据，而且茶碱有明显的心脏毒副作用，我们不会单用茶碱。茶碱虽然价格不高，但真正用不起药的病人往往来看病的时候已经很重，很多需要的是住院治疗。

王颖玉：有什么样的临床表现就提示病人需要住院？

胡成平教授： 急性加重期的病人。伴有肺动脉高压、肺源性心脏病、营养不良引起了电解质紊乱的病人我们会收住院；有部分病人伴有心力衰竭、呼吸衰竭需要进 ICU；病人只有单纯浓痰，我们一般不收住院。

王颖玉：您是如何对慢阻肺急性加重的病人进行治疗的？

胡成平教授： 慢阻肺急性加重期和稳定期的治疗有很大区别。首先要确定是什么原因引起的急性加重。比如电解质紊乱，感染，肺源性心脏病。在中国大多数病人是感染引起的，其中细菌感染占了一半以上（国外的数据表明病毒感染占到 30%~40%）。尤其是糖尿病的病人特别容易细菌和真菌感染。感染的临床表现是浓痰。所以第一步我们要用抗感染药物。如果病人感染较严重要使用吸入激素或全身激素。

王颖玉：您刚刚提到慢阻肺病人早期诊断率很低，如何才能在提高早期诊断率方面做一些工作呢？

胡成平教授：确实，早期的慢阻肺人群我们筛选出来的不多。我想做的工作就是在基层医院普及慢阻肺的概念和知识，加强慢阻肺的科普宣传，让病人早就诊。我们还忽略了在各大媒体做讲座这种教育形式，媒体宣传慢阻肺的栏目还很少。另外，健康体检在农村普及程度很低。即使在城市，也多为单位组织。我们要向糖尿病、高血压一样，把慢阻肺一级预防做起来。

对于已经诊断的病人，有两方面原因使他们在稳定期没有很好的治疗。一方面病人和家属的重视程度低，另一方面是经济因素。长沙市的最低生活补助才280元，现在吸入治疗的药物最便宜的也要两三百，很多病人用不起。慢阻肺不像糖尿病、高血压，一旦停药就会出现明显的症状。所以对病人依从性的宣传教育还是需要我们医生和全社会的力量。我一位朋友的母亲患有支气管哮喘，是我十几年前诊断的。我反复强调了一定要听从医嘱按时用药，但她好转之后还是擅自停药了。因为长期不规范的治疗，现在她的肺功能损伤已经从原来的轻度变成中度了。

王颖玉：慢阻肺的发病机制明确吗？

胡成平教授：这方面国内外有很多研究，现在也有很多种学说。但是内科系统的很多疾病包括慢阻肺，大多数是治疗的靶点没有找到。慢阻肺的形成和发展到底是哪个基因？哪一个信号传导通路出了问题？我们还没有找到。对于慢阻肺我们看到的都是病理生理过程，是器官水平的，没有明确到基因水平。肿瘤就有很多的靶向药，肿瘤治疗是靶向治疗的模范。

现在很多专家也会把慢阻肺分成红喘型、紫肿型，又回到了六七十年代对慢阻肺的划分。也在讨论使用激素是不是适合气肿型的慢阻肺病人。但是现在还没有定论，同时也没有明确的指标可以参考和确定病人属于哪种表型，也没有研究数据来证明两种表型分别使用什么治疗方案更好。希望能有更多针对这方面的随机对照研究，或者荟萃分析以作指导。对支气管哮喘病人我会按照炎症表型分成以嗜酸性细胞为主，或其他细胞为主。我们发现嗜酸性细胞为主的支气管哮喘对激素的敏感性要好。如果能把慢阻肺也分成很多亚型，那么在此基础上再研究得深入一些，是不是就可以到基因水平了呢？每种亚型都能找到不同的基因来进行治疗。

王颖玉：GOLD 所推荐的治疗方法和医生临床实际有距离吗？实际治疗中哪些因素可能影响医生用药？

胡成平教授：在慢阻肺急性加重期，病人在三甲医院住院治疗时，和指南没有什么太大差距。但是在基层医院，由于医疗条件限制和药物缺乏，可能会有一定差距。但是在缓解期，病人没有主动就医的意识，只有文化层次比较高的城市病人才有可能来医院。我们虽有跟踪随访，但是劝导病人定期复诊的难度很大。

王颖玉：从慢阻肺的病人的角度来看，在慢阻肺疾病管理方面还有哪些做的不够的？

胡成平教授：非药物治疗这一块我们做的还不够。在药物治疗方面会有医药企业的一些推动作用，但是非药物治疗全靠医生自己来完成。有研究表明，诸如做呼吸操、打太极拳等身体锻炼对慢阻肺病人生活质量的提高有很大好处。所以我在湖南省老年病医院交流的时候也提出希望他们能专门开设慢阻肺康复病房。我也呼吁能够有更多的医院开展慢阻肺康复治疗，有更多的医生进行这方面的研究。

王颖玉：您所在的医院里有没有相关的健康教育课程？

胡成平教授：我们医院的健康教育居全国前列。我们有“支气管哮喘之家”“慢阻肺健康教育”。每季度两次健康教育课，主要是针对支气管哮喘、慢阻肺或者肺癌病人。我们不仅会通过病人库通知病人及其家属，还会在各大报纸和医院网站上刊登每个月的健康教育课程计划。

王颖玉：呼吸科的亚专业分的很细，当您遇到慢阻肺病人时是自己诊治还是会转给慢阻肺专业的医生？

胡成平教授：当然是自己看。我在强调亚专业发展时，也特别强调了全面发展的问题。虽然每个人都有分工，但是作为呼吸科医生应该兼顾呼吸其他亚专科，不能只懂得一种病。我们现在的门诊有两种形式：一种是专病门诊，比如慢阻肺门诊、支气管哮喘门诊、睡眠门诊、肺癌门诊。还有一种是普通的门诊。我每周两次的门诊就是肺癌门诊。

王颖玉：您负责的病房是不是都是肺癌病人？

胡成平教授：90%是肺癌病人，还有10%是需要介入手术的病人，如大气道疾病、纵膈疾病、胸膜疾病等。在我们这里每个亚专业的带头人和主任的地位几乎是等同的。我负责肺癌、介入病房，肖主任负责慢阻肺、肺间质病、肺炎，潘主任负责重症病房。我们会按疾病把病人分配到相应的病房，除了亚专业学术带头人以外，每个病房的医生都是轮转的。在这一点上我们学科安排的比较好。

王颖玉：您所做的研究是临床方面的多还是机制方面的多？

胡成平教授：我觉得最有意义的研究是结合临床，能帮助临床解决诊断和治疗问题的研究。我做的最多的也是在这个方面。我做的最多的基础研究是支气管哮喘，支气管哮喘的发病机制有过敏学说、气道炎症学说、神经内分泌学说等，我们主要的工作集中在神经内分泌学说——以肾上腺髓质对支气管哮喘发病的影响为切入点。实际上任何机制的研究都是为将来解决诊断和治疗的问题，以期找到诊断标志物或者研发新的药物。

王颖玉：您能给我讲一个印象深刻的病人故事吗？

胡成平教授：有一位病人曾经是我们长沙市的领导，最早来就诊的时候患有支气管哮喘。他对很多东西过敏，到最后发展成重度不完全可逆的气道阻塞，并合并肺源性心脏病。最初引发他支气管哮喘的因素是过敏，尤其是对塑料、皮革很敏感。记得他最后一次来住院是因为刚换了一辆新车，开了没几天就引发了支气管哮喘严重发作，而且还是从别的医院转过来的。尽管我们经过多次会诊和抢救，但最后还是没有成功。当时他才46岁。从这个病人身上就体现出依从性是多么重要。他并不是看不起病吃不起药，只是因为不遵从医嘱，对疾病的重视程度不够。

王颖玉：您觉得现在的医保有哪些不足和需要改进的地方？

胡成平教授：慢阻肺是一个慢性疾病，慢性疾病最常看的是门诊，但是医保的门诊却不能报销。这也是我一直想不通的问题，特别是慢阻肺合并真菌感染的时候，由于抗真菌的药物很贵，疗程很长，很多病人无法承受经济压力。我们曾经有个病人，18岁的时候得了白血病，五年之后出现了肺部真菌感染。因为家里很穷，门诊开药又不能报销，出于同情我们把他收住院了。他在我们这里一连住了20多天，其实也就是为了每天吃几片药。后来我们不得不劝他出院，为此他对我们产生了很大的意见，还闹了矛盾。

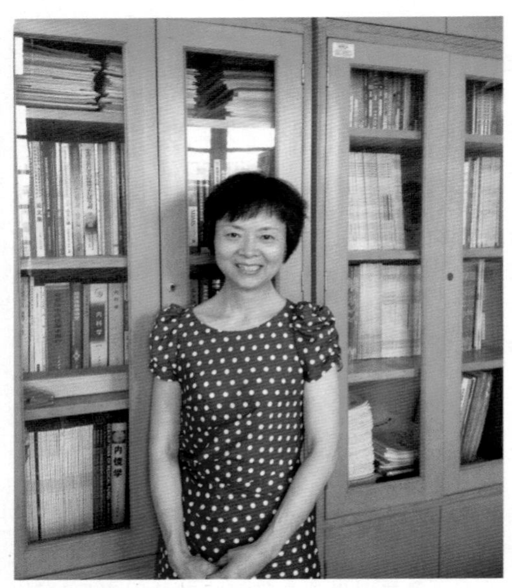

▲ 胡成平教授在办公室

王颖玉：医生确实很不容易。您跟我说说您个人的经历吧？您是如何一步一步走到今天的？

胡成平教授：我是1982年参加工作，本科毕业。那时的社会风气和对医生的尊重程度都是很好的，医生和病人家属沟通没有那么多困难。药物也没有商品名和各个不同的生产厂家。医生都有很强的主动性和学习精神。我做住院医生的时候，每天都会在上级医生来之前就把病人都看过了，可以直接向上级医生汇报每个病人的情况和处理方案。而且我们还会自己给病人抽血。做了5年住院医生和1年总住院，升为主治后就可以选择自己感兴趣的专业。我是唯一自愿选择呼吸专业的。因为呼吸科是出了名的苦累、传染病多，很多人不愿意做。但我觉得呼吸专业操作性的东西多，有挑战性。

升主治后我一口气读完了硕士博士博士后，所以有三四年的时间没有做临床。但我是很愿意做事的人。很多医生不愿意做出急诊，我愿意去。我当教授之后还进了三个月急诊，这是在我们医院是从未有过的。其实这三个月对我的锻炼很大，因为急诊要求的是反应快、知识全面。在内科的疾病中，我觉得呼吸系统疾病的鉴别诊断是最难的，有很多疾病都并发肺部的临床表现，这要求医生有很好的内科基本功。现在我们很多医生从读硕士开始就固定在一个科了，还有很多转科的毕业生，连呼吸科都不来，所以我们必须要抓住院医生的培训。

1996年我开始带硕士，2000年开始带博士，原来博士生导师少，最多的时候我一年要带8个研究生，所以那时候发的文章多。现在我们医院已经有4个博士生导师。我的理念是硕士生解决和临床密切相关的问题，博士偏机制一些。因为硕士生是第一次接触临床，沉淀和认识都比较浅，结合临床实践发现的问题来做一个课题，不管课题大小，都能训练他们科研的思维过程。等到博士阶段就可以进行更深入的机制研究。我们医学院不管是硕士生还是博士生都要经过6~8个月的总住院培训。

2003年非典的时候卫生厅任命我总负责湖南省SARS的排查工作。我们排查了几乎所有的发烧时间长、病情重的病人。去过益阳、常德、岳阳，衡阳等等凡是有疑似病例的地方。一天，卫生厅晚上3点打电话到我家里要我过去看一个张家界的病人，于是我就连夜坐车早上7点钟到了张家界。这个病人在湖南慈利照的片子，放射科医生给出的结论是“非典不能排除”，临床医生马上把他从慈利转到张家界的非典专病病房。我去了之后第一时间先要求把片子拿给我看，凡是我经手的病人必须先看片子，这也是我坚持了30年的习惯。看了片子后我放心了，是结核。后来我去非典病房看那位病人，病房在负一楼，很潮湿，大家又穿着隔离服，可以想象当时那种压抑的气氛。我想去看呼吸机上的参数，但是隔离眼镜里面全是雾根本看不清，于是我就把眼镜取下来看。护士看到我这样都很紧张，不过我心里还是有把握地判断他不是非典病人。在进行了抗结核治疗之后的第二天病人体温就下来了。当地的医生之所以没有判断正确，首先是因为当时的大环境，只要有发烧的病人医生就特别紧张，没有把病史问的很清楚。更重要的是他们没有看片子，实际上这个病人已经断断续续出现症状有三个月了。

那段时间比较辛苦，常常是白天看病人，晚上就连夜赶往另一个地方，最长的一次是三天没睡觉。也正好那段时间我母亲因为卵巢癌复发去世了，因为工作的关系我没有陪在她的身边，这是我最大的遗憾。省长给我颁发湖南省劳动模范荣誉的时候，他说，胡教授在我心目中应该一个很强壮高大的人，怎么也没想到本人竟然是这么瘦小柔弱的女性，你是怎么坚持过来的！这段经历对我来说是一种磨练和考验。经历过非典之后，不管是人禽流感、甲流、H7N9……我们都能够从容应对了。

再后来就是在科里搞学科建设，我刚刚当主任的时候湘雅医院呼吸科在全国没有什么影响力，当时行业内都知道湘雅二院的呼吸科，不知道我们。所以我上任的时候是有压力的，我给自己定的目标是要追超湘雅二院，我有这个信心。现在我们科在全国算是小有名气了，去年我们拿重点专科的时候是排在全国第 12 位，还算是对得起自己这些年的付出。我们取得的成绩也要感谢同行们的帮助和支持。

王颖玉：听了您的故事，我很佩服也很感动。作为一名女性，您在事业上取得了不小的成功，同时您也是一个很注重生活的人，能否从女性的角度来谈谈您的心得?

胡成平教授：作为女性，在事业上有自己的优势。可能你在努力做一件事的时候，会得到比男性更多的包容、支持和认可。在事业上，我也沾了一点点女性的光，有时候做事情照顾的不是很周到，大家也就担待了。虽然我的性格中有很多男性的一面，但是作为女性的本质不可缺少。因为我们是女人，所以千万不要失去女人的本色，不要把自己变的像个男人。我的性格很温和，和我在一起工作不会感到很大压力，所以我们科室同年资的医生之间关系都特别好。我始终坚持“用人不疑”，我非常相信我任命的学科带头人，他们也一直做得很好。

王颖玉：谢谢您的分享，那您这么多年来最感谢的人是谁呢？

胡成平教授：我最感谢我们这个团队，我的九个学术带头人。这么多年没有他们的支持，我们的团队不会有这些成绩。我也特别感谢我的老主任给我留下了这么好的队伍。

采访手记：听胡教授平静地将这么多年的工作生活经历娓娓道来时，我不禁敬佩起眼前这位身材娇小，眼含微笑的女性来了。说起科室建设，说起抗击非典，说起平常的忙碌，她自信而又坚定。胡教授的性格中既有着作为一名医生的果敢和勤劳，又有着作为一名女性的雅致与柔和。在高强度的工作中她依旧保持着对生活的热情，并将工作和生活结合得恰到好处。这不正是许许多多职业女性所追求的吗？

2013 年 6 月

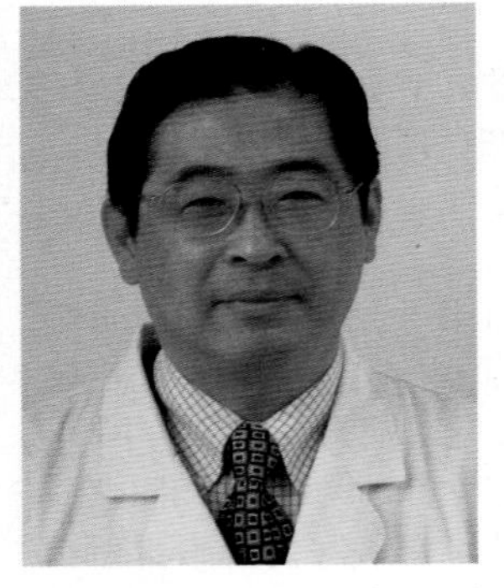

“——如果慢阻肺病人合并高血压，急性加重入院，使用激素可能就要慎重，到底全身用还是不用？可能不用比全身用更安全，疗效也相当。同样的慢阻肺病人合并骨质疏松的也很多，这部分病人在临床上容易忽略。正规的治疗应该全面进行评估。”

采访时间：2013 年 6 月 21 日
采访地点：苏州大学附属第一医院呼吸科主任办公室
被采访人：苏州大学附属第一医院　黄建安教授
采 访 者：诺华医学部　邱洁萍

黄建安，医学博士、主任医师、教授、博士研究生导师。苏州大学附属第一医院呼吸与危重症医学科主任、中华医学会呼吸分会委员和肺癌学组成员、中国支气管病及介入肺脏病学会常务委员、省呼吸分会肺癌和内镜学组组长。中华结核和呼吸杂志编委、国际呼吸杂志常务编委。2012 年领导专科获得国家临床重点专科建设项目。2013 年获得第八届中国呼吸医师奖。肺癌研究获国家基金委的连续资助，获中华医学科技二等奖在内省部级奖 7 项。

邱洁萍：您能简单介绍一下苏州大学附属第一医院呼吸科的发展历史吗？咱们呼吸科在慢阻肺治疗领域有哪些突出的成绩吗？在慢阻肺方面都做了哪些研究？

黄建安教授：我们呼吸科创立于 70 年代，当时是呼吸专业治疗组，80 年代建立呼吸科。我们在老一辈的教授带领下，在慢阻肺领域做了很多工作，在国内还是很有影响的。慢性阻塞性肺病、呼吸衰竭的基础临床研究及肺癌的早期诊断和综合治疗是我科较早开展的传统临床工作。早在 1992

年即已开展肺癌细胞的染色体检测，1994 年开展痰液癌基因与抑癌基因检测，为寻求肺癌的早期诊断以及免疫治疗做出了积极探索和深入研究。我们较早的成立了江苏省卫生厅呼吸疾病研究室，在肺心病的诊断和治疗方面做了很多的工作。慢阻肺是我们国家的常见病和多发病，在慢阻肺方面，我们的工作主要在以下几个方面。第一个是慢阻肺的规范化诊断，第二是慢阻肺的规范化治疗。我们现在也有慢阻肺亚专科的方向，有专门的门诊，在诊断和治疗方面与国内外最新的指南一致。我们在基础方面做了缺氧性肺动脉高压的研究，临床方面做了呼吸衰竭的治疗的研究，包括有创和无创通气的研究。我们也参与了一些国际多中心的研究，对掌握慢阻肺最新的进展也是很有帮助的。在临床实践中，慢阻肺占门诊和住院病人的三分之一以上。我们有专门负责慢阻肺亚专科的医生，在肺动脉高压、肺血管方面做了比较多的工作。

邱洁萍：您能就国内学会的发展历史和影响力给我们一个简单的介绍吗？作为全国呼吸学会常委，您觉得学会这个平台能够给您带来什么？

黄建安教授：我们国家呼吸科得到重视是从 2003 年传染性非典型肺炎开始。在传染性非典型肺炎诊断和治疗过程中，呼吸科医生在对呼吸衰竭的认识和治疗上发挥了强大的作用。在钟南山院士的领导下，我们学会在传染性非典型肺炎和禽流感方面都做了很多的工作，在国内影响力还是很大的。近年来，学会在刘又宁、王辰等主委的领导下，在慢阻肺防控方面做了卓有成效的工作。钟教授领导了全国慢阻肺的流调，发现 40 岁以上人群慢阻肺的发病率是 8.2%，估计有 4 千万左右的慢阻肺病人人群。流调还做了慢阻肺发病危险因素的调查，包括吸烟、生物燃料的吸入以及营养等因素。目前正在开展空气污染，也就是 PM2.5 对慢阻肺发病机制的影响。不久的将来，对于慢阻肺危险因素和发病机制的研究，可能会更加深入。同时，我们还成立了烟草控制学组，在慢阻肺控烟方面做了很多工作，同时还可以降低烟草相关的肺部疾病的发病率，比如肺癌等，使更多的人群获益。作为学会的委员，我会非常关注学会的活动。每年学会的年会都交流展示了过去一年呼吸学界取得的学术成就，也介绍了中外学术的最新进展情况，更新疾病知识，培养传授新的理念等，共同提高呼吸学界对于疾病的诊治水平。另外，还有很多专业学组的会议，更加深入的研讨专业领域的学术问题；各种继续教育的学习班，强化了科学的概念、科学的治疗。现在学会非常注重对大众知识的普及和宣传活动，在对健康教育知识的普及方面做了很多积极地推广工作。通过学会的一系列活动，我们可以和国内外顶级的专家相互沟通联络，也有了展示自我能力的平台。

邱洁萍：您能就中国慢阻肺指南的历史、角色和影响力给我们做个简单的介绍吗?

黄建安教授：谈到国内的指南，我们不得不提到国外的指南。国外的指南都是基于很多循证医学的依据之上的，组织国际上顶级专家，在对不同的文献研究以后，从循证医学级别非常高的结果中推荐给大家，使得更多的病人获益。从而使医生处理病人的过程更加规范，更加科学合理。我们国家的指南也在进一步的完善中，一方面我们要客观地看待国外的指南，另一方面，我们也有一些国内的循证医学的依据，放到我们国家自己的指南中去，甚至也添加到国际的指南中。这个说明，我们国家在慢阻肺诊治方面也是有自己的观点的。比如钟教授关于羧甲司坦预防和减少慢阻肺急性加重的研究，另外关于生物燃料的燃烧方面等在 GOLD 中也有。中国慢阻肺的指南对于基层医生诊治慢阻肺的水平还是有规范和提高作用。但是我们一般所说的基层可能就是县级医院，再往下的社区医院，我们的普及教育知识还不太够，我们现有的在对医生的培养、知识的更新方面，我们的触角伸的并不太基层，我们一直在呼吁这方面的工作，希望基层医生的教育方面能早日改善。

邱洁萍：您诊断慢阻肺时会问病人哪些问题？给病人做哪些检查？

黄建安教授：首先，我会问病人症状开始的时间，主要表现的症状是什么，症状影响生活的程度，以及并发症和吸烟情况。大家都知道，很多慢阻肺病人都有吸烟史，常见并发症包括糖尿病、高血压、肺结核等，都要问到。接下来体格检查是要详细做的，因为要做鉴别诊断。很多时候同样的症状蕴藏着不同的疾病，另外，首次诊断的时候，需要做一个影像学检查，心电图检查，肺功能检查。其中肺功能要按照指南要求来做，除了常规的通气功能，还需要做支气管舒张试验。

邱洁萍：对于难鉴别的支气管哮喘和慢阻肺病人，您在治疗上有什么侧重或者差异？

黄建安教授： 在肺功能受损的情况下，慢阻肺和支气管哮喘往往难以鉴别。这样的话，可能是支气管哮喘和慢阻肺两者重叠在一起的重叠综合征。这种情况下，也不需要再鉴别，就是按照我们常规的来治疗。这也就是原来我们说的有三个圈，一个支气管哮喘，一个慢阻肺，还有一个是慢性支气管炎，三个圈的交集。

邱洁萍：根据最新的 GOLD 指南，慢阻肺分组可以有两种不同的症状评估量表，比如 mMRC 和 CAT，这两种量表的评分结果其实并不太一致，您怎么看待这个问题？

黄建安教授： 完全可以出现结果不一致的情况。作为医生，首先要判断病人肺功能受损的程度，这个是非常重要的。另外症状多少都带有一些主观的描述在内，包括 CAT 评分，包括 mMRC 评分，没有办法去很好的确定。但是我认为肺功能，或者是急性加重需要住院的，这两个是没有办法来改变的。另外病人的咳嗽咳痰症状也是没有办法可以改变的，而其他的活动耐受力、气喘，每个人感受不一样，所以我认为两种评分量表可以互相参考一下，但是作为临床医生，也可以在临床实践中观察，哪个量表更贴近临床，哪个量表更容易被病人接受。

邱洁萍：您通常依据什么标准来选择慢阻肺治疗药物？

黄建安教授： 稳定期慢阻肺，我觉得主要还是看病人肺功能，当然也可以按照 ABCD 四格表，但是我个人更看重肺功能。因为病人肺功能差的话，对生活质量的影响也非常大。因为很多的指标都和肺功能有关系，包括运动耐力、呼吸困难等，以及急性加重以后肺功能难恢复，都是非常重要的。

邱洁萍：在诊断慢阻肺的时候您遇到的问题是什么？

黄建安教授： 诊断方面有这样几种的情况，第一：比如有些年纪轻的，40 岁以下的病人，按照 FEV_1/ FVC 小于 70%的标准，可能会有争议，存在一部分诊断不出的情况。而对于高龄的病人，可能会出现过度诊断的情况，这些标准在特殊情况下，还是需要医生灵活看待。第二：慢阻肺存在表型的情况，在我们按照四格表来治疗时，会出现有的病人可能一年中都没有急性加重，而有些病人可能一年出现很多次急性加重。为什么同样的肺功能情况下，有的病人急性加重多，有的病人急性加重少？对于急性加重次数多的病人需要积极治疗，那么对急性加重次数少的病人是否也需要这样治疗？我觉得这两种情况需要甄别开来，这个问题还没有很好解决。第三：慢阻肺病人有的以肺气肿为主，有的以咳嗽咳痰为主，也就是肺气肿型和支气管炎型，这两种病人的治疗可能有不同，全部用统一的标准来治疗可能并不合适，是不是诊断上也需要分开，为什么会出现不同的类型？这方面需要做更多的工作。

邱洁萍：您在访谈中提到慢阻肺的两种表型，肺气肿型和支气管炎型这两种病人的治疗可能会有不同，能详细谈谈吗？

黄建安教授：这个也是老的问题再重新拿出来。在临床中我们确实也看到，有些病人主要是反复感染、年纪偏轻，很早就出现呼衰等等，这一类的病人我们遇到的比较少。绝大多数慢阻肺病人是以胸闷气急为主，肺功能下降后出现肺气肿为主的表型。也就是支气管炎型的病人相对少一点。以前会看到五十岁多一点，有心功能不全、呼吸衰竭，没多久这些病人可能就会死亡。现在这类病人相对少一点。治疗上这两种病人确实不太一样。对于以肺气肿、呼吸困难为主的病人，扩张气道治疗、锻炼、预防急性加重等对病人的预后、改善生活质量都会比较好。而支气管炎型的病人，主要是心功能不全为主，治疗方面要减少急性加重的原因，比如感染等，长期家庭氧疗对这类病人可能更为重要。

邱洁萍：您接诊的慢阻肺病人，最主要的症状是什么？

黄建安教授：活动后呼吸困难。

邱洁萍：您提到慢阻肺病人是活动后呼吸困难，那么运动肺功能检测是不是相对肺通气功能更有优势？

黄建安教授：如果要了解肺功能的储备，可能使用运动肺功能更好一点。我们国内开展运动肺功能的单位并不是很多，我们现在也在观察病人运动过程中的潮气量和功能残气量情况。可能慢阻肺病人的潮气量不下降，但是功能残气量会上升，很快出现明显的呼吸困难症状。当运动量达到一定程度，可能症状就会出现，肺内的气体陷闭也会出现。运动肺功能可在病人没有完全出现症状时，观察一下运动储备情况。运动肺功能对慢阻肺病人来说有临床价值，但是需要更多的资料来支持。

邱洁萍：病人的晨起症状是怎么样的？

黄建安教授：慢阻肺的病人和支气管哮喘的病人不同。慢阻肺病人如果是以支气管炎型为主，晨起咳嗽咳痰比较多，晚上临睡前痰多，活动后出现胸闷气急，静息休息后好转。但是肺功能与支气管哮喘的病人不一样，会出现 24 小时很明显的变异。

邱洁萍：呼吸困难是慢阻肺就诊的主要原因吗？您针对呼吸困难会采取什么治疗方案？

黄建安教授：呼吸困难是慢阻肺就诊的主要原因。主要是病人出现肺功能下降，残气增加，深吸气量减少，气体在肺内的陷闭增加，这样的话，病人一活动就会出现胸闷气急。对于病人呼吸困难的治疗，还是根据指南，看病人肺功能情况，参考四格表分组，比如病人是 C 组和 D 组，就需要联合 ICS 治疗，如果是 A 组或者 B 组，就选择 LABA 等支气管舒张剂治疗。

邱洁萍：那就您所知，三级及以下医院对慢阻肺都是如何治疗的？通常什么情况下病人会进行转诊？

黄建安教授：最近几年来，医疗单位都比较注重肺功能检查，对慢阻肺的诊断得到了很大的改善。二级医院在经过学术的交流推广后，医生的治疗还是比较规范的。但是，在鉴别诊断方面，可能需要适当加强，转诊的病人往往都已经出现合并症，也可能有的病人根本就不是慢阻肺，当然这种情况很少。转诊的原因可能是病人症状不能控制，出现急性加重，严重并发症或者诊断不明确等。

邱洁萍：肺功能检查对于慢阻肺的诊断是必须的吗？在慢阻肺稳定期还有哪些检查是必须的？

黄建安教授：肺功能检查对于慢阻肺诊断是必须的，初诊的慢阻肺病人都要做肺功能检查。稳定期的病人每年一次 X 线检查还是需要的，或者低剂量 CT 检查，尤其是对有吸烟等高危因素的人群。

邱洁萍：您认为对于慢阻肺稳定期的病人多长时间做一次肺功能较合适？

黄建安教授：稳定期的病人，我们希望可以到门诊定期随访，参加我们举行的一年两次的健康教育，来得时候我们会给病人进行免费肺功能测试。从医生的角度讲，慢阻肺病人应该一年做两次的肺功能检查，但是这些病人都做不到。

邱洁萍：您一般在诊治慢阻肺病人时，会观察多久才考虑病人疗效欠佳？

黄建安教授：我一般会观察半个月就让病人随访。随访的时候我会让病人把药带来，看看病人有没有按照正确的方法使用，有没有偷工减料，是否还在吸烟等。如果病人按时来随访，说明病人治疗的信心足，信任医生，如果病人没有来，可能疗效上面会有折扣。我一般开始不会联合治疗，会先用一个药。这个会根据病人的肺功能情况，如果选择联合用药，一般就是 ICS+LABA。如果 2 周治疗病人没有明显改善，可能需要调整治疗。我们国内的病人和国外不同，可能一周疗效不好，就会去换医生。

邱洁萍：根据您的经验，慢阻肺病人合并有高血压、糖尿病、骨质疏松等的大致比例是多少？这些合并症对于您选择治疗方案有什么影响？

黄建安教授： 在慢阻肺的急性加重期，基本上都有一两个这样的合并症。如果慢阻肺病人合并高血压，急性加重入院，使用激素可能就要慎重，到底全身用还是不用？可能不用比全身用更安全，疗效也相当。同样的，慢阻肺病人合并骨质疏松的也很多，这部分病人在临床上容易忽略。正规的治疗应该全面进行评估，但是很多病人不能接受这点，超越了肺部的检查，给病人进行骨扫描，可能病人就不太理解。吸入大剂量的 ICS+LABA 以后，会不会影响骨密度，这方面的文献在 GOLD 指南中提到的大概只有 9 篇。这方面的研究纳入的比较少，但是还是应该重视。

邱洁萍：您怎么定义慢阻肺急性加重？急性加重的典型症状是什么？

黄建安教授： 我们按照指南的标准，症状超出日常症状，需要求助医生，在治疗上需要改变常规治疗的，那就考虑急性加重。事实上，病人如主动到医院来就诊，90%以上都是出现急性加重。病人出现咳嗽咳痰增加，胸闷气急加重，痰量增多，或者痰色变黄，或者开始以为是感冒，过了几天喘了，都是急性加重。刚开始的时候病人依从性都很好，但是过了三四个月，病人症状稳定了，他可能直接到普通门诊开药，并不一定到专家门诊来。

邱洁萍：慢阻肺急性加重的危险因素是什么？您是怎么治疗急性加重的？

黄建安教授： 最常见的是感染，其中细菌感染最多，其次是病毒感染，另外，我们国内还有空气污染。治疗方面要看的，如果病人存在感染，要抗感染治疗，同时也要用支气管舒张剂，可以缓解呼吸困难的症状。如果病人不是感染引起的，就不一定需要抗感染治疗，但要用支气管舒张剂治疗，另外还要排痰等。

邱洁萍：慢阻肺病人每次急性加重的花费大致是多少？有多少病人是没有任何形式的医保的？医疗保险的形式是否影响治疗策略？

黄建安教授：这个花费要看病人的轻重程度。一次感染引起的急性加重，如果很重的话，入住ICU，可能要6~7万。如果很轻的急性加重，可能几百块处理就好转了。大部分慢阻肺病人都有医保。病人有没有医保对我们的治疗策略是没有很大影响的，当然如果病人实在不具备经济条件，也需要符合我们国家的国情，能够使用替代药物治疗也是可以的。

邱洁萍：长效支气管舒张剂在慢阻肺维持治疗中的地位如何？您最常用的长效支气管舒张剂是哪一类？

黄建安教授：长效支气管舒张剂是慢阻肺维持治疗的基石。目前长效支气管舒张剂中LABA单药临床用得较少。我们对病人的期望和用药的效果还是有一定差距，尤其是慢阻肺到了肺功能Ⅳ级的时候。慢阻肺起病隐匿，一旦出现症状，可能肺功能已经到了Ⅲ级。如果慢阻肺病人肺功能到了Ⅲ级，肺功能已经丢掉一半以上。病人来求医，都是希望肺功能得到恢复，病人以为慢阻肺和支气管哮喘都是喘病，支气管哮喘一用药效果很好，慢阻肺可能花费了很多，症状还是存在。病人对于疾病没有很好的认识，在健康教育、知识的普及方面，可能病人还是没有真正接受。一些经济条件不是很富裕的病人受到的社会、家庭的重视度也少。这些病人的投入可能和获益是不成正比的，可能花了很多钱，肺功能还是一直下降。

邱洁萍：LABA在慢阻肺维持治疗中的地位如何？什么样的病人使用您会有些顾虑？

黄建安教授：单药LABA在慢阻肺维持治疗中也有一席之地。我们医院现在没有单药LABA，我以前使用过的奥克斯都保（富马酸福莫特罗粉吸入剂），但是很快就没有药了，印象不深。单药LABA使用于慢阻肺没有什么顾虑，心血管安全性还可以。我会在Ⅱ级慢阻肺病人上使用LABA治疗。

邱洁萍：您更加认可 LABA 联合 ICS 的疗效还是 LABA 联合 LAMA 的疗效？您认为 LABA 联合 LAMA，作用是相加还是协同？

黄建安教授：我认为 LABA 联合 LAMA 是值得关注的。我会把这种联合制剂用于有呼吸困难症状的病人，Ⅲ级的慢阻肺中。LABA 联合 LAMA 治疗，使用方面没有太大的顾虑，就是前面提到的青光眼和前列腺问题。我觉得 ICS+LAMA+LABA 是黄金搭档，三驾马车更值得关注。现在临床上实际上已经使用很多三药联合治疗了。我认为 LABA+LAMA 这两个药联合作用是协同，就是 1+1 大于 2。但是我觉得我们可以做得更主动，在病人肺功能已经不可逆了，再给病人用药很被动。如果有一些新药在慢阻肺刚刚启动的时候阻断，这才是上策。

邱洁萍：您提到 LABA+ICS+LAMA 是黄金搭档，请问什么情况下您会考虑 LABA+ICS+LAMA 三药联合治疗慢阻肺？您在使用 ICS+LABA 联合制剂的时候，会担心 ICS 的副作用吗？

黄建安教授：CD 组我会三药联合治疗。ICS 的副作用一直是我们担心的，但是我们也没有那么多精力和经济的支持来做临床研究。很多文献都说 ICS 长期使用没有关系，但是我们临床观察中发现还是有关系的。至少有文献证实，长期使用 ICS 的病人发生肺炎的比率增高，另外会不会引起真菌的感染，也是我们担心的问题。因为局部的真菌感染超过对照组，那深部的真菌感染没有吗？当然我没有看到这方面的文献。中国人应该要进行好好的认证，大家都没有依据，为什么沙美特罗替卡松气雾剂（舒利迭）要使用 50/500，而美国人使用 50/250 就够了嘛。

邱洁萍：LAMA 在慢阻肺维持治疗中的地位如何？您一般会在什么样的病人中使用 LAMA？什么样的病人使用您会有些顾虑？

黄建安教授：LAMA 的治疗地位我觉得更重要，我把它放在第一位。我会在Ⅲ级慢阻肺病人中使用 LAMA 治疗。如果病人有前列腺增生或者青光眼，我使用会有顾虑，尤其是青光眼，我比较小心。前列腺增生的病人，要看具体情况，我以前使用 SAMA 异丙托溴铵时出现过副作用。我使用的 LAMA 噻托溴铵（思力华）时，有部分病人反馈不错。我觉得 LAMA

对咳嗽咳痰为主的病人疗效稍微差一些，对以胸闷气急、呼吸困难症状为主的肺气肿病人效果好一些。这两种病人之间疗效还是有差异的。最近在做诺华的格隆溴铵的研究。

邱洁萍：LABA 和 ICS 联合治疗在慢阻肺维持治疗中的地位如何？什么样的病人使用您会有些顾虑？

黄建安教授：因为有 TORCH 研究，我对 LABA 联合 ICS 治疗慢阻肺还是很认可的。这种联合治疗我会用于Ⅲ级和Ⅳ级的病人。现在有研究表明，在Ⅱ级慢阻肺病人中使用联合治疗可以延缓肺功能下降速率，所以在有症状的Ⅱ级病人中，我会考虑联合 ICS 治疗。LABA 联合 ICS 治疗，使用方面没有什么顾虑。舒利迭和布地奈德福莫特罗粉吸入剂（信必可），这两个药我都使用，病人反馈还可以。

邱洁萍：您认为哪种试验类型比较有意义？

黄建安教授：我认为 RCT 研究更科学，我们不光参加慢阻肺研究，肿瘤、抗生素和支气管哮喘病人的研究，我们都在做。

邱洁萍：您参加过观察性研究吗？您对真实世界的研究怎么看？您认为观察性研究能不能反映临床的实际情况？

黄建安教授：我参加过支气管哮喘观察性的研究。可能观察性研究能更好的反映临床的实际情况。但是观察性研究可能在科学性方面差一点，因为没有严格的设计对照，另外不排除厂家的行为对研究的影响。

邱洁萍：您能给我讲一个您印象比较深的病人的故事吗？

黄建安教授：十年前有个病人到我这里来诊治，他来的时候已经是慢阻肺重度了，当时还没有四格表。这个病人是离休干部，比较幸运的是不存在治疗费用的问题。我觉得他应该使用 LAMA+ICS+LABA 治疗。尽管，这三驾马车联合治疗效果究竟如何，还不能得出很普遍的结论。但是这个病人原来不能外出，经过治疗后，可以出去旅游，也可以去海南。到现在

为止，他的生活质量还是不错的。因为我们知道，慢阻肺病人在十年以后，肺功能每年都丢失 40ml 左右的肺活量。这样的话，他应该出现明显的胸闷气急症状。但是这个病人经过治疗，十年间住院两次，都是合并比较轻的肺炎住院。病人的生活质量得到很大的提高。所以对于慢阻肺病人来说，如果他能够按照医生的建议治疗，依从性非常好，并且能够戒烟，还是可以延缓病人病情的恶化。十年前这个病人的肺功能达到慢阻肺 Ⅲ 级，现在肺功能还是Ⅲ级水平。当然，对于我们很多门诊的病人来说，不一定有良好的经济条件来治疗。

采访手记：这次访谈进行的异常顺利。之前我只是在全国的学术会议上聆听过黄建安教授的讲课，并没有因为工作的关系专程到苏州去拜访过他。在流火的七月，我怀着惴惴不安的心情到苏州去预约访谈，没想到黄教授非常爽快的答应了，并且在当天下午就抽时间完成了访谈。因为时间关系，访谈结束的时候，我还感觉意犹未尽，真的是一次非常美好的工作经历。访谈中，黄教授对社区医生教育的呼吁，以及对慢阻肺诊断的一些看法，都给我留下了深刻的印象。期间，黄教授两次递水给我，令我非常感动，一个在全国有很大影响力的教授，能够在面对药企一般的工作人员的时候，如此谦让和友善，也是非常难得和值得尊重的。

2013 年 6 月

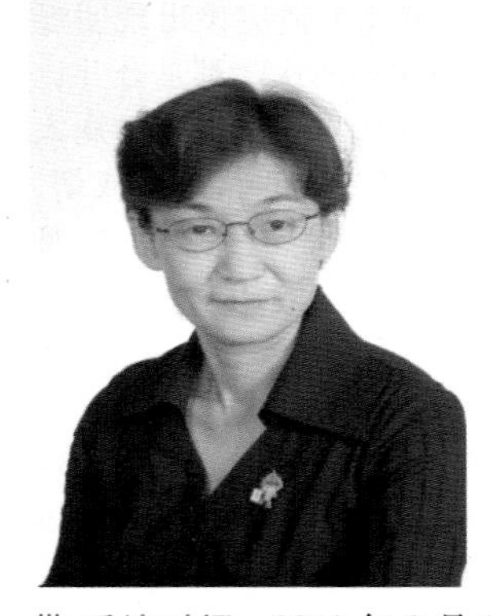

“——慢阻肺呼吸困难的治疗，是慢阻肺治疗的一个重要组成部分，也是病人的刚性需求。但 GOLD 至今没有给出具体的指导性意见，还需进一步深入研究，为慢阻肺呼吸困难治疗指南的制定提供依据，推动慢阻肺治疗的进步。”

采访时间：2013 年 8 月 2 日

采访地点：北京协和医院老楼办公室

访谈对象：北京协和医院　韩江娜教授

访 谈 人：诺华医学部　戴　璐

韩江娜，1959 年 6 月出生，1983 年本科毕业于新疆医科大学，1983 年至 1990 年于新疆医学院第一附属医院工作，1990 年至 1995 年于比利时天主教鲁汶大学，获博士学位。1996 年学成回国于北京协和医院工作，一直从事呼吸内科临床，科研及教学工作。现系北京协和医院呼吸内科教授，研究员，主任医师，博士研究生导师。

戴璐：您一年前提出的医生与制药企业应该合作继而双赢造福病人的话题，我很感兴趣，能具体谈谈吗?

韩江娜教授：那我们先来谈谈合作方式。我认为，医生应该积极参与新药研发的整个过程。新药进入临床使用，它不单单是一个新的化合物，或是获得了某些疾病适应症的化合物，往往带来的是一个全新的治疗理念，比如，慢阻肺的一个新支气管舒张剂的问世，如仅能改善 FEV_1 是不够的，还能改善呼吸困难或是降低慢阻肺急性加重，就会带来治疗上的进步且使病人受益。新的支气管舒张剂，如果在以病人为中心的预后指标方

面没有突破，就不可能拥有广大的病人群。

接下来再说说什么时候合作。实际上，在Ⅱ期临床试验就应该介入。为什么谈这一点，因为我曾经参加过一个新药Ⅱ期临床试验包括方案的设计，4年的时间把这个研究完成后，又继续参与了Ⅲ期临床试验方案的制定。整个过程下来，我体会到Ⅱ期临床试验比Ⅲ期临床试验更加重要，更具挑战性。因为，Ⅱ期临床试验是针对剂量和终点指标的选择，终点指标的设定需要医生的积极参与，提出临床病人的需求来指导研究方案的制定。在Ⅱ期临床试验中，剂量及终点指标上有所突破的话，带来的则是全新的治疗理念。

戴璐：您刚刚提到的Ⅱ、Ⅲ期临床试验都是上市前临床试验，那上市后临床试验呢？

韩江娜教授：你别着急，我正要说到这。除此之外，广大的临床医生不要仅满足于参加上市前临床试验，还应积极参与上市后临床试验。因为，Ⅱ、Ⅲ期临床试验的入选和排除标准，决定了病人的一致性，一个模样的病人都进来了。但到了临床实践中，一个实际的医疗环境，临床医生面临的病人又是异质性的各种各样的病人，所以上市后临床试验也非常重要。我们每个临床医生在接触新药物时候，要观察它的不良反应。Ⅳ期完成以后，药物研究并没有结束，我们看到一些药物上市后多年，又被踢回去。所以，医生仅有临床背景是不够的，还要有基础的科研训练，有助于发现临床需求，总结上市后药物疗效特点、用药经验、药物的不良反应。这些问题，仅仅靠制药企业是难以完成的，很大程度上要依赖医生，因此，医生与药企的合作有助于新药研发和临床治疗学的进步。

戴璐：前不久，您第一次和我提起医生应该积极参与新药研发的整个过程时，我就一直在思考，我们应该做些什么，使得中国医生和专家在新药研发过程中发挥更大的作用？

韩江娜教授：过去的10年里，中国实际上承担了许多新药研发的国际多中心随机对照研究（randomized controlled trial，RCT），已经培养了一批优秀的中国医生，在临床试验操作层面积累了丰富的经验。然而，中国医生如果有机会在更早的一个时期参与国际多中心随机对照研究，比如Ⅱ

期临床研究，就可以把中国病人的特殊性带入临床研究中，比如种族差异、医疗服务区域性不同，使新的化合物在Ⅱ、Ⅲ期临床研究中，提前考虑到中国的因素。这样，国际多中心研究才能更加体现国际化。从另一角度看，早期参与，将有助于提高中国自主药物研发的能力。

戴璐：在参与国际多中心新药研发方面，其他国家有没有这方面的经验可供我们借鉴？

韩江娜教授：曾经读过一篇关于日本对国际多中心临床试验的基本监管理念的文章，建议早期参加国际多中心临床试验，进而推进日本的药物研发，这对于提高药物治疗水平和提高公共卫生事业具有重大作用。Ⅰ期临床试验要求国际多中心临床试验中使用的用法用量，在日本人中的安全性方面是否存在种族问题，预先必须进行确认；Ⅱ期临床试验，为了保证在日本和国外同时间注册，应在剂量探索阶段入组日本病人，在开发早期确定民族间用量差异，之后再进行验证性试验的策划；药物Ⅲ期临床试验数据出来的时候，日本往往总结本土的数据，有时把亚洲其他国家数据也一并总结，从亚洲的角度加以分析。

戴璐：您是否代表中国参与过新药的国际性研讨，有些什么感受能与我们分享？

韩江娜教授：不久前，我去法兰克福参加关于慢阻肺急性加重的新药Ⅱ期临床研究方案讨论会。共 10 个专家参会，4 个来自欧洲，4 个来自美国，2 个来自中国。我意识到，欧美学者对中国的医疗实践知之甚少，我们的主要任务是把中国不同于欧美的实际情况告诉大家，希望在临床试验设计中，一定要把中国的因素考虑进去。欧美的专家表示，有众多人口的中国参与的临床研究将会为新药研发提供更多的信息，非常欢迎中国研究团队的加入。所以，在今后的合作中，应该往这个方向发展。另一方面，跨国企业新药研发聘请的欧美学者，具有很高的学术境界，他们的敬业精神、科学精神，都让我获益良多。如果我们多走出去，多一些国际交流，不仅让世界听到中国的声音，对我们自身也是提高。这就不止是双赢了，你说呢？

戴璐：大家都知道，您是研究慢阻肺呼吸困难方面的专家，能不能向我们介绍一下您在这个领域的研究计划？

韩江娜教授：呼吸困难是慢阻肺病人的最常见症状，也是病人最痛苦的症状。直到2011年GOLD再版，才确定了慢阻肺呼吸困难的地位。这个领域有许多工作需要我们去做。初步的想法是，从慢阻肺呼吸困难着手，分析总结新老药物治疗慢阻肺呼吸困难的疗效。

戴璐：您是什么时候开始研究呼吸困难的？又是什么时候开始研究慢阻肺呼吸困难的？

韩江娜教授：1992年，在鲁汶大学期间研究呼吸困难与精神焦虑和抑郁的关系，回国后，研究哮喘病人的呼吸困难，慢阻肺呼吸困难是近年来研究的。其实，不是个人的选择，有什么临床需求，就做什么。

戴璐：慢阻肺是一个全球健康性问题。1998年，美国国立心肺和血液研究所、美国国立卫生研究院（NIH）和世界卫生组织（WHO）联合发起成立GOLD。自2001年GOLD公布慢阻肺诊断和处理的战略性文件以来，不断进行更新和修订，2013年2月，GOLD官网又发布了最新修订版本。您认为GOLD这份权威性的文件对呼吸困难的观点正确吗？

韩江娜教授：2011版之前的GOLD，用FEV_1贯穿诊断和治疗核心，指导临床医生用FEV_1来诊断，用FEV_1来进行慢阻肺严重程度评估，治疗也是针对FEV_1进行的。FEV_1是慢阻肺的病理生理特点之一，不是慢阻肺的全部，它具有进行性下降的特点，可逆性有限。走了很多年，走不下去了。不得已又回过头来，重新认识以病人为中心的预后指标，其中一项重要的指标就是呼吸困难。

临床上，慢阻肺病人从来不关心自己的FEV_1，病人来院就诊，大多因为呼吸困难或者频繁住院，呼吸困难是病人的最主要症状。2011版之前的GOLD在病人需求和医疗服务方面脱轨，出现了所谓的“双轨症”。而2011版GOLD做了很大的更新。评估方法的改变，使得治疗目标更加贴近病人需求。虽然用于评估的4格表存在很大争议，但大方向是正确的。一是要对病人的呼吸困难进行测评，并且对其进行治疗；第二个是降低疾病的风险，也就是慢阻肺急性加重风险。直到 2013 年更新版的 GOLD，呼吸困难怎么治？药物如何选择？没有一个明确的指导性意见。我们知道，支气管舒张剂比吸入性糖皮质激素（inhaled corticosteroids，ICS）在治疗呼吸困难上具有优势，早在 2000 版呼吸困难专著上 Mahler 教授的综述中阐明了这个观点。但问题是，诸多支气管舒张剂，首选哪一个？次选哪一个？对呼吸困难治疗疗效如何，尚不清楚。迄今为止，慢阻肺呼吸困难是非常紧迫的 unmet needs（未满足的治疗需求），需要大量研究来填充空白。随着慢阻肺治疗的进步，新药的推出，这些药物对症状学改善如何，联合治疗效果如何？GOLD 并没有做出推荐，是因为没有充分的证据供 GOLD 专家做出推荐。所以，我很希望在这方面做点工作。

戴璐：临床上慢阻肺病人的呼吸困难是一个重要症状，但为什么在这方面的研究至今没有突破性的进展?

韩江娜教授：至今，呼吸困难治疗一直没有受到应有的重视，呼吸困难的治疗学也没有突破性进展。迄今为止，还没有一个制药企业的 RCT 研究，愿意以呼吸困难作为主要终点指标。这不是制药企业的错误，我认为与美国食品药品监督局（FDA）的导向有很大关系。FDA 批准一个新药时，把治疗慢阻肺药物归为两大类，一类是支气管舒张剂，另一类是非支气管舒张剂。FDA 对支气管舒张剂有明确的预后指标要求，即 FEV_1。而非支气管舒张剂预后指标怎么选，FDA 也没有建议。人们在研究非支气管舒张剂时，也常用 FEV_1 作为主要终点指标，新的预后指标设为次要终点指标，送到 FDA 审批。如果疗效好，FDA 会接受，如果问 FDA 的建议，他们会说你们继续研究。没人敢拿呼吸困难的指标冒险送到 FDA 去，人们（包括 FDA）还没有从肺功能“阴影”中走出来，认为呼吸困难是一个主观的指标，而不是一个客观的指标。

目前，关于慢阻肺呼吸困难研究的人员少，投入精力少，研究滞后，其实呼吸困难的研究非常有意义，是需要大量投入的。

戴璐：相对于呼吸困难，其他慢阻肺的评估指标研究进展如何呢?

韩江娜教授：慢阻肺急性加重是以急性加重事件作为测量指标的，也是一个相对主观的指标。与呼吸困难的研究对比，急性加重却有了长足进步。我们可以看到一些关于急性加重的研究，比如慢阻肺新药，罗氟司特就以急性加重事件作为主要终点指标，再比如，马来酸茚达特罗吸入粉雾剂（茚达特罗）作为一个支气管舒张剂，虽然以 FEV_1 作为主要终点指标，但设计急性加重事件为关键次要终点，整个试验终点有了很好的平衡。

戴璐：呼吸困难这个领域很大，您已在其中做了很多工作，今后您想做的事情一定更多，能谈一谈具体的计划吗？

韩江娜教授：前不久，银川慢阻肺学组会议上，我作了关于慢阻肺呼吸困难的专题发言。讨论时，慢阻肺学组组长认为呼吸困难这个领域太辽阔了，有牵头学组去做的愿望。

钟教授推荐了一个课题，还没有批下来。我们想为中国广大医生制定出一个呼吸困难的诊疗指南。目前，全球都没有这样的指南。如果有了指南，病人到了任何一家医院就诊，呼吸困难的诊疗水平都是一样高，以解决病人集中在大医院看病的诸多困难。呼吸困难指南比咳嗽指南复杂，全身各个器官生了病，只要影响到呼吸周期，都会出现呼吸困难。北京协和医院呼吸科诊治了许多病例，积累了一些临床经验。申请项目，是想通过研究把过去的诊疗经验进行验证。比如说，病人属于哪一类的呼吸困难，症状学特征，体格检查、实验室检查需要查什么。

戴璐：从呼吸困难的症状学特征就可以将疾病加以部分区分，接下来的检查不是更容易了吗？

韩江娜教授：是的，不同疾病（或者病理生理）造成的呼吸困难，有其独特的症状学特点，反映在病人对其描述语上。医生问诊时，要有针对性地询问。正确问诊是诊断鉴别诊断的第一步，也是最关键的一步，为诊断提供了最重要的线索。第二步是体格检查。呼吸困难的体格检查，重点的是查什么？阳性体征的临床意义？体格检查做的好，可以进一步缩小鉴别诊断的范围。比如说，听到了双肺的湿啰音，心脏奔马律，就会指向心力衰竭。临床经验和文献的结合，其实是需要前瞻性临床验证的，如能验证成功，就能有一个很好的诊疗路径。

第三步是实验室检查，也是难点所在，因为症状学和体格检查进展相对较少，实验室检查更新很快。比如，诊断心力衰竭，过去是依靠超声心动图，现在有了 B 型脑钠肽检查。

戴璐：不只是病人盼望能从呼吸困难中解脱出来，医生也希望知道哪些是有效的治疗药物吧？

韩江娜教授： 如果只是研究机制，而呼吸困难治疗学没有进步，病人最终没有从研究中获益，这个领域是难以推动的。我们合作完成的那篇关于茚达特罗治疗慢阻肺呼吸困难的荟萃分析，发表过程顺利，编辑部发来 email 告知发表 4 个月的文章点击率达到 1650 次，说明医生急需这方面的证据。当然，还有其他十多个支气管舒张剂，不同支气管舒张剂在治疗慢阻肺呼吸困难方面有何不同？医生们需要这方面的证据。这些新老药物在研发时多用肺功能检查来做终点指标的，肺功能改善几十毫升的差别，病人难以感受明显获益。如果支气管舒张剂改善呼吸困难，对慢阻肺病人来说，会更直接，更有意义。

戴璐：我们正在开展一项“中国慢性阻塞性肺疾病的维持治疗的管理现状——多中心、前瞻性、为期一年的慢阻肺长效支气管舒张剂等综合治疗研究”(INTACT)。这项多中心、前瞻性研究将在全国 200 家医院进行，共入组逾 10000 名慢阻肺病人，随访 1 年。项目设计不干预病人治疗药物的选择和更换，只是记录并分析影响治疗决策的各种因素，各种已经上市的长效支气管舒张剂在临床应用中的疗效、安全性，以及疾病的经济负担等。您当时也参与了方案的设计，对 INTACT 研究有什么期待？

韩江娜教授： 慢阻肺在我国人口致死病因中高居第四位，患病率和病死率呈上升趋势，带来严重的社会和经济负担。目前，我国还缺乏慢阻肺管理的基本数据，比如，慢阻肺的临床诊疗是否遵循 GOLD，治疗药物如何选择，更改治疗方案的原因与依据。此外，慢阻肺病人多为老年人，通常合并许多其他疾病，如心血管疾病，糖尿病等等。合并症的存在是否增加慢阻肺急性加重风险？多种药物联合使用是否影响慢阻肺治疗疗效？这些重要临床问题需要设计科学的实况性研究来回答。中国有广大的病人，在实况性研究方面有很好的条件。中国慢阻肺维持治疗的管理现状——多中心、前瞻性、为期一年的慢阻肺长效支气管舒张剂等综合治疗研究，开了一个很好的先河。

正因为上述目的，设计 INTACT 研究时，没有对受试者入选进行过多限制，使临床上具有异质性的慢阻肺病人能够入组。其次，在治疗药物选择和更改方面没有进行干预，只是客观记录医生根据病人实际情况所选择的治疗方案，观察其有效性和安全性。有效性与药效不同。随机对照试验（RCT）研究得到的是药效，而转化到病人身上的有效性，需要实况性研究证实。再次，在观察指标的设定上，参考了新版的 GOLD 指南，把改善症状和降低未来风险作为治疗目标，客观记录长效支气管舒张剂治疗后肺功能、症状、生活质量、急性加重事件的变化。此外，还观察了治疗药物选择的依据，更改治疗方案的原因，以及疾病经济负担。

总之，INTACT 研究是一项非常有意义的探索，该项目的顺利实施为将来在中国开展慢阻肺实况性研究奠定了基础。

采访手记：感谢公司给我机会能对韩江娜教授进行访谈，因为每次与韩教授交谈，不论长短，总有收获，总有启示，无论是专业知识还是做人的道理，总会引起我的深思。韩教授是那样的心态平和，那样的平易近人，但是每当谈到慢阻肺呼吸困难研究及治疗的话题时，她的眼睛里闪着光芒，话语滔滔不绝，热情似火。确实，人只有在强烈热爱自己的工作时，才能持续地追求和创造。谈及困难与挫折时，她总是一笑置之，让我感受到她骨子里的那份坚强不屈的个性和积极开朗的心态。从韩教授那里，我体会到专家学者的人格魅力，由衷地尊重和敬佩这位谦逊的学者。

2013 年 8 月

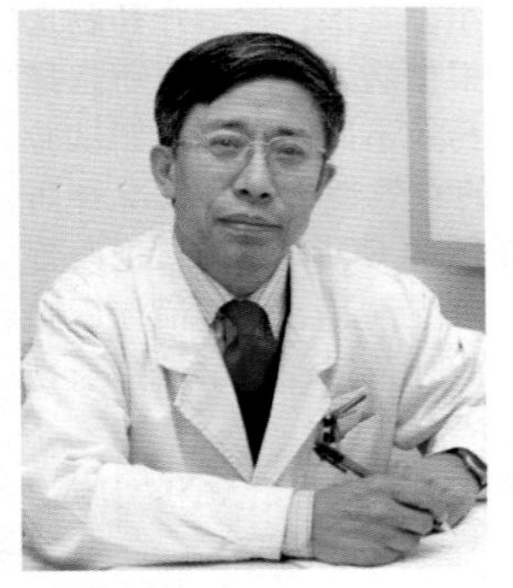

“——重度慢阻肺病人需要长期吸入糖皮质激素，可能导致结核活动，这在中国更有特殊意义，需要做更细致的工作，这不是丢人。这对发展中国家有重要指导意义，比如说印度，因为他们的结核比我们还多。”

采访时间：2013 年 6 月 17 日

采访地点：北京大学人民医院办公室

被采访人：北京大学人民医院　何权瀛教授

采 访 者：诺华医学部　崔璨婵

何权瀛，男，1944 年生。1970 年毕业于北京医学院医疗系，1982 年于北京医科大学第一医院研究生毕业并获得硕士学位，1992 年曾赴日本自治医科大学呼吸科学习。后担任北京大学人民医院呼吸科主任，主任医师，博士生导师。现任中华医学会呼吸病学分会常务委员、睡眠学组组长、北京医师协会呼吸专业委员会主任委员、中华医学会北京分会呼吸病专业委员会副主任委员、中国医师协会呼吸医师分会顾问、美国 ACCP 资深会员，中华结核和呼吸杂志等 6 种杂志的副主编，中国实用内科杂志等 17 种杂志的常务编委和编委。

在国内率先开展支气管哮喘病人系统教育管理工作，形成一套行之有效的支气管哮喘病人教育管理模式；主持制定了我国第一部 OSAHS（阻塞性睡眠呼吸暂停低通气综合征）诊疗指南。先后获得国家自然科学基金资助 4 项，卫生部科研基金 3 项，高等学校博士点专项科研基金 1 项，其他项目 2 项。发表论文 500 多篇，主编书籍 12 部，副主编 5 部，参编 31 部。获得中华医学会科技三等奖、教育部提名国家科学进步二等奖各一项，中华预防医学会科学技术奖一项。

崔璨婵：您从事呼吸专业有多长时间了？

何权瀛教授：我大学毕业后分派到甘肃省武威县医院，当时我们所在的科室兼管内科、传染科和儿科病人，我可以说是一个地道的全科医生或者基层的医生，我们在甘肃的时候基本上没有什么医学杂志，也看不到什么医学专业的资料。1979 年我考研究生后回到北大医院呼吸科时才开始侧重于呼吸专业。我的导师是穆魁津教授，1979～1982 年我读研究生的课程是小气道功能异常的病理学基础及两者之间的关系，这也是我比较感兴趣的课题，1982 年毕业后留在北大医院呼吸科，一直从住院医师到主治医师，1985 年调到人民医院一直到现在。

崔璨婵：在您的求学或职业发展中，对您影响最大的人和事有哪些？

何权瀛教授：做研究生课题时我的导师穆魁津教授对我的影响比较大，更重要的是他的为人。即使后来我离开北大医院，我们一直都保持联系，差不多每周都会去看他，直到 1997 年穆老去世，18 年的相处，我们亲如父子。

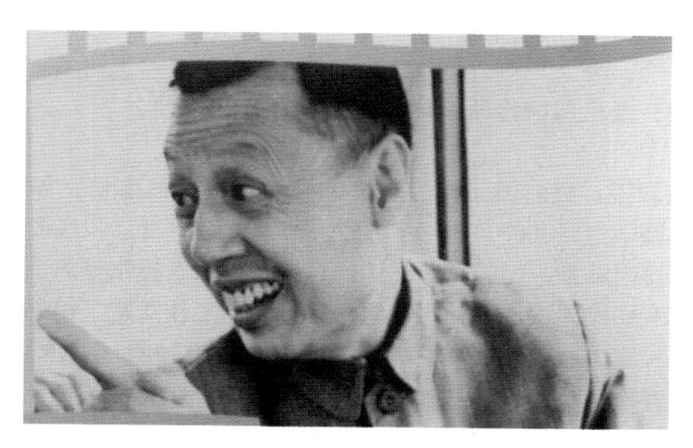

▲ 恩师穆魁津教授

崔璨婵：可以谈谈这么多年您在慢阻肺领域做出的成绩么？

何权瀛教授：研究方面，我们做了慢阻肺发病易感性研究，如肺的发育与慢阻肺易感性关系的研究，研究结果显示出生低体重儿童出生时即存在肺脏发育不良，成年后肺脏将达不到预期的发育水平，可能为慢阻肺的易患人群。2004 年我们通过动物试验也证实了出生低体重可以影响肺脏发育。此外还研究过儿童时期下呼吸道感染于成年后发生慢阻肺的关系，后来还做了慢阻肺发生遗传因素的研究，题目为“从遗传对呼吸驱动的影响探讨慢阻肺呼吸衰竭病人 CO_2 潴留的发生机制”“对慢阻肺 CO_2 潴留病人呼吸驱动的遗传研究”结果显示遗传因素在低氧呼吸驱动中起重要作用，导致低氧致呼吸驱动降低的候选基因与微卫星位点 D6S276 紧密连锁，初步定位于第六号染色体短臂上。我们还进行了慢阻肺基因多态性与慢阻肺易感性关系的研究。后来我们主要关注慢阻肺的早期诊断和长期教育危机干预问题，2003 年和 2006 年对在慢阻肺门诊长期随访治疗的慢阻肺病人的情况进行了全面分析。与未坚持随访治疗的病人比，随访组急性加重次数、肺功能下降速度明显降低。2006 年我们把慢阻肺的防治工作延伸到社区，对西城区展览路社区的 40 余名社区医生进行了慢阻肺诊治的培训工作，并建立了《基于北京大学人民医院信息化平台的北京市西城区社区慢阻肺疾病防治治疗方案》。

崔璨婵：慢阻肺的诊断治疗目前还存在什么问题么？

何权瀛教授：我们国家在慢阻肺领域做了很多的事情，如呼吸病学会下面有慢阻肺学组（2000 年成立），慢阻肺学组组织制订和修改慢阻肺防治指南，现在慢阻肺指南已经是第三次修订，钟南山教授领导的全国范围的慢阻肺患病率和影响因素调查，为我国慢阻肺防治工作奠定了很好的基础。但从慢阻肺防控来讲，现在一个很重要的问题是慢阻肺的早期诊断率不够高，早期诊断率在全国大城市也不到 30%；另一个是慢阻肺的规范化治疗，这方面差的相当多，不管是医生的认识，病人的认识，社会经济地位，社会保障体系都不行。目前我国的医疗体制还只是立足于盈利，尤其是大医院，而慢病的防控出发点是控制疾病，保证人民健康水平，提高社会生产力，而且现在看病贵，看病难还是没有得到解决。目前我国新农合覆盖的 20 种疾病中没有包括慢阻肺，中国的慢阻肺的主要人群在农村，而农村没有一种机制保证病人得到及时的诊疗，所以很多口号还停留在纸上。

学会其实也只是一个社团组织，没有办法撼动政府的政策和体制上存在的问题，这也正是我们的悲哀。这么多年我们一直在呼吁，比如说因症就诊的医疗模式是落后的，慢病防控的重点在基层，慢阻肺防控的重点在农村等，我们一直在提但没人重视，我们感到很失望。

崔璨婵：我看到很多您关于支气管哮喘病人管理的文章，您在支气管哮喘管理中有很多的心得，不知慢阻肺病人的管理您是怎么做的？

何权瀛教授：支气管哮喘的病人教育我们称之为“三位一体”，由支气管哮喘专科门诊，支气管哮喘宣教中心，和支气管哮喘病人协会组成，而慢阻肺的病人教育叫做“一条龙”。慢阻肺之前也想搞协会，但慢阻肺老年人多，活动不便，组织起来有一定难度，所以没有成立慢阻肺病人协会。我们从2000年开始做慢阻肺的病人教育工作，经过不断发展形成了独具特色的“慢阻肺”病人一条龙服务教育、管理模式，即筛查-诊断-治疗-建立防治慢阻肺档案-咨询-定期随访-宣教活动。早期筛查是一条龙的龙头，对病人进行长期教育，一年4次活动，给病人讲课，发放慢阻肺讲稿。讲的内容也很多，慢阻肺的病因、发病机制，诊断和治疗，康复等，另外还有肺功能测定怎么回事？还讲X线胸片，老年慢阻肺常见的合并症，怎么用药？我们还会征求他们的意见，每次都会有答疑。目前慢阻肺病人有400~500人，支气管哮喘病人1000多人与我们长期合作。

我们还有慢性呼吸病教学志愿者，有30~40人，只要有临床教学的需要马上有病人响应。现在社会上，医生就是看病，实习医生想在病人身上进行体检学习，门都没有。世界上许多国家都在搞标准病人，但都是作假。我们这些志愿者才是非常可爱的。我们很早就尝试改变固有的授课模式，邀请病人参与教学工作，“学生与支气管哮喘病人共上一堂课”，通过让病人讲述自身患病感受，使学生对疾病过程和本质的了解更具体和详细。这么多年我们没有和病人发生过一次医疗纠纷，没有一次投诉。这项工作的结果很多是我们事先没想到的，比如慢病管理模式、医患关系、教学。但可惜的是医院领导们没有意识到这种模式再过20年有可能是发展的趋势。

崔璨婵：效果怎么样？

何权瀛教授：经过上述努力，极大促进了慢阻肺的诊断治疗工作。目标人群筛查时 64.7%确诊慢阻肺，其中轻、中度慢阻肺占 36.1%，提高了慢阻肺的早期诊断水平。在慢阻肺门诊持续随访治疗的慢阻肺病人急性加重次数、肺功能下降速度明显降低，部分病人的肺功能明显改善，慢阻肺病人成功戒烟 3 年以上的达到 90%。

崔璨婵：是什么原因使您关注到慢阻肺的病人管理的问题？

何权瀛教授：我之所以如此关注基层工作也是很多因素促成的。我的导师穆教授一直致力于慢阻肺的防控，2007 年穆教授去世 10 周年时，北京大学医学部的年会主题就是“做好防控工作，继承穆老遗志”。穆老在慢阻肺的防控方面有自己的一套想法，比如说研究小气道功能时认为慢阻肺早期始于小气道，如果早期能发现小气道的问题，即可早期遏制慢阻肺的进展，但可是实际不是那么简单。

我老家是农村的，那里慢性支气管炎很多，现在看来与燃烧生物燃料有关，很多病人活到 50~60 岁就去世了，我 1966 年寒假回家，把我家所在的公社的十几个大队都跑遍了，调查每个大队有多少个慢性支气管炎的病人。我研究生的时候选呼吸专业，和这个也是有关系的。我之前做过慢阻肺发生基因的易感性研究，感到它太复杂。与其大量花时间和精力来研究基因，还不如从防控现实开始做。慢阻肺的主要危险因素是吸烟与空气污染，后来我们发现也解决不了实际问题，继而转做病人管理工作。

崔璨婵：我国的慢阻肺早期诊断率是很低，如何能够提高呢？

何权瀛教授：我们国内慢阻肺的早期诊断率是很低的，60~70% 都没有得到诊断，而现在确诊的多半是中重度的，所以我就想到怎么做早期诊断。一个办法是病人自己来，但病人认识水平太低，行不通。另一个是流调，就像是这个水塘很大，但有多少鱼我不知道，我把一小部分圈起来，数数有多少鱼，再推算出来总的鱼数，但流调耗费人力、物力、财力，不能反复大面积去做，所以我们就想要在高危人群中去主动发现病人。

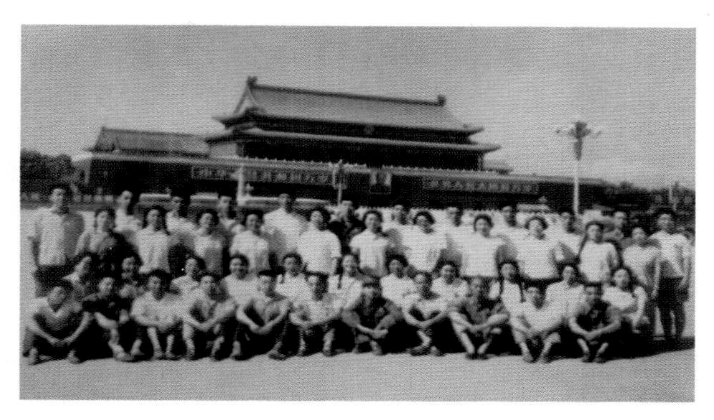

▲ 胡大一教授（四排左一）　　钟南山教授（四排右四）

崔璨婵：这些早期随访的病人对预后有什么影响？

何权瀛教授：我们将接受系统教育的病人与未接受教育的病人做了个比较，发现教育组多症状高风险（D 组）的病人比对照组明显减少，这是一个很大的成绩，说明对于病人长期的教育是有意义的。

崔璨婵：您为慢阻肺的管理做了这么多的事情，应该说是很成功的了，什么经验可以分享给年轻医生的么？

何权瀛教授：从目前社会来讲，人的整个价值观和以前是不一样的，我不认为我是成功的，因为我的很多理想还没有实现。我是地地道道的农民出身，那时村里的大夫背着出诊药箱，会打针，那就是大夫，知道盘尼西林、吗啡，所以农村的缺医少药在我心里的印象是非常深的。我大学毕业后到甘肃，也接触了很多的农民。1969 年有教育改革，我们组织了 2 个教改联队“新医学教改探索队”，到承德去探讨我国的医学教育究竟应该走什么样的道路。在那里学了一年后中央叫我们回来分配，当时王海燕，胡大一，钟南山我们都是一起去的，我们来自于不同系不同年级。我们选的地方就是最能代表中国农村的。

我儿子常问我：你什么时候可以不出门诊？我说我今天得出，已经挂了号了，星期三就可以不出，因为我已经退休了，但是作为一个医生，职业习惯来讲，我还能做事，干嘛不做，病人还需要我。我还有很多想做的事还没做，比如怎么找出早期发现慢阻肺的模式，慢阻肺病人的管理工作。现代医学最高纲领是把防病治病的方法和知识教给病人，让他们知道保持自己健康的方法，而不是单纯为了赚钱。我现在已经成功的摸索出一个支气管哮喘病人教育的模式，得到了中华医学会预防医学的奖励。

崔璨婵：这么好的模式是否有向国内推广呢？

何权瀛教授：2009年此模式已被列入卫生部“十年百项”的推广，卫生部向各省市自治区卫生厅都发了文件，但真正请我们去的只有海南和贵州2个省，为什么呢？很简单，因为我们这个模式是省钱的，不是赚钱的，支气管哮喘病人经过教学方案治疗，看门诊的少了，急诊住院的也少了，所以很多地方不愿意推广。有一次一个病人到我们的慢病门诊问：“我走了这么多医院，没有一个医院给病人做这么多教育，又教我用药，又教我使用吸入装置，你们这是为什么？”我一听就生气了“难道你怀疑我们背后有什么不可告人的目的吗？”我们与厂家的关系也很明确，厂家与我们是朋友，支气管哮喘病人、医生与厂家也是三位一体，大家为了一个共同的目标而努力工作。

崔璨婵：慢阻肺的危险因素是什么？

何权瀛教授：广州呼研所做的调查吸烟、室内的如生物燃料等，还有职业的危险因素如尘肺，“煤是带血的黑金”，空气污染，都是慢阻肺的危险因素。

崔璨婵：诊断慢阻肺目前还存在什么问题么？

何权瀛教授：什么是诊断慢阻肺的标准？病史、体检都可以成为诊断慢阻肺的依据，但是肺功能检查是关键的，而且要有定期随访。一台便携式的肺功能才1万元，但是去年卫生部科教司做的一个我们国家十个省市县级医院诊断的511例慢阻肺的调查结果，没有一例是经过肺功能测定诊断的。有一些医生对于很多基本的东西都不清楚，比如诊断慢阻肺一定是应用支气管舒张剂后的 $FEV_1/FVC<70\%$。

崔璨婵：GOLD 分期的方法在临床中的应用效果如何?

何权瀛教授：我认为这个方法太繁琐。症状评估是要的，但是主观感受不一定准确，有的病人比较敏感，有的病人不敏感。肺功能是个客观的指标，说肺功能不全面是正确的，它也只是一个肺功能嘛，自然也不会全面啊。我认为它要比回忆慢阻肺急性加重的次数更可靠，是一个很重要的指标，但是慢阻肺急性加重的概念还是太模糊。症状发展超过了平时的波动范围，以至于需要改变治疗方案的。原来的水平就不清楚，什么叫改变治疗方案？还有以往住院次数作为慢阻肺急性加重的危险因素，这个在国外也许可以，在国内行不通，在国内住院与否受到影响因素很多，病情、床位、经济条件，我不认为这个办法有多大进步。

崔璨婵：临床中怎么选择治疗药物?

何权瀛教授：最根本的原则是按照指南来选择用药，这是可信的。我诊断的中重度慢阻肺病人治疗以噻托溴铵（思力华）为主。按照病情，ABCD 分期，病情重的病人要用 ICS 和 LABA，茶碱的作用不是很突出。经济条件与病人的喜好都是影响的因素，但病人的喜好不是主要因素，只要医生有权威，敢于坚持，病人还是会听话的。慢阻肺的病人一定要进行教育，慢阻肺是一种不能完全可逆的疾病，需要终身治疗，不存在降级或停药，要丢掉幻想，需要打持久战，千万不能我们心中总嘀咕，不理直气壮。

崔璨婵：慢阻肺病人的主要症状是什么?

何权瀛教授：咳嗽、咳痰，出现黄痰可能就有慢阻肺急性加重或者支气管扩张了。呼吸困难还是一个主要问题，现在研究的也比较多了。特别是肺气肿类型的慢阻肺，但也有些病人不重视呼吸困难，他会认为年龄大了，活动起来就会气喘，但还是要和病人讲清楚，呼吸困难已经限制活动了，要重视。

崔璨婵：慢阻肺与其他的疾病鉴别诊断有困难么？

何权瀛教授：需要与支气管哮喘鉴别。这个问题我也还没解决。我今天上午看48岁的病人，支气管舒张试验前FEV_1/FVC为56%，之后是FEV_1/FVC为59.6%，还是<70%，还有职业史，可以诊断慢阻肺，但是用药后FEV_1改善率18%，绝对值改善360ml，又符合支气管哮喘诊断可能，过去我们考虑诊断慢阻肺合并支气管哮喘。这个病人我会给他用思力华，SABA，氨茶碱，再重时也会给ICS。况且这个病人给了支气管舒张剂后效果很好，为什么不用。

还需要与心力衰竭鉴别，病史问清楚，通过超声心动图，B型脑钠肽（BNP）可以鉴别。

崔璨婵：您这里从别的地方转诊过来的病人很多，通常是什么原因？

何权瀛教授：多数是诊断错误的，慢阻肺误诊为支气管炎，支气管哮喘的。因为特别重慢阻肺急性加重的病人很少。

崔璨婵：肺功能需要多长时间复查一次呢？

何权瀛教授：首诊的病人1~3个月查一次，老病人每年查一次，看看FEV_1下降多少，正常人每年10ml，吸烟的多一些，慢阻肺病人每年40~50ml，甚至更高，可以看看这个趋势。肺功能检查目前国内仍然确实没有得到应有的重视。

崔璨婵：慢阻肺最常见的合并症有哪些呢？

何权瀛教授：对此GOLD讲的很清楚，这是很有必要。我们的医疗体制的分科过细，但慢阻肺相关的抑郁，心脑血管疾病，糖尿病都得管，只管慢阻肺是不行的，我们没有把病人当成一个完整的人，分科过细把病人搞得“撕心裂肺，肝肠寸断”。此外应重视肺结核，特别要强调重度慢阻肺需要长期吸入糖皮质激素，可能会导致结核活动、复发，这在中国具有特殊意义、重要意义，还需要做很多工作的，这不是丢人，对于发展中国家具有重大意义，如印度，他们国家的结核比我们还多。慢阻肺合并支气管扩张，如果不及时处理，也会出现肺结构的改变，出现咳嗽咳痰症状，此时痰液引流就更加重要，容易合并绿脓杆菌。北京医师协会也正在考虑调查慢阻肺合并支气管扩张问题。还有一个就是慢阻肺合并脑血管疾病，慢阻肺是老年病，必然会合并心脑血管疾病，这些内容需要进行深入的研究。合并症的存在整体上不会影响慢阻肺的治疗方案，但这并不是说可以不管合并症。如果合并心血管疾病，这边大循环不好，那边小循环势必也好不了，应用 β_2 激动剂和 β_2 阻断剂有争论，但影响不会太大，β 阻断剂多是选择性的，而我们的 β_2 激动剂多是吸入的。所以需要多学科的整合，还有中国特色的合并症的问题都需要提高重视。我现在特别苦恼的是我有很多事情要做，但是能用于做自己感兴趣或有意义的事的时间很少，可以帮我做事情的人很少，我的研究生都已经毕业了，这扇门已经关了。对此我很苦恼和焦急。

崔璨婵：急性加重的原因通常是什么？

何权瀛教授：目前慢阻肺急性加重发生率并没有比以前减低，因为引发慢阻肺急性加重的危险因素没有得到控制，比如感染。我们也在想做急性加重风险的预测，气短的量化，比如支气管哮喘有急性发作警示的指标，为峰流速昼夜波动率，呼吸困难单用 mMRC 评估太简单，痰量不好量化，还需要再深入研究。

崔璨婵：什么样的病人会使用 ICS，ICS 的使用会有什么顾虑么？

何权瀛教授：重度以上的慢阻肺病人使用 ICS，引发肺部感染是一个顾虑，UPLIFT 研究显示肺炎的风险增加，但是病死率没有差异，我最大的顾虑还是肺结核，其他如骨质疏松，糖尿病。由于吸入剂量较小，所以问题可能不大。

崔璨婵：您怎么看待 LABA 与 LAMA 的联用？

何权瀛教授：LAMA 真正用到病人身上也不过 2 年，我们单独使用 LABA 的机会不多，多是 LABA+ICS。两者的机制不太一样，也有互补的作用。

采访手记：2 个小时的访谈结束了，让我感受最深的是何老师作为医者对医学事业深深的热爱，对基层医疗工作的关心，对病人的割舍不下。这份执着和使命感也是让我崇敬的。“我现在特别苦恼的是我有很多事情要做，有很多理想还没有完成，但是能用于做自己感兴趣或有意义的事时间很少，可以帮我做事情的人很少，我的研究生都已经毕业了，他（她）们都走了，这扇门已经关上了”让人听了有那么些许伤感，希望我们可以帮助何老师实现这些理想，为慢阻肺的病人做出我们的努力。

2013 年 6 月

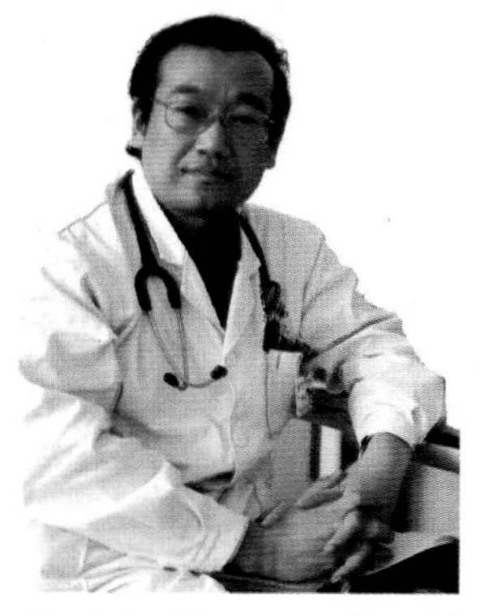

“——优秀的医生是从实践中获取经验，通过阅读学习吸取他人的经验，通过研究发现与解决新问题，从而不断提高自身的诊疗能力。”

采访时间：2013 年 6 月 7 日
采访地点：上海仁济医院呼吸科主任办公室
被采访人：上海仁济医院　蒋捍东教授
采 访 者：诺华医学部　邱洁萍

蒋捍东，博士，主任医师，博士研究生导师，中华医学会呼吸病分会委员。主要从事间质性肺病以及支气管哮喘的临床与基础研究。于 1993~1995 年澳大利亚悉尼圣·文森特医院研修，2001 年赴美国 Johns Hopkins 医院及美国国立犹太医疗中心进修呼吸病专业，博士期间师从管华师院士。

近年来，紧跟国际前沿，开展间质性肺病的中西医结合治疗，发现昆布提取物治疗肺纤维化的作用，并对其机理进行探讨。在肺部感染方面，发现铜绿假单胞菌在形成生物膜以后细菌特性发生改变，为生物膜铜绿假单胞菌的治疗提供依据。在支气管哮喘方面关注妊娠期妇女接触过敏原对后代发生支气管哮喘进行跟踪观察，提出在孕期防治新生儿发生支气管哮喘的措施。

围绕间质性肺病的治疗展开中国特色的研究，先后主持国家自然科学基金 3 项，并发现昆布提取物通过抑制上皮简直转化可以抑制肺癌的发生与发展，并获得国家自然科学基金支持。完成省市级肺部感染、支气管哮喘以及肺纤维化课题多项，发表 SCI 及中华系列杂志论著数十篇。曾获省

Ⅲ等功及市中青年科技奖。以副主编编著《支气管哮喘病学》、《支气管哮喘药物治疗学》、《老年呼吸病学》等专著。

邱洁萍：您从事呼吸领域有多少年了？您大致的求学经历和职业发展历程是怎么样的？

蒋捍东教授：我从做主治医生开始从事呼吸科，大致是1991年、1992年。之前是住院医生轮转。我1980年考入山东医科大学的六年制英语班，毕业后先后在山东医科大学附属医院、青岛医学院附属医院工作，于1993年~1995年澳大利亚悉尼圣文森特医院研修，2001年赴美国Johns Hopkins医院及美国国立犹太医疗中心进修呼吸病专业，博士期间师从中国海洋大学管华诗院士。2011年7月调入上海仁济医院呼吸科工作至今。

邱洁萍：那么您觉得国内外在对待学术问题方面的差异是什么？

蒋捍东教授：国外的商业性推动的学术会议没有国内多，国内的很多会议都是商业性的。当然这是我的感觉，国外的单纯的学术会议、继教班比较多。最近一段时间，国内商业性的会议也明显减少了。

邱洁萍：您谈到您曾经做过慢阻肺和支气管哮喘相关性的研究，能具体谈一谈吗？研究的结果怎么样？

蒋捍东教授：我们当时做了一些有关过敏源的研究，发现有一些儿童如果上一代有过敏的情况，那么下一代的过敏率会增加，可能支气管哮喘的发生率会增加。但是因为时间限制，没有继续追踪下去。另外，在有吸烟史，且支气管哮喘合并慢阻肺的病人中，如何界定这些支气管哮喘病人什么时间转变成慢阻肺，观察了很久，也没有结论。本身支气管哮喘病人的肺功能也是越来越减低，而慢阻肺的典型特征也是肺功能减低，这种情况什么时候诊断病人合并慢阻肺？但是现在治疗方法基本都差不多，所以这部分病人的界定是比较模糊的，都是给予联合治疗。

邱洁萍：您能简单介绍一下仁济医院呼吸科的发展历史吗？呼吸科在慢阻肺治疗领域有哪些突出的成绩吗？

蒋捍东教授：1954年，仁济医院肺科成立；1977年，仁济医院慢支研究室成立；1998年仁济医院在东院全面启用之际，在肺科和慢支研究室的基础上成立了呼吸科。目前，呼吸科设有普通门诊，肺部肿瘤、慢性炎症性疾病、戒烟、肺部感染等专病门诊；另外我们还设有肺功能室、气管镜室、过敏中心，肺功能室开展肺功能全套检测、支气管舒张试验、运动肺功能检测；过敏中心是国内最早开展过敏原检测和脱敏治疗的中心之一，目前中心可对近30种过敏原进行检测；气管镜室开展的项目有经支气管镜细胞刷检，经支气管镜肺活检（TBLB），支气管肺泡灌洗（BAL），经支气管针吸活检（TBNA），以及内镜下止血和取异物等项目。另外我们开展的项目有经皮肺穿刺、局麻下胸膜固定术、胸腔积液局麻下胸膜活检、胸腔积液和气胸的中心静脉导管穿刺引流和抽气等。我们呼吸科在慢阻肺领域的工作主要是慢阻肺早期诊断和治疗，通过CT影像学和肺功能之间的关系，从CT上早期形态学的改变，在肺功能尚未出现下降之前发现异常。因为肺功能的改变相对比较迟缓，如果能够早期发现影像学的结构性改变是很有意义的。另外，还有一些慢阻肺病人合并有小血管的病变，这部分病人是否存在微血栓的形成，是否需要干预治疗，我们在这方面也做了一些工作。

邱洁萍：您提到我国缺乏大规模的临床验证，而小规模的临床研究又缺乏说服力，您认为这个问题如何改进？如何加强我国大规模临床试验的能力？

蒋捍东教授：就是去做大规模的临床验证。必须有人牵头，有相关经费来完成。目前十二五有一个慢性专病研究，正准备做这些工作。慢阻肺划为慢病以后，国家拨了很多钱，可能会联合起来做这个工作，这样就会有中国的资料。

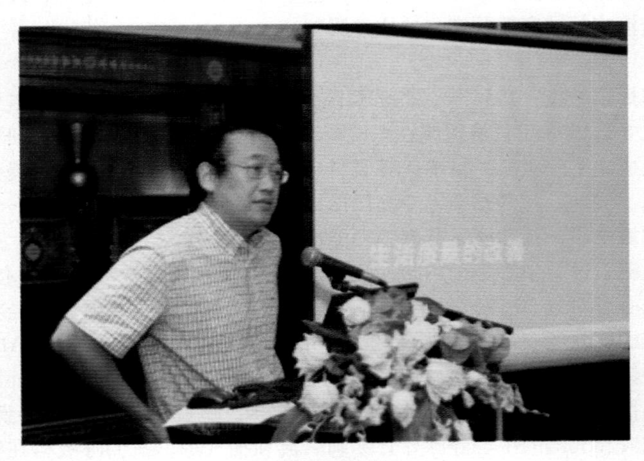

▲ 蒋捍东教授

邱洁萍：您诊断慢阻肺时会问病人哪些问题？给病人做哪些检查？

蒋捍东教授：慢阻肺首先要有高危因素，然后是肺功能的明确诊断。所以首先要问病人是否有高危因素，比如吸烟，职业性接触，环境很差，或者生物性烟炊，反复童年感染史。在这些基础上病人出现咳嗽咳痰、呼吸困难，然后做一个使用支气管舒张剂后的肺功能检查，即可初步诊断。但是慢阻肺的概念里提到肺功能是进行性下降，所以当 FEV_1/ FVC 小于 70%，严格来说还不能诊断慢阻肺，还需要观察几年，如发现病人肺功能持续性减低，才能够真正诊断为慢阻肺。但是我们在临床诊断中，很难做到这一点。一般来说，有高危因素，有临床表现，做个肺功能检查，就可以诊断。除非病人情况很差，耐受不了肺功能，一般肺功能是必须要做的。

邱洁萍：您觉得与慢阻肺最难鉴别的病是什么？

蒋捍东教授：最难鉴别的疾病是支气管哮喘。这两个疾病交织在一起，有时候很难鉴别。支气管哮喘和慢阻肺的区别，很大程度上是看病人支气管哮喘症状是否典型。如病人长期吸烟，反复感染，年龄偏大，那么支气管哮喘和慢阻肺就很难区别。其次是支气管扩张，但是只要 CT 检查就可以鉴别了。

邱洁萍：之前的 GOLD 指南中的慢阻肺分级和新的指南中的分组，结果也是不完全一致的，您如何看待这种差异？

蒋捍东教授：其实新的慢阻肺分组和旧的分级最主要的区别就是加了一个慢阻肺急性加重次数。这种差异仅限于少数的病人，大部分病人的分级和分组是一致的。对临床的诊断和治疗影响不大。

邱洁萍：您通常依据什么标准来选择慢阻肺治疗药物？

蒋捍东教授：症状加肺功能检查，其实就是 ABCD 分组。临床实际操作需要考虑两点，第一，病人症状，第二，肺功能，来决定使用哪种药物，同时还要结合病人是否有反复感染。如果病人合并有反复感染，可能需要加激素。如果病人情况很重，可能需要几个支气管舒张剂联合使用。

邱洁萍：在诊断慢阻肺的时候您遇到的问题是什么？

蒋捍东教授：对一些老年人的诊断存在一些问题。因为老年人本身肺功能就有减退，现在青年人和老年人使用一个诊断标准，那么对于老年人使用这个标准是否合适，需要严格执行吗？这个是需要考虑的问题。

邱洁萍：病人的晨起症状是怎么样的？

蒋捍东教授：慢阻肺主要是运动性的呼吸困难，不运动的时候可以很好；支气管哮喘病人晨起症状比较重。慢阻肺病人病情节律性不是很大，日间的变异差异相对比较少；而支气管哮喘的节律性很明显，往往是凌晨或晨起比较重。

邱洁萍：呼吸困难是慢阻肺就诊的主要原因吗？您针对呼吸困难会采取什么治疗方案？

蒋捍东教授：应该来讲，呼吸困难是慢阻肺就诊的最主要原因。早期的时候咳嗽病人比较多，到后期则以呼吸困难为主。慢阻肺到后期主要是来治疗呼吸困难，因为这种呼吸困难是无法逆转的。呼吸困难的主要原因是气道阻力的增加，肺组织的破坏，导致了病人的高气道阻力，肺容积增大，肺活量、潮气量减少，呼吸肌疲劳。根据这些指标，采取相应的治疗方案。比如有高气道阻力，那就减低气道阻力，肺活量减低和呼吸肌疲劳的病人，可以给予功能锻炼和支气管舒张剂，使呼吸肌得到恢复，也可以使用呼吸机来缓解呼吸肌疲劳。

邱洁萍：目前稳定期慢阻肺病人呼吸困难的控制理想吗？控制好的标准是什么？是否还有可提升的空间？

蒋捍东教授：轻的慢阻肺病人呼吸困难控制的还可以，重的病人控制不理想，因为没有什么特别好的治疗方法。呼吸困难控制的标准因人而异，一般来说，比较轻的病人可以正常的运动，重病人生活自理就可以了。可提升的空间肯定是有的，这个也是目前大家研究的热点，但是对于慢阻肺终末期的病人，呼吸困难的控制可能很难再有提高，这些病人也没有好的治疗方法。

邱洁萍：肺功能检查对于慢阻肺的诊断是必须的吗？在慢阻肺稳定期还有哪些检查是必须的？

蒋捍东教授：肺功能检查对于慢阻肺诊断是必须的，一年或者两年要做一次肺功能，看一看肺功能下降情况。稳定期的话，要看一下病人具体的合并症，比如合并心脏病、糖尿病、肺癌，这些在慢阻肺病人中发生率都比较高，要定期复查心电图、血糖、CT 等。另外病人出现解释不了的呼吸困难，要警惕血栓形成的可能。

邱洁萍：您提到慢阻肺主要是活动性、运动后的呼吸困难，那么运动肺功能检查是不是相对肺通气功能更有优势？

蒋捍东教授：运动肺功能检查对于发现早期慢阻肺病人很有优势，但是慢阻肺病人运动后会出现呼吸困难，这样病人可能会出现急性加重或者其他情况。所以一般轻病人可以做运动肺功能检查，重病人很难耐受。所以运动试验只适合早期的轻、中度慢阻肺病人。对于慢阻肺康复治疗来说，运动试验是评价康复效果的重要指标，但是操作难度比较大。

邱洁萍：您选择治疗药物的主要因素是什么？

蒋捍东教授：看病人有没有合并症，往往越重越需要治疗的病人，合并症越多。合并症会限制医生用药。比如使用 LABA 或者 SABA，病人有心律失常，有冠心病、高血压，就需要考虑一下。病人有前列腺疾病和青光眼，那么抗胆碱能药物要慎用。病人肺功能改善，那么生活质量和呼吸困难都会改善，对于生存率可能没有关联。目前唯一能够改善生存率的就是吸氧，以支气管舒张剂为基础的药物治疗是以改善症状，提高生活质量为基础。而支气管哮喘则是以控制疾病为基础。也就是说，慢阻肺从另外一个角度来讲，都是一些姑息治疗，以症状改善为基础的治疗方法。所以处理病人首先要考虑的是病人的感觉好，所有的药物都不能降低慢阻肺死亡率。

邱洁萍：有关于氧疗的大规模的临床研究吗？

蒋捍东教授：现在很多大规模的多中心的药物研究都发现，对于慢阻肺病人生存率都没有改善，包括 TORCH、UPLIFT 研究。现在没有一种药物可以改善慢阻肺病人的生存率，包括新药罗氟司特，只有吸氧才可以，因为慢阻肺病人的肺功能下降趋势不能延缓。

邱洁萍：您在治疗中，遇到什么情况会考虑给病人换药或停药？

蒋捍东教授：我们按照指南来用药，慢阻肺病人一般不会出现停药。出现停药或者换药，往往是出现并发症，药物相关的副作用。比如说使用长效支气管舒张剂，病人的副作用出来了，导致心律失常，青光眼等等。也就是合并症的出现限制了药物的应用。出现疗效欠佳换药的较少，经济因素目前也在减少，在经济不发达的地区发生的可能性大，尤其是在药物联合治疗时。

邱洁萍：根据您的经验，慢阻肺病人合并有高血压、糖尿病、骨质疏松等的大致比例是多少?

蒋捍东教授：慢阻肺病人中老年人偏多，40%左右都有这些合并症。

邱洁萍：您怎么定义慢阻肺急性加重?

蒋捍东教授：病人出现咳嗽、咳痰，呼吸困难明显加重了。我们临床上考虑的急性加重，比课本上的可能还要偏重一些，课本上是完全按照病人的主观感觉，我们同时还要考虑客观情况。比如急性加重往往伴有气道阻力增加，病人会出现哮鸣音，肺功能下降，病人也可能出现心功能不全，这些综合起来判断。课本上说的超过日间变异，这个太笼统了。

邱洁萍：您是怎么治疗急性加重的? 什么情况下，慢阻肺急性加重需要住院治疗?

蒋捍东教授：首先明确急性加重是否感染引起，如果是感染引起，要先处理感染，把感染控制好，在这个基础上解除症状，缓解呼吸困难，改善肺功能，适当使用激素。如果病人出现明显呼吸困难，呼吸衰竭和心功能不全，需要住院治疗。

邱洁萍：慢阻肺病人每次急性加重的花费大致是多少? 有多少病人是没有任何形式的医保? 医疗保险的形式是否影响治疗策略? 能否举例说明?

蒋捍东教授：早期的慢阻肺病人不需要特殊治疗，到后期反复急性加重，花费就很多。每次加重住院，至少要花费 8000 左右。60%~70%的慢阻肺病人有医保，其他病人是自费病人。病人医保的形式对我的治疗策略没有影响，主要是看病人能否接受。目前我的病人，一般都能接受治疗方案。

邱洁萍：长效支气管舒张剂在慢阻肺维持治疗中的地位如何？您最常用的长效支气管舒张剂是哪一类？国内在这个领域的研究您都参加过哪些？

蒋捍东教授：目前慢阻肺的维持治疗是以长效支气管舒张剂为基础的，长效支气管舒张剂是最主要的。病人出现合并症时，我使用长效支气管舒张剂会有顾虑。我最常用的应该是联合制剂沙美特罗替卡松气雾剂（舒利迭），病人使用后反馈很好。有些病人可能使用后肺功能改善不明显，但是症状改善比较明显。国内长效支气管舒张剂的研究主要集中在抗胆碱能药物上，LABA 的研究相对较少。我参加过的比如噻托溴铵（思力华）在慢阻肺中应用的研究，布地奈德福莫特罗粉吸入剂（信必可）在亚太地区慢阻肺方面的研究。

邱洁萍：LABA 在慢阻肺维持治疗中的地位如何？什么样的病人使用您会有些顾虑？

蒋捍东教授：无论 LABA 还是 LAMA，都是长效支气管舒张剂，没有很大区别，在慢阻肺维持治疗中的地位都是很肯定的。只要不存在使用的反指征，比如心血管方面，血糖的影响等，都可以使用。LABA 可以兴奋胰腺 β 细胞，血糖升高。合并糖尿病的病人，我们会尽量减少使用 LABA，另外要密切监测血糖。我以前使用过福莫特罗，病人反馈还可以。单药 LABA，我们没有做过这方面的临床研究。

邱洁萍：您认为单独使用 LABA 治疗慢阻肺，有没有受体下调的可能？

蒋捍东教授：单药 LABA 治疗慢阻肺很少会出现受体下调，受体下调主要出现在支气管哮喘病人中。

邱洁萍：您更加认可 LABA 联合 ICS 的疗效还是 LABA 联合 LAMA 的疗效？

蒋捍东教授：LABA 联合 LAMA 应该可以取代一部分 ICS+LABA，这部分为不是很严重的慢阻肺。可能以后有了 LABA+LAMA 联合制剂，ABC 组都可以使用，把 ICS+LABA 推入 D 组使用。因为对于慢阻肺，最主要的就是症状的改善，靠的就是支气管舒张剂。使用 ICS 使病人急性加重次数减少，具体机制不清楚。目前的急性加重多是感染相关，如果我们把感染控制好，急性加重肯定会减少。我还是很看好 LABA+LAMA 这一联合制剂。相对来说，ICS+LABA 还是有争议的。LABA+LAMA 使用的时候，也是要考虑合并症的问题。我现在使用到 LABA+LAMA+ICS 的病人，是相当重的慢阻肺病人，就是 D 组里面偏重的病人，这部分病人肺功能相当差，使用以后肺功能的改善也是很有限的，类似于治疗的盲区，都是结构性的改变，没有好的治疗方法。慢阻肺的治疗，目前还是以解除症状为主，也就是支气管舒张剂的治疗为主。对于病人来说，药物治疗的目的一个就是症状减少，一个就是急性加重减少，使用 ICS 的原因就是为了减少急性加重。但是现在很多研究都发现，例如思力华、茚达特罗都可以减少急性加重，那么这两种药联合起来，是否对急性加重的减少可以取代激素对急性加重的减少？当然激素也有益处，使用激素抗炎，也可能会减少心血管并发症的发生率。

邱洁萍：LAMA 在慢阻肺维持治疗中的地位如何？您一般会在什么样的病人中使用 LAMA？什么样的病人使用您会有些顾虑？

蒋捍东教授：LAMA 的治疗地位也很肯定。LABA 还是 LAMA，适应证都是一样的。只不过 LAMA 对血糖、血压的影响小一些，但是 LAMA 对老年人前列腺、青光眼影响大。我一般会问一下病人是否存在这方面的问题，如果很明显，那就不考虑用，如果没有，就注意观测病人是否有这方面的反应。有些病人使用后出现尿潴留的，那就不能用。我使用噻托溴铵，病人反馈还可以。

邱洁萍：LABA 和 ICS 联合治疗在慢阻肺维持治疗中的地位如何？什么样的病人使用您会有些顾虑？

蒋捍东教授：这种联合治疗，在慢阻肺治疗史上起了里程碑的作用。并不是说使用联合治疗后，慢阻肺治愈了，而是指病人用药后生活质量明显改善。2006 年之前，大家对慢阻肺关注很少，那时 GOLD 指南也没有说慢阻肺是一种可预防可治疗的疾病，出现联合制剂后，病人生活质量明显提高，之后 GOLD 指南才把慢阻肺定为可防可治的疾病。以前关注少的原因是缺乏有效的治疗手段。病人相对比较重，反复急性加重，我会加用 ICS，也就是 C、D 组我考虑联合 ICS 治疗。LABA 联合 ICS 治疗，主要要考虑这个病人是否应该使用联合治疗，使用激素的原因主要是为了减轻反复的急性加重。从病人本身来讲，要考虑治疗获益和治疗出现的并发症情况，比如病人呼吸困难很重，只能卧床，使用后可以明显改善，如果病人生活质量已经很低，再谈其他的，比如血糖升高了，可能就没有意义。也就是要看一下主要矛盾和次要矛盾。我最常用的联合制剂是舒利迭。

邱洁萍：您认为哪种试验类型比较有意义？

蒋捍东教授：我认为 RCT 研究更好一些，这种研究相对比较科学，临床观察研究比较现实，但是缺乏严密性。也有人说 RCT 研究过于严格，把很多病人都筛除了，实际所获得结果是严格符合标准的一部分病人的结果。当然反过来说，这个药物有效，首先应该符合 RCT，这个是最基本的点。

邱洁萍：您参加过真实世界的研究吗？您认为观察性的研究能不能真实反映临床的实际情况？怎么样才能做得更好？

蒋捍东教授：我们没有参加过真实世界的研究。真实世界的研究，有很多掺杂因素。现在的评价就是，药效的研究看 RCT，实效的研究看真实世界的研究。因为当病人使用药物的时候，可能同时使用很多药物，这个设计需要很合理，实效研究做得比较少，这两年才提出来的。这种研究的设计很关键。

邱洁萍：您能给我讲一个您印象比较深的病人的故事吗？

蒋捍东教授：有两个病人给我印象很深。一个是个老年男性，做了气管插管以后，自己拿吸痰管吸痰，可见这个病人的求生欲望很强。这是九十年代中期的事情，当时没有很好的医疗手段，病人反复发生急性加重，每年要插管2~3次，一出现感冒就要插管。病人急性加重的主要原因是没有好的治疗方法，只能使用氨茶碱。还有一个病人是年龄不太大的慢阻肺，确诊后进展相当快，还到北京会诊过，这种类型的慢阻肺相对比较少，那个时候也没有吸入药物，所以也没有什么好的治疗方法。现在临床上一般都给病人使用长效支气管舒张剂吸入药物治疗，使用后病人症状明显改善，运动耐量提高。以前的SABA或者茶碱，病人使用后是没有这么大的改观的，使用长效支气管舒张剂吸入药物后，病人的感觉和生活质量上有了一个质的飞跃。所以GOLD指南才把慢阻肺定为可防可治的疾病。国内真正开始关注慢阻肺，我记得是思力华在广州的中国第一次慢阻肺会议之后，之前大家比较关注支气管哮喘。因为以前慢阻肺没有好的治疗方法。

邱洁萍：目前在慢阻肺管理中还存在哪些不足？有哪些机遇和挑战？

蒋捍东教授：慢阻肺管理相对比较少，慢阻肺也不好管理。轻的慢阻肺病人不需要管理，重的慢阻肺病人只能卧床休息，没有办法管理。现在通过QQ、微信、网络视频是不是可以管理，也可以进行一些新的探索。不像支气管哮喘病人，比较好管理，可以定期给病人开会教育。

邱洁萍：慢阻肺研究在中国有哪些挑战和机遇？

蒋捍东教授：慢阻肺的定义是对一种现象的描述，慢阻肺是一个独立的疾病还是综合征也不知道，严格来讲对慢阻肺的了解还是一种未知状态。我们的治疗是针对后期，病人已经出现明显的结构性改变，来改善症状的，而不是针对疾病的治疗。比如病人气道粘膜的炎症只是一种表型，还是就是引起疾病的根本原因，这些都不明确。最主要的是要研究引起慢阻肺改变的主要因素，找出这个因素，才能找出对因治疗。而目前的治疗都是对症治疗。

邱洁萍；目前医生都是怎么更新关于慢阻肺相关的知识？您认为医生成长和发展过程中存在什么问题？

蒋捍东教授：三级医院的医生都是靠自己来学习，现在网络发达，而且上海交通大学的学习系统网站用起来很方便。为什么现在大家对听讲课参与的比较少，因为很多时候可以在网上了解最新的研究动态，专家还没有讲，大家都知道是怎么回事了。医生要学会不断的发现问题，解决问题，总结经验。医生是一种不断获取经验的职业，和学者不同，做好医生必须要从实践中获取经验，通过阅读学习他人的经验，从而不断提高。

采访手记：拜访蒋捍东教授那天，上海正好入梅。窗外大雨滂沱，室内交谈甚欢，访谈中，可以捕捉得到很多蒋教授关于慢阻肺诊断和治疗方面独到的见解和闪光点。比如说对于慢阻肺疾病的认识，定义中肺功能进行性下降的意义，慢阻肺究竟是一个独立的疾病还是综合征，是否可以从中药入手，提取出一种有效的治疗药物等等，都大大开拓了我的思路和视野。我想，每一位学有建树的教授之所以能有大的成就，和他开阔的视野和站高望远的角度是分不开的，而这些正是最值得我们学习的方面。

2013 年 6 月

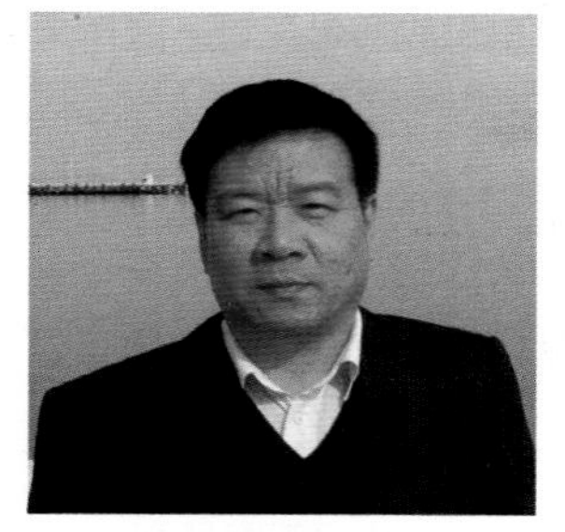

“——我挺欣赏 0 级的，它提供了一个高危状态，就像糖耐量异常一样，还不能诊断糖尿病；血压已经偏高，但是还不够高血压的诊断标准。”

采访时间：2013 年 7 月 17 日
采访地点：中国医科大学附属第一医院院长办公室
被采访人：中国医科大学附属第一医院　康　健教授
采 访 者：诺华医学部　邱洁萍

康健，1958 年出生。1982 年毕业于中国医科大学医疗系，1985 年获硕士学位。1988 年，康健师从于润江教授攻读博士学位。1991 年获博士学位，1992 年破格晋升为副教授，1994 年破格晋升为教授，主任医师。现任中国医科大学呼吸疾病研究所所长，中国医科大学附属第一医院呼吸内科主任，国务院学位办学科评议组成员。《中华结核和呼吸杂志》常务编委，《中国实用内科杂志》主编。主持国家攻关课题 1 项，国家攻关课题子项目 3 项，国际性合作课题（非 SFDA）2 项，部省级课题 8 项；在国家核心期刊杂志发表学术论文（含述评等）140 余篇，Medline 收录近 50 篇；在国外学术杂志发表论文 18 篇，其中以通讯作者和第一作者（含并列）发表国外 SCI 杂志论文累积影响因子 40 余点；主编医学著作 3 部，主译 1 部，副主编 3 部；获中华医学科技奖 2 次，辽宁省科技进步奖 4 次，并于 2004 年获吴阶平医学研究奖呼吸专业二等奖。

邱洁萍：您从事呼吸领域有多少年了？您大致的求学经历和职业发展历程是怎么样的？

康健教授：粉碎“四人帮”以后，第一年恢复高考的时候，我考取了我们学校医疗系，我们 1977 年 12 月份考试，1978 年 2 月份入学。在我们

之前都是推荐，就是工农兵学员。我大学本科是1982年毕业的，然后直接读的研究生，1985年八月份开始做呼吸科医生。我从毕业开始到中国医科大学附属第一医院呼吸科，到现在已经28年了。最开始有3年大内科的轮转工作，1988年我晋升主治医生，1992年破格晋升副教授，1994年底破格晋升教授。高考的时候，我不想学医的，我是想学工科，想考哈尔滨工业大学。那年我的分数读哈尔滨工业大学绰绰有余，但是我父亲是学工的，他愿意我学医，我受我父亲的影响选择了学医，现在看来是对了。

邱洁萍：在您求学和工作的这些年里，对您影响最大的人或者事有哪些？

康健教授：对我影响最大的是我的恩师于润江教授，他是国内著名的呼吸病专家。他有大将风度，我跟他学做人，做学问。另外，我觉得出国学习对我影响也很大。我1988年又考取了于润江教授的博士，然后1988~1989年我到日本国立千叶大学留学一年做肺动脉高压的课题，回国后继续做这方面的课题。因为我第一次做的比较好，日本那边希望我再去，帮我做的申请，第二次是1993~1995年，那次相当于博士后的研究，但是日本没有博士后的说法，日本叫特别研究员。2005年底我作为辽宁省骨干教师到牛津大学短期学习。在国外学习的经历，帮助我确定研究方向，了解国际的学术动向，开拓了视野。

邱洁萍：您在慢阻肺领域取得的突出的成就是什么？

康健教授：最早从我念研究生的时候的课题开始，就是在做关于慢阻肺低氧性肺动脉高压的研究。其实慢阻肺到了出现肺动脉高压的时候，已经不是早期了。当然那个时候比较关注肺动脉高压。另外，我评价了一些血管活性药物对慢阻肺肺动脉高压的影响，这个在人身上和动物实验上，我都做了研究，我八十年代末，九十年代初的论文都是这个方面的。现在看来，在慢阻肺出现肺动脉高压、呼吸衰竭开始研究有点太晚了，慢阻肺的战线应该越提前越好，早诊断早治疗。因此，我们在慢阻肺的流调方面做了一些工作，当然这个是国内的很多医院一起完成的。我们最近有20~30人在农村做流调快三个月了，现在样本量已经快5000人了。这是一个关于慢阻肺发病以及影响因素的流调。另外，2005年我和钟南山院士作为共同的 PI，受日本一个药厂的委托，研究了羧甲司坦对慢阻肺急性加重的影响。这个是为期一年的研究，入组了 700 多个病人，现在的 GOLD 指南也有提到羧甲司坦的这个研究。这个药吃一个月是 20 元钱左右，吃一年，能降低慢阻肺急性加重频次 24.5%。这个药一方面可以改善纤毛的运动，另外可以增加对细菌的清除。现在，大的医药公司都关注 LABA、LAMA、ICS 的研究，很多药物如果没有厂家的支持，循证医学研究很难做。我们的研究生和团队虽然搞不好大型的循证医学研究，但是我们完成了一些动物实验。国外有抗氧化剂对慢阻肺急性加重的研究，显示如果病人同时吸入 ICS、抗氧化剂效果欠佳。我把所有发表的关于抗氧化剂的文章做了一个分析，总体看来确实是同时吸入 ICS，对抗氧化剂效果有影响。我现在在做一个研究，就是对比病人吸入 ICS+抗氧化剂，或者仅用抗氧化剂是否有区别。我们的假说是，吸入 ICS 已经很大程度上发挥了抗炎的作用，那么就有一个天花板效应，消减了抗氧化剂的作用。总结来说，就是早期关于肺动脉高压的研究和药物评价，现在是一些慢阻肺流调和降低慢阻肺急性加重的研究，主要针对非主流药物对慢阻肺影响的机制研究。

邱洁萍：您能简单介绍一下中国医科大学附属第一医院呼吸科的发展历史吗？咱们呼吸科在慢阻肺治疗领域有哪些突出的成绩吗？

康健教授：我们呼吸科在 19 世纪 50 年代独立作为一个科室。当时我们呼吸科主任是吴执中教授。在旧的体制下，吴教授是国家一级教授，是当时最高级别的教授，跟院士差不多。他是研究尘肺的，当时我们科是以呼吸为主，是国内较早地开展了呼吸专业教学和临床肺功能检测。改革开放以后，呼吸科在我的导师于润江教授的带领下，有了长足的发展。我们科 1989 年经卫生部批准建立了呼吸疾病研究所，同年被国家教育委员会评为内科学（呼吸系病）唯一的重点学科点。2001 年第二次，2007 年第三次评定，我们都是教育部国家重点学科，也就是说，我们科是唯一连续三次被评为教育部国家重点学科的科室。我们呼吸科是非常传统，有着悠久历史的科室。我们呼吸科除了我前面说到的一系列研究，还有很多的研究，比如慢阻肺发展成肺心病以后的代谢方面的研究。慢阻肺是一个全身性的疾病，在肺以外的研究方面我们也做了不少工作。再有就是慢阻肺急性加重病原学的研究，就是感染方面的研究。在中国，慢阻肺急性加重的一个重要的病原菌——卡他莫拉杆菌，是在上世纪 80 年代末 90 年代初，我们这里分离出来的。

邱洁萍：您与国际学会或者国际专家的联系对科研和临床的帮助是怎么样的？您认为中国专家在于国际学会的合作方面还有哪些机遇和挑战？

康健教授：这样的关系网络的建立对于科研和临床的帮助非常大，很多事情都不用再摸着石头过河，跟有经验的人交流一下，可能就事半功倍。国外越来越重视中国了，中国是“Huge country”，医学是研究生命科学，四分之一的人口数据在中国，中国必须参加，这是我们最大的资本。另外，我们病人多。因此，像“2012”这样的大片，诺亚方舟也是在中国制造，这个也反映了老外的心理。国外也越来越觉得科研离不开我们这个人口大国。医学是全人类的科学，不是某一个国家的研究，必须全球在一起参加。我们在临床研究方面，一点不次于老外，反而有优势，问题就是我们如何去组织。国外的网络，建立的平台，都是很好的，怎么能够把中国的资源严密的组织起来，设计好，质量控制好很重要。比如这次的 H_7N_9 就是个例子，就组织得很好。随着国际多中心的研究越来越多，我们先是参与，主要参与，到后面可能牵头。我觉得在与国际专家的合作方面机会很多，挑战是有的，但很快就可以让国际学会瞩目。

邱洁萍：您能就中国慢阻肺指南的历史、角色和影响力给我们做个简单的介绍吗？

康健教授：中国自己的慢阻肺指南原创内容还是少，主要的精髓和源头是 GOLD，这个是毋庸置疑的。但是随着我们原创的东西越来越多，我们可能就慢慢会有自己的想法，不完全跟着别人走，甚至有可能影响到国际的其他指南。在这方面，有些地方我们需要向日本学习，日本有一些指南是有独特的地方的。因为有一些疾病有人种关系的，这也就不能完全照搬，例如，日本是亚洲的国家，他们觉得自己有人种的特殊性，后来获得了国际认可。这说明日本的研究做得好。我们中国如果研究做好，也可以获得国际认可。中国现阶段在自己的指南中能够引用一些自己的文献了，但是突破性的文献还缺乏，这有待于以后的进一步提高。

邱洁萍：在您看来，GOLD 对慢阻肺的分级或分期方法实用吗？

康健教授：实际上，这种 ABCD 分组的综合评估肯定是有益的。原来单纯以肺功能评估，肺功能检查是很科学的，代表了主流，但是不全面。人有适应能力，有人体差异，有的病人症状明显，有的不明显，所以需要综合评估。但是现在 ABCD 四个象限也不完善。在临床应用中，还有一些问题。比如说 B 组和 C 组的病人比例分布就很少。大家在使用过程中会发现一些问题并且慢慢去完善。原来慢阻肺按照肺功能分级的 0 级，后来去掉了，我挺欣赏 0 级的，它提供了一个高危状态，就像糖耐量异常一样，还不能诊断糖尿病；血压已经偏高，但是还不够高血压的诊断标准。所以 0 级是有价值的。或者可以不叫 0 级，不叫慢阻肺，因为还达不到慢阻肺，但是概念还是应该提出来，已经预警了，非常有意义。我们一直想做的就是战线提前，0 级就是一个很好的例子。来就诊的病人都是 C 和 D 组，A 组是流调发现的，B 组一般在有了感染或者症状出来了来就诊。但是，中国的病人一般来就诊都是病情很严重了。

邱洁萍：您通常依据什么标准来选择慢阻肺治疗药物？

康健教授：有些慢阻肺病人稍微有点气喘，肺部有哮鸣音，我们会使用 ICS+LABA。如果症状比较典型的慢阻肺病人，我们使用 LAMA，效果不好的话，再换一种。在临床实践中，对于条件好的病人，可以联合治疗，效果也很好。其实这就是根据慢阻肺的不同表型来选择不同的药物。但是现在很多医药公司，都希望一个药物能治疗全部慢阻肺病人，这是不对的，疾病和科学实质不是这样的，只能找到一部分适应人群。

邱洁萍：在诊断慢阻肺的时候您遇到的问题是什么？

康健教授：有一个争议，但是也没有更好的解决办法。就是 FEV_1/FVC 小于 70%，使用一个固定指标，而不分年龄区别，肯定是不合适的。为此，我写过一篇述评，用大量的数据来证明这一点。但是使用上下限这个方法太麻烦，现在还找不到一个更好的替代方法。比如我们看体重是不是标准，看体重指数，需要有性别、年龄等。如果我们个性化调整肺功能，输入年龄、体重等指征，来看预计值，这样更好。比如，我读大学的时候，高血压的概念中，收缩压的上限是年龄+140mmHg，比如说70岁的人，高血压的概念是收缩压大于160mmHg。什么是收缩压，收缩压是当心脏收缩时，从心室射入的血液对血管壁产生的侧压力。比如70岁与30岁的人，他们血管壁的弹性能一样吗？用一个值来衡量，可能存在过度诊断了。所以高血压都用一个固定值诊断是错误的。同理，老年人的肺功能也一样。其实现在对于这个标准很无奈，并不合理。所以我们现在的流调，也包括不同人群的正常肺功能，也制定了一个标准。血糖也一样。

邱洁萍：病人的晨起症状是怎么样的？

康健教授：病人的晨起症状重，会有一阵咳嗽咳痰，是慢阻肺的一个特点。但是有些病人也会有呼吸困难，活动后呼吸困难更明显。气道经过一个晚上纤毛的摆动，把分泌物都运到上呼吸道，所以会出现晨起咳嗽咳痰。很多吸烟的病人，夜间高分泌是存在的，晚上痰也在往上运，晚上睡觉感知不到，痰液堆积，晨起后病人就感知了。

邱洁萍：呼吸困难是慢阻肺就诊的主要原因吗？

康健教授：呼吸困难是慢阻肺就诊的一个主要原因。但是有些病人来就诊时已经是慢阻肺急性加重期，如合并感染、呼吸衰竭等。

邱洁萍：那就您所知，三级及以下医院对慢阻肺都是如何治疗的？通常什么情况下病人会进行转诊？

康健教授：如有长期吸烟史慢阻肺症状很典型的病人，胸部X片检查，排除肺气肿、支气管扩张与肺结核，基本就诊断了。虽然没有做肺功能检查，但是诊断也有可能是对的。

治疗因人而异，因地制宜。慢阻肺除非是出现严重的合并症，病人经济条件允许。一般稳定期转诊很少见。

邱洁萍：那您觉得在中国的慢阻肺的漏诊率和误诊率怎样？

康健教授：轻的病人可能漏诊。有的病人有冠心病，长期吸烟，病人来看冠心病，可能没有诊断慢阻肺，这样的漏诊比较多。如果病人来就诊就是呼吸衰竭，有发绀、右心衰竭，这样漏诊很少。

邱洁萍：怎样可以提高慢阻肺的早期诊断率？

康健教授：教育宣教到基层医生。现在县医院的主任还有机会出来学习，但是回去后如何传达是个问题。慢阻肺不像冠心病，很容易猝死，慢阻肺稳定期治疗与否，差别没有那么大，现在稳定期的治疗，生存时间也没有明显延长，主要是怎样减少急性加重的次数，这是最关键的问题。

邱洁萍：您认为对于慢阻肺稳定期的病人多长时间做一次肺功能较合适？

康健教授：一般是一年一次比较合适。但是慢阻肺病人和高血压、糖尿病病人不同，慢阻肺病人一般都是到了急性加重来就诊的。随访依从性较差。

邱洁萍：慢阻肺病人最常见的合并症是什么？合并症对于您选择治疗方案有什么影响？

康健教授：如果纵向的，是这个疾病本身的，不算合并症，比如急性加重、肺气肿、肺源性心脏病等。慢阻肺的常见合并症有肺癌、抑郁症、支气管哮喘、气胸等。肺纤维化也不少见。这些合并症对于治疗方案当然有影响，需要综合考虑。

邱洁萍：什么情况下，慢阻肺急性加重需要住院治疗？您是怎么治疗的？

康健教授：病人咳嗽咳痰很严重，出现呼吸衰竭，血气分析有变化时，考虑住院治疗。针对急性加重的病人，首选药物抗生素与综合治疗。

邱洁萍：慢阻肺病人每年的花费大概有多少？每次急性加重的花费大致是多少？有多少病人是没有任何形式的医保的？医疗保险的形式是否影响治疗策略？能否举例说明？

康健教授： 如果在我们医院，慢阻肺病人急性加重，花费一万到几万不等。现在农村合作医疗也算医保，就没有没参加医保的病人。医保的形式会影响治疗策略，我会根据病人经济情况来选择。

邱洁萍：长效支气管舒张剂在慢阻肺维持治疗中的地位如何？您最常用的长效支气管舒张剂是哪一类？国内在这个领域的研究您都参加过哪些？

康健教授： 长效支气管舒张剂在慢阻肺维持治疗中的地位，GOLD 说的很明确，我同意 GOLD 观点。我最常用的是联合制剂，沙美特罗替卡松气雾剂（舒利迭）和布地奈德福莫特罗粉吸入剂（信必可）。病人使用后的反馈还可以。这个领域的研究我们很多都参加了，各大公司的临床药物试验都有参加。

邱洁萍：LABA 在慢阻肺维持治疗中的地位如何？什么样的病人使用您会有些顾虑？

康健教授： LABA 不能包打天下。按照 GOLD 指南，我会在 B 组病人中考虑使用单药 LABA。心血管有问题的病人我长期使用 LABA 会有顾虑。之前我们在治疗气喘的病人时使用过口服的单药 LABA，慢阻肺中很少使用，现在我们也没有单药吸入的 LABA。

邱洁萍：LABA 联合 LAMA 在慢阻肺维持治疗中的治疗地位您怎么看？您更加认可 LABA 联合 ICS 的疗效，还是 LABA 联合 LAMA 的疗效？

康健教授： 我认为 LABA 联合 LAMA 的治疗地位略逊于三药联合。无论是 LABA 还是 LAMA，都不能代替 ICS 的抗炎作用。具体 LABA+LAMA 适用于哪些病人，还不清楚，等上市后才知道。至少 LABA+LAMA 联合优于任何一个单药 LABA 或者 LAMA。LABA+LAMA 与 LABA+ICS 的比较，得看试验结果，没法推测。现在临床研究所选取的都是无差别的慢阻肺病人，实际上慢阻肺病人是不同的，但是没有区分，所以拿出来的结论都不能代表每个个体。如果有足够的样本量，几千人或者上万人，足可以做亚组的分析，也许可以解决一部分问题。还是个体化治疗，现在还没有精细到这种程度，最后慢阻肺的治疗会和降压治疗一样。高血压只是一个症状，但是机制不一样，所以要用联合降压药，无论哪种联合，可能每一个病人都有不同，慢阻肺的治疗也是这样。现在慢阻肺的治疗研究还没有到这种程度，原来慢阻肺是不可治的，没有治疗意义的，现在慢阻肺已经能够治疗了，再怎么治疗，是进一步的事情。我看好 ICS+LABA+LAMA 联合，是统筹来看这几个药都确实有效，而且现在也有临床试验观察，三药联合可能依从性更好，就说明更有效。在没有更个性化的治疗出台之前，可以先三药治疗，觉得不好再调整。

邱洁萍：LAMA 在慢阻肺维持治疗中的地位如何？您一般会在什么样的病人中使用 LAMA？在这个领域的研究您都参加过哪些？

康健教授：LAMA 单药在慢阻肺中的治疗地位很高。我觉得从病人的依从性来说，使用噻托溴铵（思力华）的，反映还是比较好的。各个组的慢阻肺病人都可以使用 LAMA。一般我会先给病人使用，使用一个月以上后，观察效果不太好的，可以换药。病人使用后反馈还可以。思力华和格隆溴铵的研究我们都有参加。

邱洁萍：ICS 在慢阻肺维持治疗中的地位如何？什么样的病人使用您会有些顾虑？

康健教授：我不会使用单独 ICS 治疗慢阻肺，其实既然慢阻肺是炎症性疾病，为什么在早期不能使用？但是现在缺乏循证医学的资料。ICS 是慢阻肺维持治疗的基础。使用 ICS 的顾虑不太大，它是一个局部用药。舒利迭和信必可我都有使用，只是葛兰素宣传的更好一些，阿斯利康的信必可其实一点都不逊于舒利迭。

邱洁萍：LABA 和 ICS 联合治疗在慢阻肺维持治疗中的地位如何？

康健教授： LABA 和 ICS 联合治疗在慢阻肺维持治疗中的地位很高。按照 GOLD 来，在 C 组和 D 组慢阻肺病人中我会使用 ICS+LABA 治疗。前面说了，慢阻肺是炎症性疾病，在早期就可以使用 ICS，那么有可能的话，A 组和 B 组也可以使用 ICS+LABA 治疗。包括噻托溴铵也是这样，既然慢阻肺是这样的疾病，为什么不早期用药？但是早期治疗去除原因更重要。LABA+ICS 的治疗前景非常好，但是我更看好 ICS+LABA+LAMA 联合。

邱洁萍：氨茶碱在慢阻肺维持治疗中的地位如何？您做过茶碱领域的相关研究吗？

康健教授： 茶碱在慢阻肺治疗中是有价值的，这个是又一个理论。像中国式的氨茶碱不行，它安全性有问题，起效和中毒剂量太近，另外，氨茶碱的特异性差，PDE 很多亚型，它管得太广，必须得开发更特异性、靶向性更强的药物。但是茶碱肯定有意义，还是有价值的。在基层茶碱应用比较多。我做过茶碱关于肺动脉高压的研究。茶碱有多方面的作用，有利尿作用，降低心脏负荷，有扩张肺动脉的作用，这个研究我自己做过。

邱洁萍：您能给我讲一个您印象比较深的病人的故事吗？

康健教授： 我有个病人慢阻肺合并心力衰竭，睾丸肿的像排球，机械通气治疗以后，没有使用利尿药，第一天排尿接近 10000ml，第二天排尿 4000~5000ml，三天后病人的症状好转了。这是下级医院处理不了送到我们这里的。长期在我们这里随访的病人也很多，我们有慢阻肺病人库。

慢阻肺很复杂，但是还是可以治疗的。慢阻肺治疗从开始使用吸入治疗后，太大的改观没有，慢阻肺更多的是统计学上的治疗数据。

采访手记： 跟康健教授预约这个专家访谈，是在电话里，在我简单介绍了项目以后，康教授欣然应允，而之前我们只在全国性的学术会议上有过短暂的接触。不巧的是，我赶到沈阳来拜访康教授，沈阳遭遇大暴雨。

因为天气原因，康教授痛风发作。即使如此，康教授仍旧带着病痛，如约完成了访谈，让我十分感动。访谈中，康教授的幽默、乐观和直率深深感染了周围，很多问题康教授都是一语中的。作为一员医界巨擘，康教授的眼界和学识可见一斑，经过这次访谈，我才知道原来我熟知的很多科学知识都和康教授的科研工作相关，也期待康教授的针对非主流药物对慢阻肺影响的研究，可以更多更快的转化成中国特色的治疗理念。

2013 年 7 月

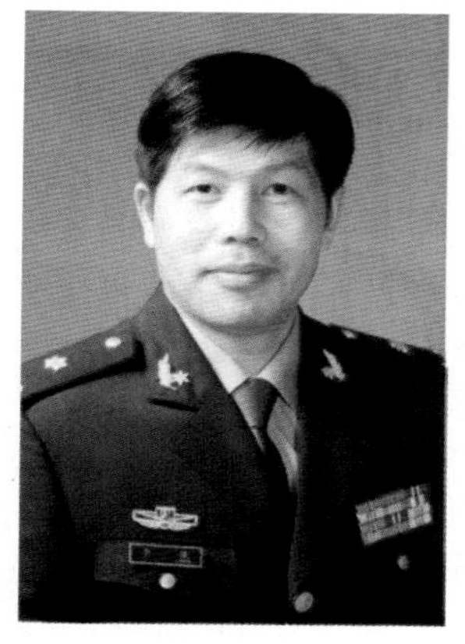

“——慢阻肺的防治不光是医生队伍的工作，还需要流行病学工作者，卫生防御，环境部门，政府的共同努力。”

采访时间：2013年9月12日

采访地点：长海医院胸心楼14楼主任办公室

被采访人：长海医院　李　强教授

采 访 者：诺华医学部　邱洁萍

李强，主任医师、教授，博士生导师。现任第二军医大学附属长海医院呼吸内科主任兼长海医院医院感染控制中心主任。兼任美国胸科协会、欧洲呼吸病学会、亚太地区呼吸病学会会员；中国医师协会呼吸分会常务委员、中国人民解放军呼吸专业委员会常务委员、中华医学会呼吸病分会委员、中华医学会呼吸病分会肺癌学组委员、上海市医学会内科学会委员、上海市医学会肺科学会委员。擅长支气管哮喘和慢性阻塞性肺病的临床防治以及呼吸系统少见病和疑难病的诊治；在介入肺脏病学和肺癌的早期诊断及综合治疗，尤其在复杂气道病变的处理及呼吸系统的介入诊断和治疗方面具有较高的造诣。担任《中华结核和呼吸杂志》等编委及《中国内科年鉴》呼吸专业的主编。先后获得国家自然科学基金；军队“九五”、“十五”科研基金；上海市科委重点攻关课题；国家“十五”攻关课题等基金资助。曾获军队科技进步二等奖二项；三等奖三项。发表论文150余篇，其中SCI收录40余篇，主编出版专著5部。

邱洁萍：您在慢阻肺领域取得的突出的成就是什么？

李强教授：我们做了一些慢阻肺的基础研究，90 年代我就做了气道固有免疫方面的研究。另外还做过一些低氧、肺动脉高压的研究，就是低氧对肺循环，对血管结构重建的影响。这些年，在慢阻肺领域的主要工作是慢阻肺的防治方面。大家对吸烟的危害的认识越来越清楚，也看到越来越多的重度吸烟的病人在中年，或者老年还没有来临之前，就已经有慢性支气管炎、肺气肿、肺源性心脏病。对这类病人到后期干预的话，治疗效果不好，社会的经济负担比较重，生活质量也比较差，所以大家都慢慢把防治重心前移。现在我们在门诊，看到一些慢性咳嗽、胸闷的病人，通过肺功能、影像学的检查，都能比较早的发现慢阻肺的病人。这部分病人如果早期发现，治疗效果就会更好，病人的生活质量也会更高，家庭、社会的经济负担也越轻。

邱洁萍：您能简单介绍一下长海医院呼吸科的发展历史吗？咱们呼吸科在慢阻肺治疗领域有哪些突出的成绩吗？

李强教授：我们呼吸科最早是从 1979 年由大内科分离出来，独立建科的。到现在走过了大概 35 个年头，学科当时最早只有 20~30 张床，发展到现在这个规模，经历了三四代人。我们科在慢阻肺领域的工作，除了我刚刚讲到的防治工作，在 90 年代初，也做了一些慢阻肺的流行病学调查。特别是在宝山的一些工矿企业，做了一些流调，这些企业的工人慢阻肺的患病率比较高。基础方面，最近几年我们科在慢阻肺方面也拿了一些科研基金，比如我们有个上海市科委支持的支气管腔内肺减容的治疗重度肺气肿的课题。这个在国外基本上是有定论的，对一些非均质性的肺气肿，这种治疗方法能够起到一定的效果，但是毕竟这种方法是一种治标不治本的方法，我们认为它适应的人群有限，只能作为终末期病人的姑息性治疗方法。另外，我们最近几年做的慢阻肺病人气道固有免疫的研究，就是参与固有免疫的一些细胞，包括肺泡巨噬细胞、气道上皮细胞，这些细胞的激活，一些信号通路的调控等，这个研究可能将来对于减少慢阻肺急性加重，减少呼吸道感染的发生，会有一些帮助。还有比如干细胞移植对慢阻肺治疗和康复的价值，我们也在做，这个是非常基础的。从疾病本身来看，我们觉得将来慢阻肺的重点还是在“防”，因为慢阻肺是气道结构性破坏的疾病，一旦结构破坏，很难完全恢复正常。复旦大学环境系对上海地区的PM2.5监测了十几年，去年他们找到我，希望可以开展一些基础研究，研究大气中PM2.5的含量与呼吸系统疾病的发病和急性加重之间的关联。

邱洁萍：您能详细介绍下科室的慢阻肺防治工作吗？

李强教授：慢阻肺在我们国家，可能在相当长的时间里，还是影响到人民大众的很重要的一个疾病。慢阻肺未来的防治模式，一个是要早期诊断，一旦发病以后，要敦促病人改变生活方式，改变工作环境；第二是药物的早期干预可以避免肺功能的快速下降，可以延长病人寿命，提高病人生活质量；第三就是对这类病人防治的重心可能不应该在大医院。我们最近在尝试跟一级医院、二级医院很好的协作，一方面能够把慢阻肺的防治理念传播给基层医院的医生和病人，另一方面对下级医院的疑难诊断和治疗提供技术性的支持。一些理念在大医院大家都习以为常了，但是在基层医院、很多医生对这些观念还没有完全形成一种工作习惯。还有一些终末期的慢阻肺病人，如果治疗很规范，有很好的治疗团队，可能病人的生存质量和生存期就完全不一样。我们以前有"慢性咳喘专病门诊"，今年我们把它分成三块，初次就诊，还没有明确诊断的咳嗽、喘息的病人，就到慢性咳喘门诊。一旦病人确诊了支气管哮喘或者慢阻肺，就到哮喘或者慢阻肺的专病门诊，进行规范的治疗。

邱洁萍：您非常重视慢阻肺的防治工作，请问基层医生在诊疗过程中遵循慢阻肺的指南吗？

李强教授：有些基层医院的医生可能对慢阻肺的指南了解，可能也有一些是不了解的，治疗是完全凭着以前的一些老观念在做。在指南的宣传和培训方面，可能还是要加强。尽管现在很多学会在做这个工作，但是可能工作的力度和细致程度都有待加强。

邱洁萍：您能就国内学会的发展历史和影响力给我们一个简单的介绍吗？作为全国呼吸学会委员，您觉得学会这个平台能够给您带来什么？

李强教授：国内从大型的学会上面大致分两块，中华医学会与中国医师协会。中华医学会相对成立比较早，一直是作为各个专科分会的学术学会的最高层次，所以它在一定程度上对学科的学术交流，包括人才培养，发现人才都起到了很好的引领作用。我们呼吸分会也一样，每个学组都在围绕自己的专业领域，紧跟国外的学术发展前沿。同时，慢阻肺学组也和制药企业、社会健康的促进机构，成立一些民间的学术团体，推动慢阻肺的教学、预防及治疗工作。最近由慢阻肺防治联盟、慢阻肺学组和国家慢病健康促进会共同在全国筛选了大概 41 家医院，作为慢阻肺防治的培训基地。希望由这些培训基地带领所在区域的下级医院共同来把慢阻肺防治的规范化做好。还制定一些发展的规划，举办一些学术的交流，把最新的研究成果普及推广给同行。90 年代我们成立了中国医师协会，行业协会在国外是一个比较成熟的机构，在我们国家起步比较晚，成立以后的定位主要是在以下方面：一个是自律，一个是维权，当行业的同仁受到侵害，比如说人身的伤害，协会需要维权。除此之外，毕业后的教育，行业的准入，这些在理论上都是行业协会的工作职责。在我们国家，因为行业协会起步晚，在职责上和中华医学会的区别不是很清晰，会有些重叠。中华医学会的影响力和历史都要胜过医师协会，有时在国家医疗行政机构比如卫生部，很多的工作还是更侧重在医学会，实际上从职责的划分上是属于行业协会的。

邱洁萍：您与国际学会或者国际专家建立了怎样的联系？这种关系网略的建立对于临床、科研的帮助是怎样的？您认为中国专家在于国际学会的合作方面还有哪些机遇和挑战？

李强教授：我自己在国际学会也担任了一些职务，比如世界支气管病介入肺脏病学会的理事，亚太地区支气管病和介入肺脏病学会的理事。这个理事和我们的委员差不多。国际性的学术机构是全世界这个领域最优秀影响力最大的专家团体，是这个领域的精英，如果能够有机会和这些精英、专家交流切磋，对提升自我的能力，开拓视野都是非常有益的事情。现在网络发达了，很多工作都可以在网络上进行沟通、协调。我们的基础

研究比国外差，这个可能有几种原因，第一，我们本身起步比较晚；第二，中国医生的负荷量比较大；第三，教学医院医生从事研究性工作的时间和精力有限，大多数医生都沉浸在事务性的工作中。所以我们创新性的研究相对较差。另外，国家和医院对研究的投入不足。

邱洁萍：您诊断慢阻肺时会问病人哪些问题？给病人做哪些检查？

李强教授：诊断慢阻肺主要会问病人的症状、职业史、吸烟史。检查主要会做肺功能与胸部 CT 检查，基本上就可以明确诊断。

邱洁萍：您觉得与慢阻肺最难鉴别的病是什么？

李强教授：最难鉴别的可能还是支气管哮喘，支气管哮喘这些年患病率也很高，有些中年以后新发的哮喘容易误诊为慢阻肺。

邱洁萍：您提到最难和慢阻肺鉴别的疾病是哮喘，那您在临床工作中主要是依据什么来鉴别？

李强教授：疾病的病程，发病的时间，对治疗的反应，肺功能与胸部 CT 检查都可以作为鉴别的依据。

邱洁萍：在您看来，GOLD 对慢阻肺的分级或分期方法实用吗？

李强教授：我觉得看一个疾病的分型或者分级，首先要看它对疾病的预后判断和治疗的指导意义。一个好的分型要简单，比如肝炎的分型就很好。原来的慢阻肺的Ⅰ、Ⅱ、Ⅲ、Ⅳ分级相对操作比较简单，新的分组比较难记，对治疗的指导性不是很强，慢阻肺不单纯是一个肺部的疾病，所以在治疗上也要考虑全身性的因素。临床上有的慢阻肺病人病程很多年，进展不是太快；但是有的却进展非常快。以上这些情况都是要在将来的分期要考虑的问题。将来的分期在考虑肺本身也就是肺功能的同时还需要结合一些炎症指标甚至是基因。可能未来的分组也会像肺癌一样，有一些分子水平的判断，比如某些基因的缺失或者表达。这样就可以使得病情进展较快的慢阻肺病人，在治疗手段上与病情进展较慢的慢阻肺病人有所

不同。

邱洁萍：根据最新的 GOLD 指南，慢阻肺分组可以有两种不同的症状评估量表，比如 mMRC 和 CAT，这两种量表的评分结果其实并不太一致，您怎么看待这个问题？

李强教授：这些评估量表在临床推行起来，还是比较繁琐的。所以可能在基层医院，尤其是门诊，很难去做这些工作，在专病门诊，或者科研项目中有意义。一个好的分型标准要对病人的转归、治疗、预后判断有很强的指导作用，这样分型才能够有生命力，比如肝炎的分型。不断变化的分型都是没有生命力的，比如血液系统的淋巴瘤分型，间质性肺病的分型。另外，这个分型方法要相对简单。而我们的慢阻肺分组复杂，主观因素影响多。有些病人可能这个医生看了是这样，另一个医生看了结果就不一样，打分也不一样。慢阻肺的分组现在不满足这些条件，当然还在不断的完善过程中，可能将来还是要掺杂一些相对客观的指标，完全问卷式的主观因素影响比较多。这两个量表都是主观量表，而且繁琐，很难推行。

邱洁萍：指南中 GOLD 分组单纯强调了急性加重的次数而没有提及急性加重的程度，您怎么看这个问题？

李强教授：急性加重的次数其实主观因素也很大。有一些受过良好教育的人，可能对自己的健康比较在意，稍微有点不舒服可能就会到医院就诊，就认为是急性加重，有些农民可能急性加重很多次，但是一次都不到医院，病人觉得他能熬得住。急性加重的程度也应该细分，具体到综合评估里。

邱洁萍：在诊断慢阻肺的时候您遇到的问题是什么？

李强教授：诊断方面，我觉得高分辨的 CT 可能在慢阻肺的诊断中发挥越来越重要的作用，以前这方面不是很强调。高分辨 CT 对于一些肺气肿的病人可以很直观的显示出来。

邱洁萍：您接诊的慢阻肺病人，最主要的症状是什么？

李强教授： 最主要的症状是呼吸困难。

邱洁萍：目前稳定期慢阻肺病人呼吸困难的控制理想吗？控制好的标准是什么？是否还有可提升的空间？

李强教授： 这个问题要具体到个体，不同的病人可能有不同的呼吸困难控制程度，也和受教育程度有关。有些病人能够规范化治疗，可能控制程度要好一些。总体来说，如果能够很好的在医生指导下治疗，大多数病人呼吸困难控制的效果还是很好的。很多时候病人在使用 LAMA 的时候，肺功能并没有改善，但是运动耐力增加，病人感觉舒服了，特别是一些重度肺气肿气道陷闭的病人，用药以后生活质量会提高。呼吸困难控制是否有提升的空间，要看病人的疾病程度，终末期的病人想要再提高，肯定是有难度的。早期的病人，治疗干预后可能控制的很好。

邱洁萍：呼吸困难是慢阻肺就诊的主要原因吗？您针对呼吸困难会采取什么治疗方案？

李强教授： 是的。慢阻肺呼吸困难的原因主要还是气流受限，针对呼吸困难的治疗，还是要首先考虑吸入 β_2 受体激动剂和胆碱能受体阻滞剂这些支气管舒张剂，以及吸入性糖皮质激素。

邱洁萍：肺功能检查对于慢阻肺的诊断是必须的吗？在慢阻肺稳定期还有哪些检查是必须的？

李强教授： 肺功能检查当然是必须的。稳定期我还会给病人做运动耐力检查，也就是运动肺功能，6 分钟行走距离等。

邱洁萍：您认为对于慢阻肺稳定期的病人多长时间做一次肺功能比较合适？

李强教授： 这个要看病人稳定的程度，一般的病人 2~3 个月复查一次肺功能。

邱洁萍：您一般在诊治慢阻肺病人时，会观察多久才考虑病人疗效欠佳？对于慢阻肺稳定期病人，您要求病人多长时间复诊？

李强教授：对于慢阻肺的治疗，我一般两周让病人复诊一次，看下病人症状、肺功能的情况。如果疗效欠佳，要看一下具体的原因，病人有没有按照医嘱用药，用药的方法对不对，特别是吸入制剂，很多病人掌握的并不好。如果排除这两个原因，就要分析病人有没有合并症，诊断有没有问题。

邱洁萍：慢阻肺病人最常见的合并症是什么？

李强教授：慢阻肺的最常见合并症是肺动脉高压、肺源性心脏病。

邱洁萍：慢阻肺病人哪个系统的并发症最多见？这些并发症对您选择治疗方案有影响吗？

李强教授：可能还是心血管的并发症比较多，慢阻肺病人往往都吸烟，吸烟对心脑血管的致病作用是肯定的。这些并发症对治疗会有影响，但是影响不是太大，因为现在慢阻肺的治疗都是吸入制剂给药，不像以前口服给药的影响大。

邱洁萍：慢阻肺病人住院的通常原因是什么？

李强教授：慢阻肺急性加重。

邱洁萍：慢阻肺急性加重的危险因素是什么？

李强教授：最常见的是呼吸道感染。

邱洁萍：慢阻肺病人最常见的结局是什么？通常多长时间会进展到这个程度？

李强教授：呼吸衰竭、心力衰竭、肺源性心脏病、死亡。一般进展到这个程度需要的时间，要看我们干预的早晚，干预的规范化程度，到后期的医疗水平和医疗救治的能力等。有部分病人即使治疗很规范，进程也是很快的。

邱洁萍：长效支气管舒张剂在慢阻肺维持治疗中的地位如何？您最常用的长效支气管舒张剂是哪一类？您在稳定期是如何调整或者维持病人的治疗方案的？

李强教授：长效支气管舒张剂是慢阻肺的治疗基础。我最常用的是沙美特罗、福莫特罗、噻托溴铵，病人反馈不错。稳定期的话，要根据病人的治疗反应，如果疗效好，病人病情控制好，那就继续用，如果控制不好，就需要调整剂量，包括增加一些其他的药物。

邱洁萍：LABA 在慢阻肺维持治疗中的地位如何？什么样的病人使用您会有些顾虑？

李强教授：LABA 的治疗地位也是肯定的，它是慢阻肺稳定期的治疗基础，相对来说，福莫特罗安全性要优于沙美特罗，沙美特罗很多病人使用后会有一些心血管的副反应。

邱洁萍：您认为 LABA 联合 LAMA 的治疗前景如何？

李强教授：LABA 联合 LAMA 也是一个很好的联合，因为两个药作用机制不一样，可以最大限度的发挥支气管舒张作用。如果有这个联合，我还是会用于重度或极重度的慢阻肺病人。病人有青光眼或者前列腺肥大时，我会有顾虑。如果任意两种联合治疗效果不好，就会考虑三种的联合。

邱洁萍：您认为 LABA+LAMA 联合治疗，是否有协同作用？您会将这个联合用在哪些慢阻肺病人中？

李强教授：应该是有协同作用。如果三联治疗，可能效果更好。可能在中重度慢阻肺中，我会使用 LABA+LAMA 治疗。B 组症状重的病人，我也会考虑使用。

邱洁萍：LAMA 在慢阻肺维持治疗中的地位如何？您一般会在什么样的病人中使用 LAMA？什么样的病人使用您会有些顾虑？国内在这个领域的研究您都参加过哪些？

李强教授：LAMA 的治疗地位还是越来越被认可。LAMA 和 LABA 一样，也是慢阻肺的基础治疗。最常用的 LAMA 就是思力华（噻托溴铵粉吸入剂）。使用 LAMA 时，我会考虑病人是否有前列腺或者青光眼的问题。噻托溴铵的临床研究我们都参加过。

邱洁萍：ICS 在慢阻肺维持治疗中的地位如何？您在使用时会有顾虑吗？

李强教授：ICS 主要还是适用于中重度的慢阻肺病人。相对来说，ICS 的副作用比口服给药小了很多，真正给予 ICS 治疗的病人，因为副作用停药的还是比较少。我最常用的 ICS 就是布地奈德和氟替卡松。ICS 的副作用会有一些，比如口腔的真菌感染、声嘶等。有一些 LABA 比如沙美特罗，有病人反映使用后心血管的副作用比较多，比如心悸。福莫特罗会好一点。

邱洁萍：LABA 和 ICS 联合治疗在慢阻肺维持治疗中的地位如何？

李强教授：这是一个非常有效的联合治疗。我一般在慢阻肺的Ⅲ级会考虑使用联合治疗，Ⅰ级、Ⅱ级我还是考虑单独使用支气管舒张剂治疗。

邱洁萍：长期使用舒利迭（沙美特罗替卡松气雾剂）50/500 治疗慢阻肺，激素的使用剂量合适吗？

李强教授：病人使用舒利迭 50/500，可能真正吸入到气道远端的药物剂量还是很有限。因为沙美特罗每日的使用不能超过两次，超过以后心血管的副作用就增加，所以只能增加氟替卡松的剂量。但是因为给药机制的问题，到终末气道的量很难讲。

邱洁萍：您刚刚提到，在重度或者极重度的慢阻肺病人中，您会考虑 LABA+ICS 联合，以及 LABA+LAMA 联合，那么什么情况下您考虑使用前者，什么情况下考虑后者？

李强教授：在重度和极重度的慢阻肺病人中，激素和长效支气管舒张剂的联合是基础，长效支气管舒张剂当中，如果使用 LABA+LAMA 联合，可以提高疗效。也就是 CD 组病人我会使用长效支气管舒张剂和吸入激素，长效支气管舒张剂是用一种还是两种，要看病人情况。

邱洁萍：茶碱在慢阻肺维持治疗中的地位如何？中成药的地位如何？

李强教授：茶碱是一种使用很方便的药物，相对来说治疗血药浓度和毒性血药浓度比较接近，在代谢有问题的病人中，会引起心血管和胃肠道的反应。因为茶碱服用方便，价格便宜，在农村地区还是有一定的市场。我在临床上很少用茶碱，有时候会用到复合制剂，比如复方甲氧那明胶囊（阿斯美）对一些依从性不好的老年人来说，效果还不错。中成药我们很少用。

邱洁萍：您认为现在市场上的吸入装置的主要问题是什么？从医生和病人角度来讲，分别需要什么样的装置？

李强教授：吸入是一种有效的给药途径，所以吸入装置很重要。病人掌握吸入装置还是需要一些指导，使用起来有些困难。病人需要安全、使用方便的吸入装置。

邱洁萍：您认为吸入装置的气流阻抗、吸气峰流速对于临床医生来讲重要吗，医生关注吗？

李强教授：对终末期的慢阻肺病人来说，装置的气流阻抗还是有影响的。因为病人的吸入力度不够，但对大多数慢阻肺病人影响不大。

邱洁萍：您能讲一个给您印象深刻的慢阻肺病人的治疗实例吗？

李强教授：我对 LAMA 在慢阻肺中的治疗，印象比较深。以前大家对这个药物的认识不太够，早期的临床研究认为，病人使用后肺功能没有明显改善，对这个药物评价平平，后来在实践中，大家发现有些病人肺功能没有改善，但是呼吸困难、运动耐量有改善。无论慢阻肺还是支气管哮喘的治疗，规范化是基础，但是针对每个病人，依然是强调个体化。如果只停留在规范化的基础上，病人治疗效果一定不好。以往我们强调的是客观的指标，现在改善病人的感受，病人呼吸困难的改善也非常重要。有些病人对 LAMA 反应不好，副反应很大，有些病人使用后效果就很好。

邱洁萍：您认为哪种试验类型比较有意义？

李强教授：每一种研究目的不同，流行病学调查是为国家制定防治战略提供帮助，药物临床研究是提供一些新的药物，都是很有意义的。

采访手记：一开始和李强教授提及慢阻肺专家访谈，李教授欣然应允，然而因为他工作繁忙，访谈不得不一拖再拖，直到九月才得以完成。每次联系预约李教授的时间，他都是非常的和蔼和耐心。李强教授是我国呼吸病介入诊疗领域的一面标帜，走在介入诊疗的最前端，同时也在呼吸系统常见病慢阻肺领域的防治方面做了很多的工作。访谈中，李教授对流行病学工作者、卫生防御、环境部门、政府共同参与慢阻肺防治工作的呼吁，给我印象最深。

2013 年 9 月

“——在我国慢性阻塞性肺疾病这个名词提出来到现在有 40 多年了。70 年代的时候，国外有 1 本书是关于慢性阻塞性肺疾病的介绍，位于日坛的中国医学科学院信息所的一位专门做医学信息的赵宗友教授约到我和苏州医学院的另一位教授一起把它翻译成中文，书名就叫做《慢性阻塞性肺疾病》。后来我的老师朱贵卿教授还问我：“你翻译了慢性阻塞性肺疾病的书？送给我吧”，现在这本书还在院史陈列室里。那时候西方已经开始称之为慢性阻塞性肺疾病了。”

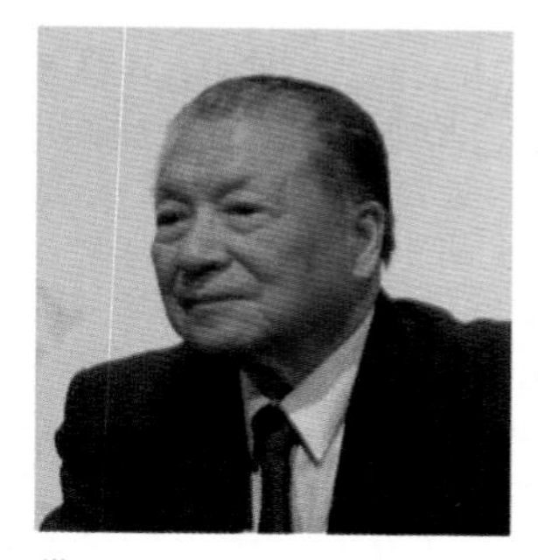

采访时间：2013 年 8 月 13 日

采访地点：中国医科院礼堂

被采访人：北京协和医院　罗慰慈教授

采 访 者：诺华医学部　崔璨婵

罗慰慈，我国著名的呼吸病学家和临床医学家，长期从事呼吸内科医疗、教学和科研工作。在呼吸内科专业领域内工作已经有 60 余年，对内科呼吸病如结节病、肺军团菌病等呼吸道感染、支气管哮喘、慢性阻塞性肺疾病、肺部肿瘤，急性和慢性呼吸衰竭等病症有较为深入的研究。2006 年罗慰慈教授获得中国呼吸医师终身成就奖，表彰他为推动我国呼吸病学的发展，与国际呼吸学界交流做出的重要贡献。

崔璨婵：可以给我讲讲您的求学经历么？

罗慰慈教授：我出生在福建，抗日战争的时候，由于日本的侵略，我与家里失去了联系，中学十几岁就离开家，生活非常困难，但我仍旧一路都攻读下来，开始的时候在学校我就用学习完的时间去抄写和工读，我的楷书写的还凑合就是那个时候练出来的。后来我就做家教。那时候我们被迫到了武夷山附近的闽北小镇上，借用了寺庙会堂来做学校。在庙里面我们几百个学生就这样开始学习。吃的都是糙米，掺了沙子的米。后来国民党的部队也退到山里面，国民党军官也有要上学的孩子需要补习，我就给他们做家教。后来我在北京协和医学院学的西医，50 年代末期脱产去北京中医学院（现名北京中医药大学）专修班念了完整的 2 年中医，从基础的《内经》开始。给我们授课的老师都是全国最杰出的老师，学习了药理、方剂、针灸、穴位，药方，推拿，外科等门。我们很努力，几乎重要的药方都可以倒背如流。北京中医学院毕业后，组织上认为仍旧不够，因为北方与南方的方剂、剂量、处方习惯都不一样，于是我们又到南京中医学院学了半年，从苏州调到南京的胡子很长的老中医非常有名，他的用药方法和北京中医学院的老师就不一样。比方说附子，能够增强扶阳，但是用药时该用多少分剂，北方医生和南方医生在同样的情况下都是不一样的。我们中西医就都学了，学了 8 年西医，2 年中医，而且中医学完还做了论文。我们的理念是要学就要比较全面的学习。

1965 年 6 月 26 日毛泽东同志提出“把医疗卫生的重点放到农村去”，说的很具体，所以我们就得去。1970 年医学科学院组织了 500 户该院医务人员（不是 500 人），取消了我们在北京的户口，落户酒泉，我们坐着专列火车就去了。当时北京医科院系统和北京市立的都去了，分配到甘肃和青海，我是去了甘肃的最西部酒泉。到了县里后领导说这次一定得到基层医院，于是我们又去到了公社医院。我在那里一呆就是 3 年，开设了门诊，各种病都看。3 年后甘肃省卫生厅觉得这么多专家下来，没组织好他们也不对，于是成立了甘肃省研究所，我们就慢慢从各县公社调到省里，所以我又到了甘肃兰州，也有经费和设施做些研究。1980 年我和全家才回到了北京协和医院。北京协和医院在抗日战争胜利后的大内科主任是张孝骞教授，张教授后来得病由方圻教授接任。方教授在 1985 年离任后我曾担任过该职。朱贵卿教授是我们医院第一任呼吸科主任，朱教授后来身体不好，我曾做过呼吸科主任。

崔璨婵：您愿意谈谈您和您的学生之间的故事吗？

罗慰慈教授：我的学生在这里学成后走到工作中，慢慢的都成熟了，白春学教授的硕士学位导师是朱贵卿教授，但是朱教授身体不好，所以就由我来帮助教授做些事情，白教授后来先后到日本和美国留学，他的博士学位是在当时上海市第一医科大学授予的。他很勤学，做出了很多成绩。我们这里培养过的学者和科里的教员、同事关系都很亲密，譬如学生间近期组织了一个“梧桐树项目组”，他们很踊跃参加服务社会协会，在课余自愿参加有益于教学、协作和公益的事情。

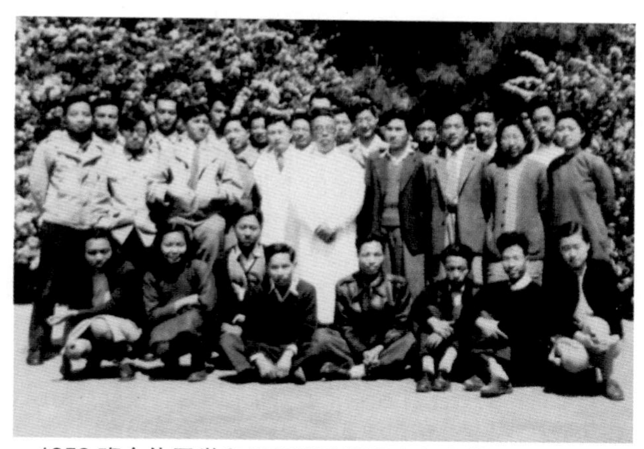

▲ 1953 班全体同学和组织胚胎课程老师和教研室人员合影

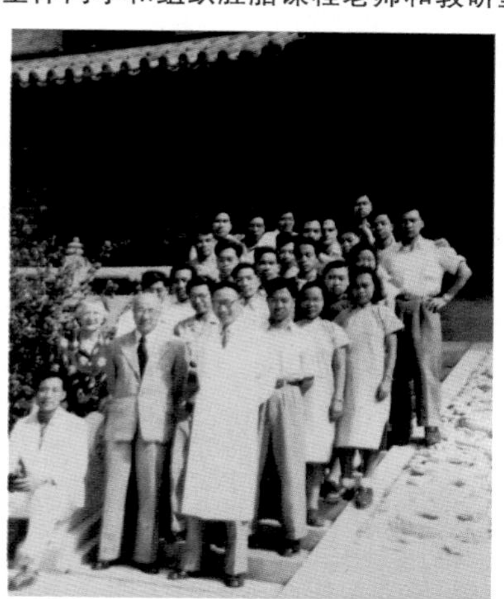

▲ 1953 班于 1948 年 9 月开学时与当时的校长李宗恩、教务长胡正祥等合影

崔璨婵：您作为呼吸科的前辈，见证了慢阻肺这么多年的发展变迁，可以给我们谈谈慢阻肺这些年取得的进展么？

罗慰慈教授：在我国慢阻肺这个名词提出来到现在有 40 多年了。70 年代的时候，国外有 1 本书是关于慢阻肺的介绍，位于日坛的中国医学科学院信息所的一位专门做医学信息的赵宗友教授约到我和苏州医学院的另一位教授一起把它翻译成中文，书名就叫做《慢性阻塞性肺疾病》。后来我的老师朱贵卿教授还问我："你翻译了慢阻肺的书？送给我吧"，现在这本书还在院史陈列室里。那时候西方已经开始称之为慢性阻塞性肺疾病了。这本书总结的很好，我们很熟悉的 3 个圈，支气管哮喘、慢性支气管炎、肺气肿，这 3 个疾病是相互关联的一组疾病。当时中央的同志得了慢性阻塞性肺疾病，所以国家也很重视，在内科学里也是必讲的一个疾病。那时候卫生部发通知到基层医院，甚至到公社医院，每一个人都要认识这个疾病，要想想有什么办法解决这个病，全国动员起来。文化大革命阶段，卫生部很多工作除了流行病的工作，计划生育工作，别的课题很少。比如文化大革命的时候派我们去河南驻马店是因为有流行性脑膜炎，那就是遇到什么攻克什么，全国的卫生状态是什么？怎么样面向，一步两步三步走，好像没有计划。70 年代初的时候突然接到通知要开会，讨论咳嗽，可为什么讨论咳嗽当时也不知道，后来才知道其原因。当时我就考虑怎么样治疗慢性支气管炎，其实中药、西药都是可以的。我在乡下就也提了一些观点：一定要避免感冒，怎么预防支气管炎，怎么治疗等。

崔璨婵：慢阻肺的相关工作，您都做了哪些？

罗慰慈教授：80 年代我从甘肃回北京后，在黄山召开了第一个全国性会议，主要讨论咳嗽、慢性支气管炎、肺气肿、肺源性心脏病，此为呼吸四病，在那个会议上我们把呼吸四病作为每年年会的主要内容。在我们各个行政区都有四病的组织，也做分组的开会学习。那时在全国呼吸界曾经将呼吸四病作为一个学组，这样可以从卫生部得到研究的支持。每年我们都会召开全国四病的学术会议，我也成为四病学组的成员之一。

翁心植教授当时领导着组织全国的有关四病会议，他做禁烟做的最早。北京市宽街那里有一个专门的场所，北京市各大医院的大夫约十几位都在那里定期开会。

我们慢慢地也做了一些慢阻肺的工作，比如一些铺垫的工作。一谈到防治慢阻肺就要谈到数据，比如肺功能的数据是怎样的？我们学校里做病理生理的同志就组织起来做全国肺功能的调查，他们连续做“人体生理常数数据库”系列工作，是多项科技部基础（公益）性专项基金资助项目，实施已超过9年。一直到现在，比如去年他们调查了宁夏回族自治区。我曾是其中的一个顾问，探讨从方法学、统计学方面是否可以改进。这个研究面很大，不可能一蹴而就，每一年会出一本这样的书，每一个省都有1本这样的资料。因为用统一的方法做同样的内容才好比较各省市之间的差异。这样的基础资料是非常宝贵的。这是基础医学院在做，我们多是做些与临床有关的工作。比如中国13亿人口，每个年龄段肺功能的数据是什么样的？处于某个阶段的病人应该怎样诊断，住在高原或平原，不同种族有无差异，有了这些数据，我们就一目了然了。

崔瑔婵：这些年慢阻肺的药物也有很多进展，LABA+ICS，LAMA，您怎么选择这些药物呢？

罗慰慈教授：我都是根据具体的病人，他的发病经过，现在所受到的别的因素的影响来确定，不能说给了某个药物，就一定好。比如说关于尘肺，我在60年代常去西郊的煤矿里，去给矿工做检查，那个时期我们了解的呼吸道疾病与现在就不一样了。所以具体分析的时候要考虑的因素很多，疗效评估的时候也要多方面综合评估。所以我要看一个病人常要用很多时间来问病人。假如是中度、重度慢阻肺病人，根据2011年Vogelmeier C在新英格兰医学杂志上发表的噻托溴铵（思力华）和沙美特罗两组各3000余例的结果：噻托溴铵（思力华）组在推迟急性加重时间和中度、重度急性加重年发生的次数均优于沙美特罗组，我倾向于选择LAMA。

崔瑔婵：遇到呼吸困难的病人您都问那些问题？

罗慰慈教授：担任什么职业，是否吸烟。又比如环境的因素：搬新家了，我就会问桌椅板凳是用什么材料做的？有没有用什么涂料？房间装饰品是什么样的？在治疗的时候，我都要告诉他可能是什么诱病原因在起作用。还有就是症状，比如是否气短、上楼时能上到几层等。查体我会从头查到脚，注意嘴唇的颜色，胸廓的形状和前后径等。如果没有肺功能的检查设备，可观其步履。还要按压踝部有没有水肿。一个病人我会查很久，我比较像老一辈的大夫，比如张孝骞大夫，他们很少仓促的诊断一个病人，通常都要问很久的。如果不能一次完成，我就在病史里注明什么问题，下次接着查。

崔璨婵：慢阻肺的疗效如何评估?

罗慰慈教授：简易的观测心肺功能方法是观察病人走进诊室时的步态、心率和气促与否。病人的症状，心肺功能的测定。病人有时候不一定听医生的话，他告诉医生的情况未必是真的，他告诉医生疗效很好，但也许他根本没有吃药，所以不能都信以为真。另外家里的情况，是否有同类的疾病，我也都会问到，所以会很耗费时间，有时时间不够用，我会先记下来下次接着问。但问题都会要问到，否则 不能全面了解病情。

崔璨婵：您现在还出门诊或会诊么?

罗慰慈教授：疑难病例我还会去会诊。我 87 岁的时候去和门诊讲，我可不可以不出门诊了，因为我们门诊要求如果要停门诊需要提前通知，否则就要找相当水平的人来替，这个很困难。但是我的老病人都有我的电话，有问题他们会直接打电话给我，青海、湘西、贵州的哪里都有，比如有个病人是湘西的，刚开始是自己的病，后来妈妈生病，亲戚生病也都打电话给我。病人来找我看病我一定避免他们给我留下什么东西，如果一旦有的话，我一定会从邮局把东西寄回去，不是原来的礼品，一定是比他留给我的礼品还贵重的东西。我还记得我上医学院三年级的时候，暑期由老师带领下乡防疫，在内蒙古的农田里和两个同学在路边碰到一个妇女，蹲在路边，我们以为是生病了，结果一看是要生产了，那时候我还没学过产科，但是病人那个样子我们得管啊。我们有洋火和剪指甲的小剪子，手上都有一个手绢，我们用火烧了小剪刀，就在地里接生了，用手绢把脐带结扎了，刚解放初期在农村没有破伤风的疫苗，于是就向妇女问了地址，过了几天去他们家里家访看看是否有危险，妇女和孩子都很好。我们当时就体会到了学医的一个实际的应用。

崔璨婵：现在的医患关系很紧张，为什么您与病人关系却如此和谐？

罗慰慈教授： 比如有个湘西的小学老师，30 岁左右，是结节病，带了孩子来北京看病。我一看就很着急，一个乡村老师，三口之家，很困难的，我就想能尽快治疗有个眉目，让他们赶紧回去，不要在北京久住。一方面我要加紧做相关检查，我要让他早点回去，但我又担心有风险，另外要问他当地是否有药。我能帮就帮，所以后来他定期就给我来电话。结节病的治疗不是 1 个月，2 个月就能解决的，有时候要 2~3 年，后来他来电话，我都感到很欣慰，也安心了。作为医生能够解决别人的病痛，是最快乐的。培养学生也是一样的，能够把学生培养成才，也是一件值得骄傲的事情。

崔璨婵：您现在还参与审稿的工作么？

罗慰慈教授： 现在不审了，之前我还做顾问，一些有关的题目还是会发给我。中华呼吸杂志或中华内科杂志我曾经是主编，现在每期也会寄给我看一看，我也能知道现在都在做些什么工作。

崔璨婵：慢阻肺的危险因素从过去到现在，有什么变化么？

罗慰慈教授： 也许有一部分危险因素是与现在的各种污染相关的，另外与现在建筑业里的材料有关，比如低质量的木材家具或者是建筑材料的影响不是短时间的，而是长期的。

崔璨婵：有没有印象深刻的慢阻肺病人？

罗慰慈教授： 慢阻肺之所以变成一个社会问题，是因为会死人。病人有 CO_2 潴留，Ⅱ型呼吸衰竭，引起了颅内神经系统功能障碍时很危险，还有可能因为长期肺动脉压力增高，引起的肺源性心脏病和心功能衰竭。有一天我值夜班，吴英恺教授是值班院长，我是值班的主治大夫。碰到了一个呼吸衰竭昏迷的病人，吴英恺教授说“我来”，他自己上台为病人做气管切开，气管切开后第二天病人就清醒了，慢慢好转了。所以这也是慢阻肺引起临床重视的一个原因，但这种情况对于疾病来说还是太晚了。后来我们讨论慢阻肺时大家总是觉得归根结底应当将关注点提前到解除诱病的原因上来。现在我们有很多先进的药物可供使用。除了药物之外康复治疗、心理治疗、氧疗、轻便可携式呼吸机等对病人也有一定的效果。

采访手记：2013 年 8 月 13 日是让我难忘的一天，在协和医科学院的古香古色小礼堂我见到了仰慕已久的罗慰慈教授，罗教授已经 89 岁高龄，但依旧精神矍铄，说起慢阻肺的发展历史他侃侃而谈。老一辈医学家孜孜不倦的学习精神让我们这些后生晚辈有些汗颜。

采访结束当天罗教授就给我寄来了他的一张近照，虽然看似是一件微不足道的小事，却也让我非常感动，于是我想把这些印记留在这里：

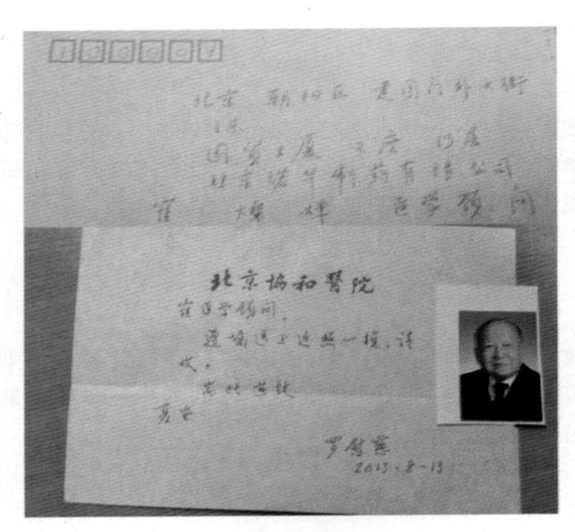

▲ 罗教授的近照与信件

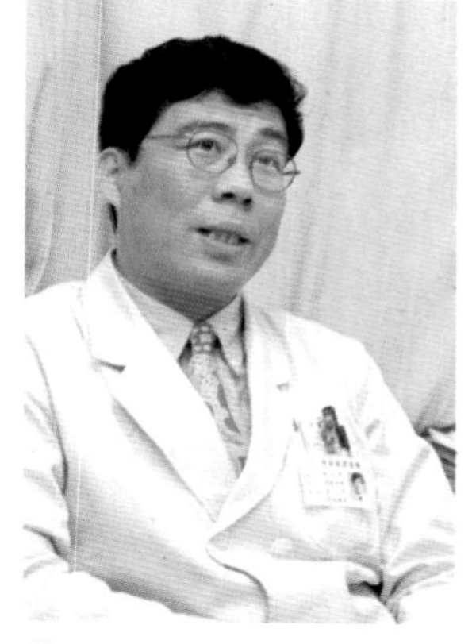

“——慢阻肺领域应该考虑发展针对基层的指南，因为落后、偏远地区可获得的药物和大城市不一样，应有基层能用得上和用得起的药物。”

采访时间：2014 年 7 月 21 日
采访地点：中日友好医院呼吸内科
被采访人：中日友好医院　林江涛教授
采 访 者：诺华医学部　林　孜

林江涛，卫生部中日友好医院呼吸内科主任，主任医师，教授，博士研究生导师。主要从事支气管哮喘的发病机制和人群防治、咳嗽的临床诊治以及慢阻肺的稳定期治疗研究。

兼任中国医师协会呼吸医师分会会长、中华医学会呼吸病学分会候任主任委员；北京医学会呼吸病学分会候任主任委员；全国医师定期考核呼吸内科专业编辑委员会主任委员；中国控制吸烟协会吸烟与疾病控制专业委员会副主任委员；中国预防医学会公众教育和临床控烟专家委员会副主席；中国哮喘联盟总负责人；国家卫生计生委医政医管局病种质量控制与评价研究项目专家咨询委员会呼吸内科专业首席临床专家；卫生部疾病预防控制专家委员会慢性病防治委员会委员；国家突发公共卫生事件专家咨询委员会成员，医疗救治组副组长；卫生部新闻宣传中心全国医院健康促进专家指导委员会常务委员；《中华哮喘杂志（电子版）》总编辑；《Lancet Respiratory Medicine 中文版》主编；《中国呼吸和危重病监护杂志》总编辑；《中华结核和呼吸杂志》副总编辑；《国际呼吸杂志》副总编辑；

《中国实用内科杂志》副总编辑。

2004年获首届中国医师奖、2008年获卫生部突出贡献中青年专家称号，享受国务院政府特殊津贴，2009年获中国控制吸烟协会颁发的“创建无烟医院活动贡献奖”，2011年共同申报的“哮喘的发病机制及规范化治疗”获国家科技进步二等奖。

林孜：您为什么选择了医生这个职业？从医这么多年，您觉得做好一名医生最重要的是什么？

林江涛教授：我出生在一个普通的军人家庭，父亲曾经参加过抗日战争、解放战争、抗美援朝，他在解放后通过军事学院的学习成长为一名技术过硬的炮兵军官。通过父亲的经历我懂得了人的一生必须始终通过学习不断地完善自己。我之所以选择了医学专业，是因为这是我认为在和平年代最能造福大众的职业。

从医27年，我觉得保持着一颗“淡泊宁静”的心态和扎扎实实做好医生本职工作的态度十分重要。从日本东北大学医学部学成回国后，在科里我逐渐担任了副主任、主任的工作，后来在医学会、哮喘联盟、医师协会担负很重的责任，同时还有协和医学院、北京大学医学部、北京中医药大学的研究生导师工作，在外人看来我的日常生活是超常的忙碌和劳累的。但是我认为临床工作是一个医生的根基所在，直到现在我还坚持每周按时出三次门诊，参加一次大查房，院内院外的会诊，两周一次的大内科病例讨论会，还有定期的哮喘学校病人教育。从临床中学习、积累和成长是任何一名医生一辈子都不能停下的工作。2003年SARS结束后，由于我作为首支国家医疗队队长出色完成了病人的救治任务以及主持完成了世界上第一个SARS灭活疫苗和人禽流感H5N1全病毒灭活疫苗的Ⅰ期临床研究工作，并在国际上著名的《Lancet》杂志上发表，中组部以及新闻媒体想要对我进行进一步的宣传，卫生部党组领导和院领导也多次找我谈话想让我担任更高的行政管理职务，我都婉言谢绝了。因为我明白，任何光鲜的头衔和耀眼的光环，都可能会跟朴实无华的医术和学术产生冲突。我今后的主要时间和精力，只能投入到我所热爱的医学和专业中去。

林孜：正如您提到的，临床和科研是您的学习工作中非常重要的两个部分，您是怎样平衡临床工作和科研工作的？

林江涛教授： 对于一名医生来说，临床和科研是一个两手抓的问题。临床工作很重要，是一个医生的根本，医生不看病、不会看病就不是医生了；科研是促进临床发展的一个重要因素，科研工作做得好，尤其是临床科研做得好，就能改进临床的诊断治疗方法，推进医学的进步。因此医生应以临床为主，同时在力所能及的情况下进行一些与临床相关的科研工作，二者互相促进。在科研工作中，我经常对我身边的医生和学生讲，要有实事求是的科学精神，万万不可因为谋求私利而去"改数据、拼文章"、"跑课题、跑奖励和称号、跑成果"。负责全国哮喘流调的工作后，我每次跟团队开会以及进行调查员培训时都再三强调，我们承担了历史的责任，必须不惜一切代价把调查研究做好，给国家和人民一个真实准确的结果。

林孜：在您的求学或职业发展中，对您影响最大的人和事有哪些？

林江涛教授： 我是我国著名呼吸病学专家林友华教授的第一个研究生。林友华教授是中日友好医院呼吸内科的创建者，在肺功能、呼吸生理等方面完成了许多开创性的工作。导师是一个为人谦和、在专业上严谨周密的人。导师的为人和学风影响了我，三年的研究生生涯也为我以后的医学事业打下了坚实的基础。我始终对师长心怀感恩，因为我从医之路的成长期就是站在了巨人的肩膀上前行，在他们的培养下我形成的工作学习作风也让我受益一生。当年我曾经受邀在杂志上写了大量科普文章，有时候同一期就有好几篇同时发表，我便给自己起了"华子"的笔名。用这个笔名，一是喻义自己是中华子孙，另外我的导师和父亲的名字中都带有一个"华"字，以此纪念与导师的师生之情和与父亲的父子之情。至今导师的照片仍摆在我家中的书桌前，他的人格和作风始终带给我努力前进的力量。

林孜：目前国内慢阻肺的发病率和发病风险的情况是怎样的？存在地域差异吗？

林江涛教授： 应该是存在地域差异的。环境因素是慢阻肺发病的一个重要因素，同时还有生活习惯。生活习惯包括地方的生活习惯，还包括个人的生活习惯。另外，当地的经济发展水平等社会因素也会影响慢阻肺的发病，贫穷的地方教育水平低、不好的生活习惯多，如吸烟，因此慢阻肺的发病率更高。但是，我们国家没有针对这方面做过系统的调查。

林孜：对于慢阻肺的诊断，尤其是鉴别诊断，您会比较关注哪方面？

林江涛教授：主要还是和支气管哮喘的鉴别诊断。需要考虑致病的危险因素，这是两者鉴别诊断的基石。其次是肺功能检查，需要结合致病因素后综合考虑，不能单纯、片面地理解肺功能。实际上很多哮喘病人的肺功能也是不可逆的，主要是那些肺功能已经 4、5 级治疗的病人。如果他们没有明确的致病因素，你不能诊断他们为慢阻肺。

林孜：您讲到的这类型的病人可以算是慢阻肺和支气管哮喘重叠综合征的病人吗？

林江涛教授：目前讲的重叠综合征，应该是有两个疾病特征的病人，才能叫重叠综合征。如果病人只表现了一个疾病的特征，应该不能算重叠综合征。目前这方面争论很大，实际上有可能把一部分单纯哮喘的病人算进来了，现在重叠综合征的诊断方面没有金标准。我们医院做过研究，在难治性哮喘里面有一部分病人，很明确是支气管哮喘，但是又增加了吸烟的因素，这部分病人的气流受限更严重，基本无法改善。我们发现哮喘病人里如果有长期大量吸烟史，他们的气道炎症性质就会发生改变，变成以中性粒细胞炎症为主，这些病人应该就属于慢阻肺哮喘重叠的病人。

林孜：目前对于慢阻肺的诊断，全球 GOLD 指南推荐以 A、B、C、D 来进行病人分类，您认为这种分类法对于临床的指导意义如何？

林江涛教授：这种分类有一定意义。但是问题在于这种分类目前缺乏临床研究的支持，还是纯人为的划分，缺乏明确的证据。而实际很多目前进行的临床研究也不是按照 A、B、C、D 分组来纳入病人的。

林孜：您之前领导哮喘学组制定了我国哮喘基层指南，您认为慢阻肺方面是否也可以考虑这方面的工作？

林江涛教授： 今年GINA指南更新有一个重要的改变，就是在第二级治疗推荐中纳入了茶碱，在此之前只有哮喘基层指南在第二级治疗中推荐茶碱。基层版指南一个不同的地方就是把比较便宜的、在基层容易获取的激素和茶碱推荐在前面使用，然后才是白三烯调节剂等药物，虽然和GINA的推荐不完全一致，但是这对于基层来说是比较实用的。而说到慢阻肺领域，也应该考虑针对基层的指南，因为落后、偏远地区可获得的药物和大城市不一样，很多产品如ICS/LABA在落后地区就没有，很多地方连氨茶碱都没用上。我们可能要指导基层地方先用上氨茶碱，经济好一点的地区用缓释茶碱，然后是异丙托溴铵。而现在的情况是很多基层的病人根本不用药，发现的时候已经是呼衰送急诊室了。

林孜：您认为怎样做才能提高慢阻肺的早期诊断率？您认为进行早期筛查可实现吗？

林江涛教授： 筛查的关键在于发现一种简易的技术或方法进行疾病的早期诊断。比如，可以规定几条：①40岁以上；②吸烟达到一定量，如400支/年；③长期接触生物燃料；④临床症状如咳嗽咳痰达到一定年限，或出现活动后气促；满足这些标准可以临床诊断慢阻肺。当然这样的标准特异性会低一些，可能存在较低比例的误诊，但是可以很大程度地提高早期诊断率，可保证大部分病人得到早期诊断和正确的治疗，成本低、适用性强。如哮喘基层指南，病史和临床症状典型的即可直接诊断，而不典型的病人则使用峰流速来做支气管舒张试验，简单可操作性强。另外，还有很重要的就是病人的教育，提高病人对于疾病的认知程度。

林孜：在慢阻肺稳定期治疗中，您是怎样看待长效支气管舒张剂和吸入激素的作用的？

林江涛教授： 应该说长效支气管舒张剂还是慢阻肺稳定期治疗的基石。因为慢阻肺的病人目前总体来说病程是不可逆的，除了早期戒烟、氧疗外，其他干预措施从改变疾病预后来说都是不理想的，因此长效支气管

舒张剂可以改善症状、改善生活质量，就是首选治疗。吸入激素只适合于一部分病人，主要是重的，FEV_1 占预计值低于 60% 的这类病人需要使用激素，但同时这部分病人使用吸入激素其实也是存在一定风险的。

林孜：对于支气管舒张剂的选择，LABA 和 LAMA 中，您的使用经验是怎样的？

林江涛教授：我认为应该还是 LAMA 首选，因为它和慢阻肺的病理生理有很多吻合的地方。LAMA 除了舒张气道，缓解呼吸困难症状外，抗胆碱可以抑制气道分泌，而慢阻肺的一个重要的病理生理特点就是气道高分泌，相反支气管哮喘的高分泌就不明显。另外，LABA 如果和 LAMA 联合的效果是很好的，作用是相加的。在我的一些病人中，使用 LAMA 再联合加上 LABA 的病人，确实活动耐力、肺功能改善特别明显。实际上，未来的趋势是这种联合方案可以早一点使用，倒不一定局限在最重的、GOLD D 分级的这些病人中。

林孜：您是中国医师协会呼吸医师分会会长，同时也是中华医学会呼吸病学分会的候任主委。从学会发展和学科建设角度来说，您有怎样的设想和计划？

林江涛教授：脚踏实地的推动呼吸学科队伍的建设。这五年我做医师协会获得了很多经验，你可以看到医师协会年会，五年前只有 200 多人参加，但是到今年有 4000 多人参加。而美国胸科学会（ATS）出的通讯里也会介绍与我们的合作，应该说这样的合作无论对于 ATS 和我们来说都是有利的。

在学科建设方面，我的想法是要贴近一线的呼吸专科医生，如成立基层工作委员会和中青年工作委员会可以把不同层面、不同资历的医生都召集起来，调动他们的积极性，凝聚向心力。我们之所以成立呼吸医师协会的基层工作委员会，一个非常重要的工作目标就是建立一个能够满足基层呼吸疾病防治的网络，培训基层的呼吸医师，提高基层医生的规范化诊疗水平，将疾病防治从基层做起。委员会组织有条件的高等医疗机构，与基层医疗机构建立对口帮扶关系，组织基层医师到全国著名的一些三甲医院进修、学习。同时，会诊、下基层、义诊、讲座、捐赠等活动也在积极地开展，帮助基层医疗机构解决实际困难，增加基层与政府决策部门的交流

与沟通，提高全社会对基层医疗机构的关注与重视。

另外还很重要的一点就是，我们中国的呼吸学科的医生一定要走出国门，尤其是年轻医生，可以多和国外的专家交流，这是很重要的，同时也是扩大中国的学会在国际上影响力。如今年我们中国医师协会呼吸医师分会（CACP）年会就是一个较好的范例，ATS 的人主动要求来参加，设立展台，而明年的 ATS 年会上同样也会有 CACP 的展台，我们的纪念品也准备好了，是代表中国的熊猫，这就是完全独立而平等的交流。当然 ATS 有很多东西是领先于我们的，是值得我们去学习的，所以说走出国门、国际交流是很重要的。

林孜：您的行医这么多年，有没有什么难忘的病人故事或是行医经验可以和我们分享？

林江涛教授：我最近去了云南藏区迪庆州进行义诊。藏区的海拔高，

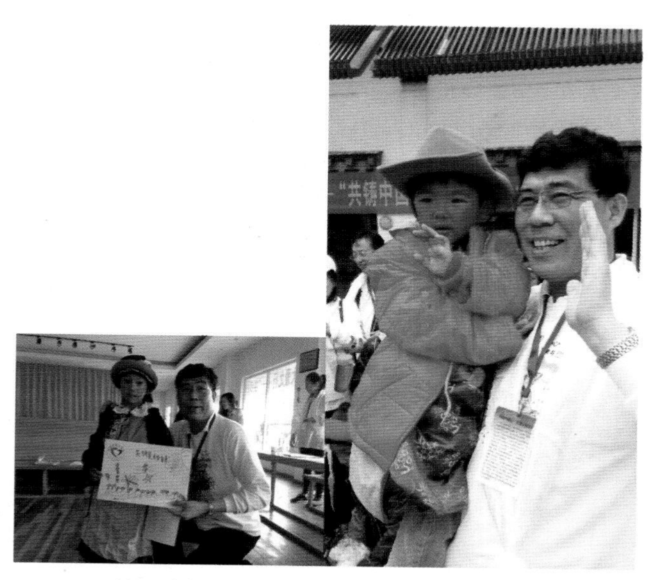

▲ 林江涛教授与杰素·丹珍保育院里的孩子们

我们很多医生到了那里都出现了不同程度高原反应。但是大家都是坚持着接诊了每位慕名而来的病人，毕竟呆的时间很短，我们都希望能够为当地的百姓多做点儿事，因为对于这些藏区的病人而言，很难有机会见到专家，进行面对面接触。我们另外还探访了那里杰素·丹珍保育院里的孩子们，有藏族、纳西族、白族等不同民族的孩子。我们去那儿带了很多书、本子、U 盘等学习资料给他们，还募集了点儿资金给他们买了羽绒服。有一个孩子叫洛桑宗，很可爱，很爱画画，我手把手教他画了一幅画，并现场拍卖了 1000 元，这笔钱将来可以做他的学费。

我一直认为作为一名医生，应当怀有一颗感恩的心。对父母、师长、社会的养育栽培应心怀感恩而且回报反哺。应当对你的病人怀有仁爱和感激，因为你的每一位病人都是提高你临床水平的老师。而作为一名医生，回报社会的最好方式就是给最有需要的病人带去及时的诊治和关爱，我去过延安等革命老区，还有甘肃、青海等西部地区，去义诊、慰问老红军、给他们送上他们需要的药品和物品。当看到当地的病人因为获得诊治和药品物资而露出的笑容时，我觉得我做得这一切都是有意义的。

采访手记：和林教授接触的第一印象是他对待工作十分地严谨和务实，他强调做事要有时间观念，并常和他科室里的年轻医生说世上做任何事情最怕“认真”二字，欲做大事应先从认真做好每一件不起眼的小事开始。这种态度同样反馈在林教授的临床和管理工作中，关心基层的医疗工作、关心年轻医生的发展、关怀边远地区的病人，立足当下、做实事。林教授的座右铭是“老老实实地做人，严谨规矩地做医生，踏踏实实地做学问”，这种为人处事和治学风格在当下浮躁的社会环境里显得尤为可贵。

2014 年 7 月

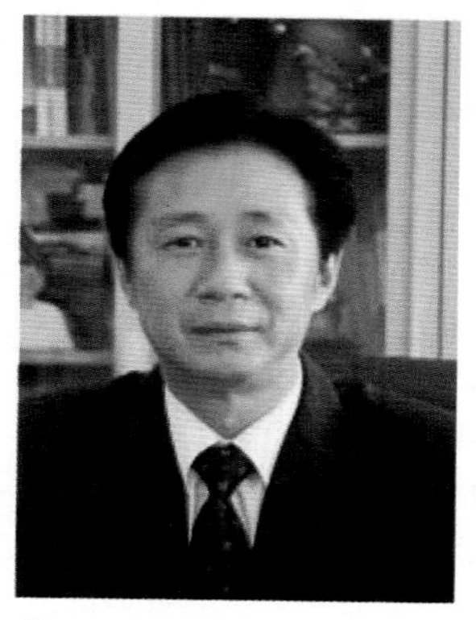

“——我国慢阻肺的患病率高，民众对慢阻肺患病因素及其危害性的认识不足，加之该病的综合防治水平低下，由它引起的社会与经济负担沉重。加强慢阻肺的早防早治对提高该病的诊治水平，减少它对病人的影响意义非常重大。”

采访时间：2013 年 11 月 21 日
采访地点：广州医科大学　党委书记办公室
被采访人：广州医科大学　冉丕鑫教授
采 访 者：诺华医学部　王颖玉

冉丕鑫，医学博士，教授，博士生导师。现任广州医科大学党委书记。兼任呼吸疾病国家重点实验室学术委员会委员、广东省医科院学术委员会委员、中华医学会呼吸学会慢阻肺学组副组长、广东医学会副理事长、广东慢阻肺联盟主席。

主要研究方向为慢性阻塞性肺疾病，在慢性阻塞性肺疾病人群防治研究等方面进行了较系统的研究。近年主持各级科研课题 30 余项，获得省部级科技成果一等奖 3 项，二等奖 2 项，三等奖 2 项。

王颖玉：您对慢阻肺的关注在哪些方面？其价值和意义是什么？

冉丕鑫教授：本人对慢阻肺的关注重点在于它的早防早治。

首先，因为慢阻肺的患病率高、危害性大。从我们组织的全国慢阻肺的流行病学调查结果来看，我国 40 岁及以上人群的患病率高达 8.2%，其中男性 12.4%，女性 5.1%；农村 8.8%，城市 7.8%。慢阻肺的死亡率也很高，我国每年有 120 多万人因慢阻肺死亡，排在肿瘤和心脑血管疾病之后，居第三位。慢阻肺的疾病负担也很重，一般急性加重一次就需要花费1.2万~1.5万，这还不包括间接的负担。

第二，在慢阻肺病人早期，肺功能下降速度更快，如果能早一点干预，能够更有效的减缓肺功能的下降速率，疾病发展的进程会得到有效控制。但是，在我国相当大一部分早期或者轻症的慢阻肺病人没有得到及时治疗。我们在流调中发现，有约35.3%的慢阻肺病人没有自觉症状，即便很多吸烟者偶尔咳嗽咳痰，他们也不认为自己患病，所以，只有不到25%的慢阻肺病人曾主动就医，而到医院看病的很多都是慢阻肺 Ⅲ~Ⅳ级的病人，60%以上已经是疾病中晚期，肺功能已很难恢复。

第三，我国慢阻肺早期防治水平低下。比如，吸烟是慢阻肺的主要危险因素，但是，公众对于吸烟的危害性并没有充分的认识。我们的调查发现，我国40岁以上人群吸烟率是29.7%，社区人群仅40%知道吸烟的危害性，只有28.5%的吸烟者接受过戒烟劝导，受劝者中仅31.9%戒烟，慢阻肺病人中有42%现仍然吸烟。慢阻肺病人中仅0.5%接种过流感疫苗。6%慢阻肺病人仍然接触职业粉尘；无临床症状的慢阻肺病人基本未曾就诊接受宣教和诊治；Ⅱ级及以上慢阻肺者仅中16%使用过药物治疗，且用药不规范。

第四，慢阻肺的早防早治不仅没有引起政府和卫生工作者们的足够重视，而且也没有成熟的经验可以借鉴，即使在GOLD指南中也很少提及早防早治。早防早治的关键当然是早期诊断。但是，由于没有症状和症状轻微的早期慢阻肺病人不仅没有意识到自己生病，即使去基层医院或者社区卫生站就医，也没有办法确定诊断。因为，现在慢阻肺诊断的金标准是肺功能检查，而我国目前肺功能检查的普及率低，即使在一部分县一级的二级医院也没有配备肺功能仪。我们流调筛查出的慢阻肺病人中，只有6.5%曾经做过肺功能检查。同时，相当一部分基层医务人员可能也没有为就诊者进行肺功能检查的意识。

所以，早防早治是慢阻肺防治的关键，因此，本人非常关注这个问题。

王颖玉：在中国，慢阻肺疾病的危险因素有哪些？最重要的危险因素是什么？

冉丕鑫教授：从我们全国的流行病学调查来看，最重要的危险因素是吸烟。吸烟人群的慢阻肺患病率为 13.2%，其中男性为 13.6%，女性为 10.8%，不吸烟者慢阻肺的患病率才 5.2%。规则吸烟的年龄越早，患病率越高；吸烟量越大，慢阻肺患病率越高。

低体重指数、儿童时期呼吸道感染、粉尘和理化刺激因子等均与慢阻肺关系密切。慢阻肺和吸烟者的体重指数降低也有一定关系，慢阻肺分级越高，体重指数越低；体重指数越低，慢阻肺的患病率越高。儿童时期患呼吸疾病（包括麻疹、百日咳、支气管炎和肺炎）的人群慢阻肺患病率增高，感染疾病种类越多、感染住院的次数越多，慢阻肺患病率越高。

其他如年龄和受教育程度等也与慢阻肺发病相关。年老者较年轻者患慢阻肺危险性增加；教育程度低，慢阻肺患病率高，小学及以下文化程度的人群慢阻肺患病率是初中及以上文化程度人群的 2.15 倍。另外，生物燃料也是一项很值得注意的危险因素。资料显示，25%～45%的慢阻肺病人从不吸烟。我们在粤北韶关地区调查也发现，有些从来不吸烟、很少接触职业粉尘等其他致病因素的农村妇女，其慢阻肺患病率明显高于同处华南的广州城区的妇女，是什么原因呢？经过了解，该地区妇女每天在厨房接触生物燃料烟雾时间达 2～3 小时，厨房现场有害物质浓度检测显示，使用生物燃料烹饪时，厨房内二氧化硫、二氧化氮、一氧化碳、粒径小于 10μm 的颗粒物（PM_{10}）和总悬浮颗粒物（TSP）均明显高于使用清洁燃料者，且 PM_{10}浓度高约 10 倍，TSP 浓度高约 20 倍，室内二氧化硫浓度与女性慢阻肺患病明显相关。进一步分析全国的资料显示，暴露于生物燃料烟雾长于一年的人口比例与慢阻肺患病率明显相关，非吸烟者生物燃料暴露时患Ⅱ级以上慢阻肺的 OR 值大于 1，非吸烟男性生物燃料烟雾暴露与Ⅱ级及以上慢阻肺发病相关，与生物燃料烟雾暴露年限相关。

但是，以往人们对生物燃料烟雾的危害性认识并不充分。其实，生物燃料是家庭的主要能源，仅在发展中国家，每天大概燃烧 20 亿公斤生物燃料，全球约有 50%的家庭和 90%的农村家庭主要靠固体燃料（煤和生物燃料）烹饪和取暖，即全世界约有 30 亿人口暴露于生物燃料烟雾，相较于暴露香烟烟雾的 10.1 亿人口，生物燃料烟雾暴露的危害性的确不能小视。

王颖玉：随着农村生活条件的逐步改善，由于生物燃料引起慢阻肺患病率会有所下降吗？

冉丕鑫教授：有。我们在韶关翁源地区与当地政府联手，对烹饪燃料（将使用生物燃料和燃煤改为使用沼气等清洁燃料）和厨房通风状况进行改善，并对肺功能和慢阻肺发病的影响因素进行了连续9年的观察。结果发现改用清洁燃料者其肺功能 FEV_1 9年累计下降明显减缓，且改用清洁燃料的年限越长，肺功能 FEV_1 的下降减缓越明显。烹饪时厨房通风条件改善者的肺功能 FEV_1 下降也较未改善者明显减缓，且改善的年限越长，肺功能 FEV_1 的下降减缓越明显；改用清洁燃料并改善了厨房通风的人群的肺功能 FEV_1 的下降改善最明显。改用清洁燃料、改善厨房通风状况、减少生物燃料烟雾接触能够有效保护肺功能并降低慢阻肺发病率。我们的这个研究结果在一些场合报告后，引起了有关专家的高度兴趣，认为我们的研究结果对政府制定相关政策有很大的参考价值，同时对基层医务工作者也有一定的指导意义。

王颖玉：除了您刚刚提到的吸烟和生物燃料，还有其他的危险因素吗？

冉丕鑫教授：还有空气污染，尤其是交通相关的空气污染，也就是汽车尾气。国外的研究显示，儿童时期暴露于交通相关的污染空气者，成年后罹患慢阻肺者明显增加，交通相关的空气污染还能够明显加重慢阻肺病人的症状。长期暴露于污染空气和紧邻马路居住的女性的患慢阻肺风险增高，住所距离主干道 <100 米的女性患慢阻肺的风险是住所离主干道 $\geqslant 100$ 米女性1.79倍，NO_2 五年暴露量每增加16 $\mu g/m^3$，患慢阻肺风险增加1.43倍，PM_{10} 五年暴露量每增加7 $\mu g/m^3$，患慢阻肺风险增加1.33倍。

我们最近在广东部分空气污染严重的城区如广州荔湾区和空气质量较好的边远农村如韶关开展慢阻肺社区的筛查工作，发现了一个比较有意义的现象。我们总共调查了八千多居民，资料完整者8076例，其中广州荔湾区2036例，韶关翁源山区2297例，湛江城区1558人，连平山区2185人。筛查出慢阻肺病人743例，其中广州187例，韶关347例。在广州的182例慢阻肺病人中，既无吸烟史，也无接触生物燃料、二手烟、职业粉尘暴露、家族史、儿时肺炎住院和儿时长期慢性咳嗽史者有14例，比率达

7.69%；而在韶关的347例慢阻肺病人中，没有吸烟和上述相关高危因素者只有6例比率，比例仅为1.73%。韶关的这部分病人均居住于翁源县的山区，交通不发达，空气质量较好，而广州的这部分人群均居住于广州市中心城区，交通拥挤，空气质量较差。这种现象强烈提示交通相关空气污染可能与慢阻肺的发病相关。当然，但这一结果只是粗略的观察，我们还在进行进一步的观察分析。

王颖玉：您做了很多烟雾与慢阻肺发病的机制研究，您对慢阻肺的发病机制怎么看？

冉丕鑫教授：慢阻肺的发病机制很复杂。烟草烟雾中有4700种化学物质，这些有害物质吸入体内后会引起氧化/抗氧化失衡、气道慢性炎症、蛋白酶/抗蛋白酶失衡，最后导致肺组织结构破坏，出现肺气肿和气道重塑等典型的病理学改变。但是这一过程中到底是哪些细胞，哪些细胞因子起什么作用，还不是很清楚。实际上我们的观察很肤浅，我们做过氧化-抗氧化失衡方面的研究，观察了烟草烟雾和生物燃料对动物的影响。其中我们对烟雾中的尼古丁进行研究发现，尼古丁不仅会促进气道上皮细胞和成纤维细胞呈现转分化样改变，还会促进气道平滑肌细胞的分裂增殖。所以，尼古丁除了我们大家所熟知的使人成瘾以外，还可能直接造成气道和肺组织损害。这提醒我们在使用尼古丁替代产品戒烟时，不要过分依赖，尽量降低剂量。

此外，我们观察了生物燃料烟雾和烟草烟雾对动物和离体细胞的影响，发现它们二者的影响结果并不完全一致，这值得深入研究。

王颖玉：中国慢阻肺病人的地域分布特点是怎样的？

冉丕鑫教授：我国地大物博，按照大家的理解应该会有地域差别。我原来觉得广东气候暖和，慢阻肺的患病率应该会低一些。但我们的流行病学调查结果显示实际上并不是这样。因为慢阻肺是很多综合因素引起的：吸烟、生物燃料、社会经济状况等，这在中国各个地区是差不了多少的。在全世界范围内，慢阻肺的患病率和发病因素也相差不大。所以慢阻肺是一个全球问题，才会引起GARD这样的全球性组织的高度关注。

王颖玉：根据您的调查，慢阻肺治疗中的病人，对于疾病的认识是否有所提高？

冉丕鑫教授：总体而言，现在大家对慢阻肺的认识有所提高。尤其在上级医院就诊的病人，可能从医生那里得到的相关教育会多一些，认知程度会更高一些。另外，在一些参与慢阻肺筛查和综合防治研究的社区，大家对慢阻肺的认知程度会高一些。但是，我国目前大部分基层医院，特别是农村和基层社区，医务人员对慢阻肺的相关知识都相对贫乏，妄谈对病人的教育了。

王颖玉：为什么慢阻肺知识的普及和认识远远低于高血压，糖尿病？

冉丕鑫教授：这里在很大程度上因为我们的政府和医务人员对这个病的重视程度不够有关。当然，就老百姓对它的认识不足这点而言，可能有它的历史渊源。我们读书的时候学的是“慢支炎”、“肺气肿”，这个大家都知道。最近十几年才提出“慢阻肺”这一名称，人们需要有一定的时间进行认知和理解。我们几年前的社区调查显示，不到20%的老百姓对慢阻肺有概念，而且调查表中还不是直接使用“慢阻肺”这个称呼，而是用的“老慢支”、“肺气肿”和“支气管炎”。不仅慢阻肺这个概念很少人了解，现在我们还生搬硬套地沿用国外的叫法“慢阻肺”，这就让人更难以理解了。所以中华医学会呼吸学会，特别是慢阻肺学组也在发出倡议，在正规场合尽量多用“慢阻肺”，少用“COPD”。再比如我们常说的“香烟”，在《中华结核和呼吸杂志》已经改称“烟草”了，以免对民众产生误导。

王颖玉：您会做哪些事情，同时您觉得国家应该做哪些事情来推动慢阻肺防治事业的发展？

冉丕鑫教授：我认为慢阻肺的防治仅仅靠几个医务人员是不够的，一定要从政府层面去推动。首先，从政策上引导，在政策上给予支持。前几年我国出台了慢病防控政策，像艾滋病、肝炎、心脑血管疾病等很快就控制住了。我们的慢阻肺流调结果出来以后，通过钟院士和呼吸界同行的不断呼吁，国家卫生政策制定者也认识到这个问题了，卫生部疾控司前两年把慢阻肺也纳入到慢病防控名单中去了。下一个五年的防控目标，就是将

40岁以上人群患病率从8.2%降为8.0%以下。如果能实现这个目标的话，起码患病率不会再上升了。其次，从经费上给予支持。慢阻肺的防控非常花钱。现在基层医院很多连简易的肺功能仪都没有，也缺少基本的治疗药物。另外基层医生的诊断也存在问题，漏诊误诊率高。当然，这不仅仅是呼吸一个专业的问题，整个基层医务人员的业务素质都有待提高。

王颖玉：茶碱对慢阻肺的作用您是怎么看的？

冉丕鑫教授：我们曾经做过一项很有意义的工作就是第一次在国内用茶碱进行了为期1年、随机对照的双盲试验，观察其对慢阻肺的作用。对于茶碱，国内外都有很多不同的看法，有些专家认为茶碱的效果不好。但是我们的试验发现，茶碱的的确确能改善慢阻肺病人的生活质量，运动能力，对肺功能也有一些保护作用，而且它使用方便价格便宜。最近几版的GOLD都引用了我们的研究结果，这对我们国家农村是很有意义的。当然，这项研究的时间不太长，我们尚未发现严重的安全性事件，只要在用药过程中医生多提醒病人观察身体变化，用药不过量，一般不会有太大的问题。

王颖玉：慢阻肺领域中您做的最有意义的工作是什么？最大的收获是什么？

冉丕鑫教授：让我自己感到比较欣慰的首先是在慢阻肺的综合防治方面做了一点工作。我们把中国慢阻肺的患病情况搞清楚了，这项工作是在钟院士的指导下，我们联合全国多家单位在“十五”期间做的。我们采用的是为国际同行所认可的方法和严格的监控措施，因此研究结果受到了国际的承认。也让国外第一次认识到中国慢阻肺的准确的患病情况，同时为我国政府制定慢阻肺防控策略提供了科学的依据。

第二，在慢阻肺的危险因素研究方面，我们从现场流行病学和动物实验两个层面，证实了生物燃料在慢阻肺发病中的作用。

第三，慢阻肺的社区初筛工作。我前面提到，慢阻肺诊断公认的金标准是肺功能，但是我国的情况是，慢阻肺病人中只有6.5%的做过肺功能检查，肺功能在基层和社区普及率很低。怎么才能在社区把这些没有症状和症状轻微的早期慢阻肺病人筛选出来呢？如果采用普查的方式成本太高，要求基层都是用肺功能检查现在做不到。我们首先观察了简易的峰流速仪在筛选社区气流受限人群中的可能作用，结果发现，吹一口气就能把70%的气流受限者筛选出来。基层医生就可以有针对性地让这些人再去上级医院进行确诊。同时，我们根据贝叶斯统计学原理，设计了一套程序，通过询问病人一些问题来判断慢阻肺的严重程度。如果把这两者结合起来，就可以达到更高的准确性。最近我们又制定了一种适合我国国情的简易慢阻肺初筛问卷，共 30 个问题总分 46 分。这个问卷更贴近中国人的实际生活，能筛选出 80%以上的气流受限病人。把这些放到社区使用，作为气流受限的初筛是很简便和准确的，也适合推广。

第四，刚刚提到的茶碱治疗效果观察。

第五，慢阻肺的康复治疗，我们做了有关太极拳的研究，发现坚持打太极拳三个月，对社区轻症慢阻肺病人的生活质量，运动耐量，症状改善是非常明显的。太极拳是老百姓喜闻乐见的运动，对轻中度的慢阻肺病人尤为适用。

最后，在综合干预方面，我们选取了广州的一个试验社区和一个对照社区，将社区人群分为普通人群，高危人群和患病人群进行有针对性的宣传教育和干预治疗。4 年下来，干预社区的人群对慢阻肺的认识，吸烟危害的了解和戒烟率远高于非干预社区。关键是干预区全部人群 FEV_1 下降速率明显低于非干预社区。

王颖玉：您能够分享给我们您的求学及工作历程吗？

冉丕鑫教授：我的求学和工作经历很简单。1980 年考上衡阳医学院，毕业后留校工作两年，之后在湖北医科大学和华中科技大学同济医学院读了 6 年的研究生。1993 年研究生毕业后到广州医科大学广州呼吸疾病研究所工作，一直到现在，再也没有挪过窝。

王颖玉：在您的求学和职业发展中，对您影响最大的人和事有哪些？

冉丕鑫教授：应该说，影响我人生的人和事不少，但是，对自己的职业生涯影响最大的人有两个，一个是我的博士研究生导师段生福教授。我1990 年到考入华中科技大学同济医学院时，段教授已经是身患绝症了，但是他老人家很乐观，为人十分的和蔼可亲，对自己的学生很关心。1992 年我还没有毕业，段教授就去世了。虽然跟随段教授的时间不长，但是他做人的品质是值得我们一辈子去学习的。我一直记得当时段教授在病床上对我说的话。他说："冉大夫，看样子在学业上我是没办法带你了，但是我要教给你一句话，也是我这一辈子的心得：做人要把一些事情看得淡一点，不要什么都去争。是你的东西别人抢不走，不属于你的你再争也得不到。我这一辈子从来不去和别人争，自己该干什么就干什么，但是我该有的都有了。"当时他在全国呼吸界学术地位是数一数二的。这句话对我的影响非常大。我理解，我们年轻人应该有理想、有抱负，但是，这并不意味着就要去和别人争抢什么，而是应该脚踏实地的干自己认准的事情，不要把心思和精力放在争名夺利之上。在自己这些年的工作历程中，我始终谨记段教授的教诲，把它作为自己人生的信条。所以当我的工作做出了一点成绩，取得了一些进步的时候，我会很感激周围人的帮助。相反，当工作遇到失败和困难的时候，我也会以平和的心态去接受它，从自己身上找原因，不会怨天尤人，也不会感觉怀才不遇。我现在也是这样教育我的学生，只要踏踏实实、不懈努力，总会取得令自己惊喜的成绩的。

对我的人生影响最大的第二个人当然是钟南山院士了。自从我来到呼研所，就没有离开过钟院士的关怀。钟院士做事非常严谨，非常认真，这从一些非常小的事情可以反映出来。比如，尽管钟院士学术造诣高深，但是，每次去讲课或做报告，他都要将材料反反复复地修改，即使给本科生上一堂课他都会亲手反复的修改课件。记得有一次我和他去北京参加国家"十五"课题申请答辩，到北京那天晚上，钟院士将北医三院的赵鸣武教授请到宾馆，我们一起讨论了一晚上的幻灯内容，没想到第二天清早他又对答辩材料进行了再一次的整理，说经过一个晚上的思考又有了新的理解，直到进场答辩的前 15 分钟还说有个地方需要再改一改。除了对工作严格要求之外，现实生活中的钟院士却是十分随和，对待同事和下属体贴关心，没有一点架子。记得我 1993 年 7 月份刚到广州时，恰遇台风，广州的菜价大涨，而我从武汉南下已经花掉了读书时所剩不多的一点助学金，第一个月还没有领到工资，吃饭成了我的最大问题。这种事情对于一个刚刚毕业到一个新单位工作的人而言可能是个大事，但对于当时身为广州医学院院长、党委书记和广州呼吸疾病研究所所长的钟院士而言，这种事就不足挂齿了。但是，钟院士不知是怎么知道了我的事情，不仅让学校财务处为我们新来的员工预支了第一个月的工资，他还从自己的工资里拿了 500 块钱给我应急之用，时至今天，我也没有还回钟院士这 500 块钱。我也知道钟院士对我的这份关爱之情是我这一辈子也偿还不起的。还有一次是1995年的夏天，钟院士找我，当时我住在5楼，既没有电梯也没有电话，他顶着酷暑前前后后爬了4、5次楼梯才找到我。钟院士之所以能够成功，不仅仅是他智商和情商很高，更重要的是他的严谨和认真。人们往往看到的只是他的成就，看不到的却是他光环背后的努力和艰辛。“学本事、学做人”是钟老师对我们的要求和期望，像钟老师那样“有本事、会做人”也是我终生的追求。虽然我这辈子不可能像钟院士那样成功，但是，从他那里我学会了怎么朝着这条路去探索。

王颖玉：作为大学的党委书记，同时也是研究生导师，对于年轻的医学生您有什么期望?

冉丕鑫教授：这问题有点大了。其实我觉得不单是对医学生，应该是对所有的学生说：要学会做事，学会做人。当然，这句话不是我的发明，这是钟院士说的。这也是我们“广医人”一直所坚持的。我经常对我的学生讲，学本事固然重要，学做人更重要。因为大家在一起就是一个群体，遇事多为别人着想，始终要有一颗宽容的心。

采访手记：采访进行前一个月，冉书记的电话一直打不通。于是我决定跑一趟，面对面邀请他参加访谈。当我抱着几份采访手稿，装着一脑袋反复琢磨过的台词到达广医党委书记办公室时，却被告知冉书记出去开会了。不甘心就这么白跑一回，于是便买了几张白纸，在教学楼一处偏僻的楼梯拐角，写了封几百字的邀请信，连同采访手稿一起交给党办秘书，请求“呈递”。没过几天，手机上收到冉书记的短信——同意参加。

这篇有关慢阻肺流行病学的访谈（当然实际内容不只于此），是唯一的一篇系统介绍了慢阻肺危险因素，流行病学和综合防治知识的访谈，让我们能够从最广大和最基层的社区出发，看到慢阻肺疾病在我国的现状，了解到什么才是有效的应对措施。认真读完这篇文章，我相信人们就应该能够意识到：慢阻肺及其危险因素就在我们身边，我们每个人都有义务保护自己并提醒他人。

2013年11月

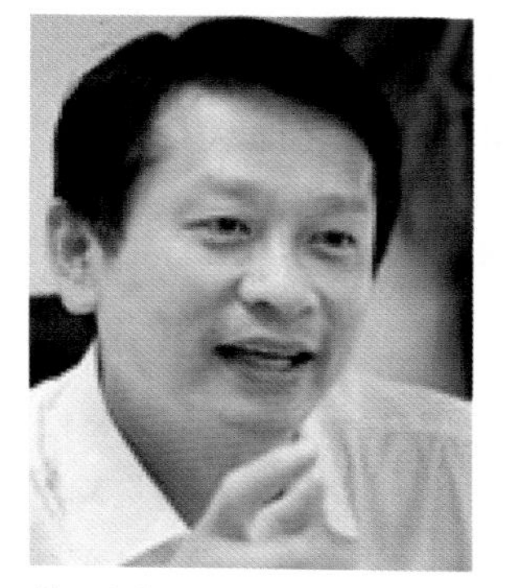

“——国家卫生部有一个疾控司，糖尿病、高血压、肿瘤都有防治办公室，就是没有慢阻肺防治办公室。如果有的话，我们就可以更好的做好慢性阻塞性肺疾病的防控工作。”

采访时间：2013 年 7 月 18 日
采访地点：浙江大学医学院附属第二医院呼吸科
被采访人：浙江大学医学院附属第二医院　沈华浩教授
采 访 者：诺华医学部　邱洁萍

沈华浩，教育部“长江学者”特聘教授、国家“杰出青年科学基金”获得者，浙江大学博士生导师，中华医学会呼吸分会副主任委员，哮喘学组组长，中国医师协会呼吸医师分会副会长，浙江省医学会呼吸分会主任委员，美国胸科医师学会（ACCP）资深会员（FCCP）、美国胸科学会（ATS）会员。1993～2001 年期间曾在美国 West Virginia University、Mayo Clinic、加拿大 McMaster 大学从事研究。担任《Respirology》等多家杂志副主编或编委。沈教授领导他的团队在哮喘和慢性阻塞性肺疾病的分子机制、气道黏液高分泌、慢性气道疾病干预策略、肺部感染、呼吸系统少见罕见疾病的临床和基础研究以及健康教育等方面取得了显著成绩。

邱洁萍：您在慢阻肺领域取得的突出的成就是什么？

沈华浩教授：早在 80 年代中末期，我们就开展了支气管激发试验，对当时认为的慢性（喘息性）支气管炎、支气管哮喘的病人做了一些研究，发现 80%以上的慢性喘息性支气管炎气道反应性增高，和支气管哮喘一样。在 90 年代中期，我们特别观察了慢阻肺病人糖代谢异常的情况，发现慢阻肺病人30%~40%都存在糖耐量的异常，有些病人发生了糖尿病。所以慢阻肺病人发生糖尿病，糖耐量异常的比例要比正常人群高，高两倍左右。这个课题我们获得了省科技进步奖。本世纪初，我们做了一个慢阻肺病人在医院里的调研。我们发现在医院里呼吸内科住院的病人只要做过肺功能检查+支气管舒张试验，误诊率为百分之十，而心内科、消化、血液、内分泌等其误诊率百分之百。我们的诊断标准是使用支气管舒张剂以后的肺功能改变。最近我们在做慢性气道疾病的机制研究，包括重症支气管哮喘和慢阻肺共同的发病机制，这方面我们拿了一个国家自然基金重点项目，希望可以找到重症支气管哮喘和慢阻肺共同的发病机制，因为它们的治疗是比较接近的，都是用ICS+ LABA+ LAMA治疗。

邱洁萍：慢阻肺病人发生糖尿病，糖耐量异常的比例要比正常人群高两倍左右，原因是什么？在慢阻肺病人中会筛查糖耐量异常吗？在治疗上有什么不同？

沈华浩教授：原因可能和慢阻肺病人大多消瘦，营养不良有关；另外和不规范使用激素治疗有关；也和病人长期缺氧、损害胰岛细胞有关。现在大家都注意到这个问题，会去筛查糖耐量了。一旦病人确诊糖尿病以后，应完全按照糖尿病治疗。慢阻肺病人来看病要首先确定病人是否有血糖增高，输液治疗要注意是否使用葡萄糖。在使用激素时，要注意监测血糖的问题。

邱洁萍：您能简单介绍一下浙江大学附属第二医院呼吸科的发展历史吗？

沈华浩教授：我们医院呼吸科成立于1962年，现在是国家临床重点专科，浙江省的重点学科等等，也是重点创新团队。2003年牵头成立浙江大学呼吸疾病研究所。现在已成为浙江省呼吸内科学临床、教学、科研主要中心之一，是浙江省医学重点学科（牵头单位），浙江大学呼吸病学博士后流动站。1983年成为我国第一批国家食品药品监督管理局药物临床试验机构（呼吸专业），是我国第一批卫生部呼吸专科医师培训基地。目前整个团队在支气管哮喘和慢阻肺的分子机制、呼吸危重症、气道黏液高分泌、慢性气道疾病干预策略、肺部感染、呼吸系统少见罕见疾病的临床和基础研究以及健康教育等方面取得了显著成绩。多次获得各级科技进步奖。2013 年获得国家科技进步二等奖。近年团队获国家杰出青年科学基金 1 项，国家自然科学基金重点项目 1 项，承担国家十一五支撑项目、973 课题、863 子课题、卫生部行业基金各 1 项，国家自然科学基金和省部级等重大课题十多项。在国内外刊物本研究领域权威期刊包括 PNAS、AJRCCM，J Immunol，Allergy，AJRCMBl，Intensice Care Medicine，Chest，ERJ，Respiratory Research 等发表论文 200 多篇，其中 SCI 收录刊物近 100 篇，受到国内外学术界的广泛关注，对学科领域的发展起到了重要的推动作用。

邱洁萍：您对于科室未来有什么期望或规划？

沈华浩教授：基础研究很重要，希望可以多做一些基础研究，如果基础研究有突破，临床上面就有机会，同时老药新用也是我们要注意的，我们也在筛选一些很老的药，很安全，但是治疗作用并不清楚，我们可以转过来治疗慢阻肺。当然，作为临床医师，每天和病人打交道，要抓住一切机会探讨研究疑难杂症和少见罕见病例。像我们发现的胸闷变异性哮喘，就是在日常工作中抓住了机遇。我的不少国内同事都说见过这类病人，就是没有科研意识失去了这个重要发现。甚至我的国外同事也戏称，他们也遇到过类似病例，只是我们比他们更加“聪明”一点，所以提出新的发现了。

邱洁萍：您与国际学会或者国际专家建立了怎样的联系？您认为中国专家在于国际学会的合作方面还有哪些机遇和挑战？

沈华浩教授：我们和国际专家联系非常多，对于我们临床和科研帮助非常大。我们经常参加国际会议，或者把他们请过来，一起讨论，对学术交流和我们的研究起指导作用。如果我们有共同的兴趣，就可以有共同的研究。光开会是不够的，我们根据自身的条件，基础研究条件和临床资源的分配来做研究，其实很多东西我们国内做得并不比国外差。

邱洁萍：您能就中国慢阻肺指南的历史、角色和影响力给我们做个简单的介绍吗？

沈华浩教授：中国慢阻肺的指南影响力很大。现在我们国家临床实践中，主要是 GOLD 和中国的慢阻肺指南在慢阻肺诊治中起决定性作用。我们推广的理念，推广的方法技术都是按照这个来的。

邱洁萍：您觉得与慢阻肺最难鉴别的病是什么？

沈华浩教授：一方面是慢阻肺合并支气管哮喘，另一方面也需要和出现气急的其他疾病鉴别，比如心脏病。典型的支气管哮喘和慢阻肺是不难鉴别的，不典型的病人要做支气管舒张试验。支气管哮喘和慢阻肺的诊断，病史非常重要。

邱洁萍：对于难鉴别的这部分慢阻肺和支气管哮喘，在治疗上有什么不同或者侧重？

沈华浩教授：首先是诊断，一定要诊断清楚才治疗。重症支气管哮喘和慢阻肺鉴别比较困难，当重症哮喘出现气道重构以后，支气管舒张试验阴性，慢阻肺病人大部分也是支气管舒张试验阴性，但是又有气流受限，这个时候要根据病史来鉴别，但是这个时候，重症哮喘和慢阻肺的治疗是差不多的。

邱洁萍：在您看来，GOLD 对慢阻肺的分级或分期方法实用吗？

沈华浩教授：我更认可Ⅰ、Ⅱ、Ⅲ、Ⅳ的肺功能分级。一个是这样分级简单明了，另外，ABCD 分组重叠性太大，可操作性比较小。很多时候医生没有时间来具体分组。

邱洁萍：在诊断慢阻肺的时候还有哪些问题是有争议的？

沈华浩教授：最主要是诊断不足的问题。要抓住病人体检，建议体检项目中常规包括肺功能检查，我们浙江省超过 45 岁的人，体检都要求要做肺功能。

邱洁萍：您接诊的慢阻肺病人，最主要的症状是什么？

沈华浩教授： 最主要的症状是气急。气急的病人肯定要做肺功能检查。我的病人都是活动后症状重，没有明显的晨起症状重。到了后期，晨起症状肯定重，起床穿衣都困难。

邱洁萍：呼吸困难是慢阻肺就诊的主要原因吗？您针对呼吸困难会采取什么治疗方案？

沈华浩教授： 呼吸困难，活动后气急是慢阻肺就诊的最主要原因。呼吸困难的原因主要是肺功能损害。针对呼吸困难，我给病人使用支气管扩张剂治疗。假如肺功能损害严重，给病人使用激素。

邱洁萍：目前稳定期慢阻肺病人呼吸困难的控制理想吗？控制好的标准是什么？是否还有可提升的空间？

沈华浩教授： 稳定期慢阻肺病人的呼吸困难控制得不理想。控制好的标准是病人能够生活自理，正常活动不受限制。呼吸困难的控制还有可以提升的空间。

邱洁萍：那就您所知，三级及以下医院是如何诊断慢阻肺的？对慢阻肺都是如何治疗的？通常什么情况下病人会进行转诊？

沈华浩教授： 下级医院肺功能检查不普及，存在诊断不足的问题。地区医院治疗方案规范，县医院治疗不规范。基本上是病人出现病情加重，肺功能恶化，气急了，不相信下级医院的医生时，会进行转诊。

邱洁萍：肺功能检查对于慢阻肺的诊断是必须的吗？在慢阻肺稳定期还有哪些检查是必须的？

沈华浩教授： 肺功能检查是慢阻肺诊断唯一的金标准，我们这里的病人都会做。稳定期不需要做其他检查。一般的病人半年做一次肺功能检查，不用常做。

邱洁萍：您选择治疗药物的主要考虑的治疗目的是什么？

沈华浩教授： 首先是改善症状，然后预防急性加重，减少住院，然后是其他因素综合考虑。

邱洁萍：慢阻肺病人换药或停药的主要原因是什么？慢阻肺急性加重的危险因素是什么？

沈华浩教授： 一个是经济问题，价格太高；第二个病人觉得好起来了，不需要了，有些病人自己改为隔天一次用药，使用不方便；另外就是有的病人用药以后一点作用都没有，他也不用药；安全性因素（副作用）很少。

邱洁萍：慢阻肺病人最常见的合并症是什么？合并症对于您选择治疗方案有什么影响？

沈华浩教授： 慢阻肺的最常见合并症是支气管哮喘、冠心病、糖尿病。这些合并症对我选择治疗方案影响不大。

邱洁萍：您怎么定义慢阻肺急性加重？

沈华浩教授： 症状突然加重，比如气急加重，咳嗽多了，痰多了，甚至发热了，就是原来症状突然加重。指南上说超过日常变异，不科学。比如病人原来一天咳嗽两声，现在咳嗽四声；原来平路走还可以，现在走平路气急；原来爬六楼可以，现在爬两楼都不行了，等等，那就是急性加重了。最常见的原因是呼吸道感染、劳累。

邱洁萍：针对急性加重，您是如何治疗的？什么情况下，慢阻肺急性加重需要住院治疗？

沈华浩教授：这个要具体看待。假如肺功能突然损害很严重，肯定要用全身激素，短期的，一般是5~7天，有感染的要用抗生素，没有感染不要用抗生素。当病人缺氧，有低氧血症，有广泛哮鸣音，有I型呼吸衰竭或者二氧化碳潴留要住院治疗。

邱洁萍：慢阻肺病人最常见的结局是什么？通常多长时间会进展到这个程度？

沈华浩教授：呼吸衰竭、心力衰竭和死亡。如果经过治疗的话，比预期要多活十年，不经过治疗的自然病程，肺功能很快就下降了。

邱洁萍：慢阻肺病人每年的花费大致有多少？每次急性加重的花费大致是多少？有多少病人是没有任何形式的医保的？医疗保险的形式是否影响治疗策略？

沈华浩教授：慢阻肺病人每年的花费是上万元。每次急性加重的花费是5000~10000元。现在浙江的医保比较好了，可能四分之三的病人都有医保，农保也可以的。病人的医保形式不会影响我的治疗策略。

邱洁萍：一般被诊断为慢阻肺的病人都能遵医嘱治疗吗？依从性大概如何？

沈华浩教授：慢阻肺病人的依从性是要看是在我们整个团队还是在我这里。在我这里的话，因为我的门诊是名医馆，病人来一趟不容易，所以他很珍惜，依从性肯定是95%以上了。

邱洁萍：长效支气管舒张剂在慢阻肺维持治疗中的地位如何？您最常用的长效支气管舒张剂是哪一类？您如何调整或者维持现有治疗？

沈华浩教授：长效支气管舒张剂作为慢阻肺的一线治疗，它的地位是肯定的，巩固的，是不可置疑的。包括理论实践，包括指南，都非常肯定它是一线治疗。对慢阻肺来说，我用的最多的是噻托溴铵。病人使用有效，依从性好。根据病情来调整治疗方案，慢阻肺分轻、中、重、极重度，我现在并不赞成ABCD的概念，这个概念有点含糊，轻、中、重、极重度是一个非常好的严重程度分级，那么治疗就是根据病情的严重程度评估，根据肺功能、症状，评估以后用药。比如病人是重度慢阻肺，那他的治疗一定是联合治疗，首先是使用支气管扩张剂，比如说噻托溴铵，长效的，然后要给予ICS + LABA，那就是LAMA + ICS+LABA三联治疗。重度慢阻肺以上，也就是肺功能FEV_1在50%以下的，全部都要用，一个都不能少。FEV_1在50%以上，如果症状不明显，气急不明显，可以考虑单用LAMA。

邱洁萍：LABA在慢阻肺维持治疗中的地位如何？什么样的病人使用您会有些顾虑？

沈华浩教授：LABA在茚达特罗上市之前，在我们国家只有一个药物，就是福莫特罗。施立稳已经在中国市场退出了。所以，LABA在慢阻肺的治疗方面在我国是没有任何经验的。不管指南也好，临床试验也好，单独使用LABA作为单药治疗慢阻肺不是主流，理由一个是大家认识的问题，一个是药源的问题，LABA单用于慢阻肺在我们实际临床应用中非常少，没有很多的证据支持单用会有很好的疗效。至少在我的病人中，我没有拿到很好的证据之前，我不会单用。LABA虽然是高选择性的，也不可避免对心脏、骨骼肌有影响，少数病人使用奥克斯都保，抖得很厉害。虽然慢阻肺并没有提到过长期使用LABA会引起β受体的下调，但是支气管哮喘病人确实肯定是有下调的。因此，不主张或者不推荐单独使用LABA治疗哮喘，这个是肯定的。但是对于慢阻肺我认为是没有这个禁忌的。

邱洁萍：您更加认可LABA联合ICS的疗效，还是LABA联合LAMA的疗效？什么样的病人您使用LABA+LAMA会有些顾虑？您在这个领域做过哪些研究？您认为LABA联合LAMA在临床上前景如何？

沈华浩教授：对中度以下，就是FEV_1在50%～80%之间的慢阻肺病人，可以使用LABA联合LAMA，从改善症状方面来说，应该比ICS+LABA

更有优势。但是对于重度的病人，也就是 FEV_1 小于 50%的，我认为抗炎很重要。长期使用 LAMA 不大可能出现受体下调，因为它是拮抗剂，但是对于激动剂来讲，目前没有数据表明单独使用 LABA 长期治疗三五年受体不下调。

我们最近在参加马来酸茚达特罗吸入粉雾剂（茚达特罗）联合格隆溴铵的研究。LABA+LAMA 对于中度慢阻肺病人肯定是很好的，但是人群比较局限，对于重度和极重度肯定是不足的，需要抗炎治疗。

邱洁萍：LAMA 在慢阻肺维持治疗中的地位如何？您一般会在什么样的病人中使用 LAMA？什么样的病人使用您会有些顾虑？

沈华浩教授：LAMA 的治疗地位还是很认可的。LAMA 的研究包括思力华和国产的注册临床都参加过。只要诊断慢阻肺，都可以考虑使用 LAMA。老年人有前列腺疾病的病人，我使用 LAMA 会有顾虑。出现口干和前列腺原因的尿潴留，我都有遇到过。

邱洁萍：ICS 在慢阻肺维持治疗中的地位如何？

沈华浩教授：单用 ICS 不行，要联合使用。因为联合制剂治疗慢阻肺，目前只有两个制剂可以用，一是舒利迭 500/50（沙美特罗氟替卡松），注意一定要是 500/50，250/50 无适应证；另一个就是信必可都保，信必可都保治疗慢阻肺不是 160/4.5 规格的，而是 320 规格的，320 规格有的医院没有，那就必须 2 吸 Bid。但是信必可价格比较高。

邱洁萍：LABA 和 ICS 联合治疗在慢阻肺维持治疗中的地位如何？什么样的病人使用您会有些顾虑？您在这个领域做过哪些研究？LABA+ICS 联合制剂在临床上前景如何？

沈华浩教授：我不是很主张超前治疗，假如病人 FEV_1 在 50%以上，症状也不重，使用 LAMA 就可以了。我现在也接受一个观点，比如有些病人 FEV_1 是 70%以下 50%以上，也可以使用 ICS+LABA。对于慢阻肺来说一般比较轻的病人我一般先考虑单用 LAMA，如果是重度以上，就使用三药联合治疗，我很少单独使用 ICS+LABA，因为它比较贵，还有副作用。ICS

+LABA 主要还是考虑到 ICS 的副作用，像舒利迭 500/50，对骨质疏松，骨丢失肯定会有影响；还会造成声音嘶哑，有的病人喉咙痛得很厉害。LABA+ICS 对改善症状，防止病情恶化肯定是有效的，根治不行。

邱洁萍：茶碱在慢阻肺维持治疗中的地位如何？什么样的病人使用茶碱您会有些顾虑？中成药的地位如何？

沈华浩教授：茶碱在慢阻肺治疗中很重要，有些病人我会使用。我使用小剂量缓释茶碱 0.1Bid。中国人对茶碱比较敏感，使用的时候顾虑很大。茶碱都有刺激，另外有一些合剂，比如阿斯美里面也有茶碱，有些病人搞不清楚，担心病人同时使用。同时，茶碱起效比较慢，需要花费精力问病人情况。中药我很少用。

邱洁萍：您认为现在市场上的吸入装置的主要问题是什么？从医生和病人角度来讲，分别需要什么样的装置？装置的吸气峰流速、气流阻抗重要吗？

沈华浩教授：吸入装置的地位也很重要。对于急性加重，可以使用雾化治疗。现有的吸入装置，比如都保、准纳器、吸乐，我认为都没有什么大问题。对于病人来说，装置越简单越好。吸入装置的吸气峰流速和气流阻抗很重要。

邱洁萍：您认为哪种试验类型比较有意义？您对于登记研究或者观察性研究的作用是怎么看的？

沈华浩教授：我们做的第一个临床研究是 1996 年做的 START 研究，这个研究我们观察了五年，还进行了培训，这个研究结果对我们后来的研究影响很大。大部分的慢阻肺和哮喘的进口药物的国内注册临床，我们都在做，比如舒利迭、信必可、辅舒酮等。这些研究对我们的临床帮助非常大。这些国际多中心的 RCT 研究很好，也比较规范。我对登记研究的兴趣不大，我觉得没有什么含金量。

邱洁萍：您如何看待慢阻肺病人的抗炎治疗？慢阻肺是中性粒细胞为主的炎症，ICS 对嗜酸细胞炎症敏感，基于这样的炎症观念，在慢阻肺的抗炎治疗中还是广泛的使用 ICS，您怎么看待这个问题？能否在慢阻肺病人中使用嗜酸细胞计数来预测 ICS 的治疗效果？

沈华浩教授：抗炎治疗是基础治疗，光用 β 受体激动剂不使用抗炎治疗，对慢阻肺病人是不妥当的，在抗炎治疗上联合支气管舒张剂才有最大疗效。慢阻肺虽然是中性粒细胞为主的炎症，ICS 本身是不作用于中性粒细胞炎症，但是当激素和 LABA 联合以后，对中性粒细胞为主的炎症就会有作用。在慢阻肺病人中使用嗜酸细胞计数来预测 ICS 的治疗效果是可行的，如果病人诱导痰里面有嗜酸细胞，激素治疗效果肯定好，也可以做 FeNO 检查来预测。

邱洁萍：您能给我讲一个您印象比较深的病人的故事吗？

沈华浩教授：这样的例子有很多。慢阻肺的一个特点是肺功能不断恶化，所以有时候我们控制好病情后，病人就会有很多想法，比如说要出去旅游，要锻炼身体等。我有个杭州病人，五十多岁，他的任务就是看大门，他抽烟，人又胖，气急，过去有“老慢支”，到我这里来的时候，肺功能已经很差了，FEV_1 只有 30% 预计值，给他 ICS+LABA+LAMA 治疗以后，半年左右才好起来，肺功能也改善了，我记得 FEV_1 到了 59%，人也胖了，所以他就去旅游，我问他去哪里，他说去九寨沟黄龙。我劝他不要去，结果他还是去了。他在我这里随访三年了，我一直给他使用的都是三联治疗，没有减过药。

邱洁萍：中国医生在慢阻肺试验设计及操作中的优势和不足是什么？从病人角度来看，慢阻肺临床试验的障碍是什么？病人最希望的获益是什么？

沈华浩教授：优势不大有的。因为我们现在做多中心研究的经验没有国外丰富，像欧盟，虽然是叫欧盟，但是国家很小，很容易联系，但是我们国家太大，加上各个地区参差不齐，所以做研究比较困难。病人角度来说，临床试验的障碍就是依从性差。病人对临床研究的概念不清楚，积极性不高，得到的利益也不大，不愿意参加。不像抗生素研究，效果很好，一来就参加。病人最希望的获益是立竿见影、起效快的药物，像哮喘一样治疗有效的药物。

邱洁萍：目前医生都是怎么更新关于慢阻肺相关的知识？您认为医生成长和发展过程中存在什么问题？

沈华浩教授：三级医院呼吸科医生更新专业知识问题不大，接受过培训的。基层医院很少接受培训，医生培训是非常重要的。医生成长和发展过程中存在的问题，一个是自身努力不够，没有刻苦，第二是临床医生工作负担太重，每个月医生都超负荷工作，第三是社会的一些不良现象的冲击。

采访手记：沈华浩教授是浙江大学医学院副院长，日常工作异常繁忙。我在平时工作中的拜访，都是沈教授牺牲门诊结束后的午休时间，边吃饭边沟通的，他回复我邮件的时间常常是在子夜，忙碌和辛苦可见一斑。能够预约这次访谈，也是非常不容易的，访谈期间，可以明显感受到沈教授的疲倦，可是他依然十分耐心的回答我的一个又一个问题。沈教授在哮喘领域的成就众所周知，在慢阻肺领域，他也有着独到、深远的见解。在今年的杭州国际呼吸病研讨会上，沈教授呼吁："FEV_1 小于 50%是功能残疾，慢阻肺是有功能残疾的人员，应该受到社会的重视。"同时提到"慢阻肺的定义是不完全可逆，并不是不可逆，所以它可防可治。"在谈到我们的博大精深的中药时，沈教授说，"中药是多靶点的，很多中药都有十个左右的靶点，多个中药就能起到狂轰滥炸的作用，然而西药都是单靶点的药物，所以未来在慢阻肺以及其他疾病的治疗中，中药有可能开创新的纪元。"这些见解都令我耳目一新，印象颇深。

2013 年 7 月

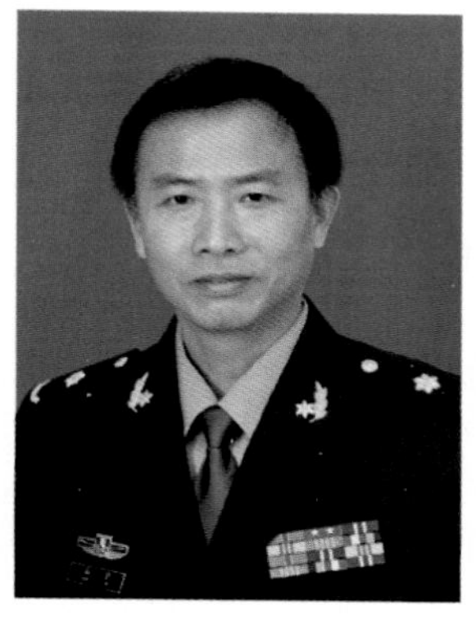

“——慢阻肺最好的管理方法是建立病人的管理库。在国外，这些工作都是由护士完成的，但是我们实在是没有人力。如果我们能够把所有的病人建立一个管理库，并且有专人来管理这些病人的随访，这是非常有意义的。可以让病人认真履行稳定期的治疗。”

采访时间：2013 年 5 月 14 日

采访地点：南京军区南京总医院呼吸科主任办公室

被采访人：南京军区南京总医院　施　毅教授

采 访 者：诺华医学部　邱洁萍

施毅，1983 年本科毕业，1988 年硕士毕业，2002 年博士毕业并获医学博士学位。现任南京军区南京总医院呼吸科主任、教授、主任医师、南京大学医学院、第二军医大学和南方医科大学博士和硕士研究生导师。

担任中国医师协会呼吸医师分会常务委员，中华医学会呼吸病学会感染学组副组长，解放军呼吸专业委员会常委，中华医学会江苏省呼吸病学会主任委员，江苏省呼吸病学会感染学组组长，江苏省医师协会呼吸医师分会会长，南京医学会结核和呼吸疾病专科学会主任委员，南京军区科学技术委员会委员，南京军区内科领域副主任委员，亚太地区呼吸病学会会员，美国胸科医师学会资深会员；《医学研究生学报》副主编，《中国抗感染化疗杂志》等多家杂志编委。

擅长呼吸道感染、呼吸衰竭、睡眠呼吸障碍、慢性阻塞性肺疾病、支气管哮喘、肺部肿瘤的诊治。研究课题《呼吸道感染病人抗菌药物的合理应用研究》、《肺炎衣原体呼吸道感染的临床和实验研究》、《肺部真菌感染的临床和实验研究》分别获得军队医疗成果二等奖。主编出版《现代肺部感染学》、《现代呼吸系统急症医学》、《现代肺部真菌病学》等专著 8 部，发表论文近百篇。

邱洁萍：在您求学和工作的这些年里，对您影响最大的人或者事有哪些？

施毅教授：我是在北京301医院读的硕士研究生，对我影响最大的人是我的导师黄念秋教授。我的导师今年年初已经去世了，她的一生都奉献给了临床，兢兢业业一心扑在呼吸科的临床工作上。那个年代的专业分科不像现在这么细，301医院是最早分出呼吸科的医院之一。我的老师在呼吸病的诊治方面具有非常丰富的经验和非常深的造诣，并且具有伟大的奉献精神。她一直是我心中的榜样，所以我在工作之后的20余年间，从来没有休过假。

邱洁萍：您能简单介绍一下南京军区南京总医院呼吸科的发展历史吗？南京军区南京总医院呼吸科在慢阻肺治疗领域有哪些突出的成绩吗？

施毅教授：我们医院大内科是1978年分出呼吸专业，1982年正式建立呼吸科，1990年呼吸科独立。开始呼吸科只有20多张床，我2000年做呼吸科主任的时候，我们科也只有30多张床，包括4张重症病床。现在我们科有85张床，10张ICU床位。我们科在慢阻肺诊治领域的成绩主要有两个方面。一方面是我们对慢阻肺病人的诊治规范化做的比较好。慢阻肺讲起来是“老慢支、肺气肿”，最大的问题就是诊治的不规范。最近十来年间慢阻肺的最大进展就是越来越规范，有越来越多的循证医学的证据。我们比较早的做到了规范化治疗，这些主要是得益于我们在90年代就开始参加很多国际多中心的新药的临床验证，比如说ICS、联合制剂等等。另外，病情的评估也要规范。我们国内做的最差的就是肺功能检查，我们科很早就有了肺功能检查。在我们科所有的慢阻肺病人都会做肺功能检查，这样才会发现早期的慢阻肺病人，诊断也比较准确，同时可以评估病人的严重程度。我们科在慢阻肺方面做了很多相关的临床研究，都与慢阻肺合并感染相关，比如慢阻肺合并真菌感染，但是慢阻肺炎症机制我们做的比较少。

邱洁萍：您提到您参加过一些新药临床的观察，以及慢阻肺发病机制的基础研究。您能具体讲一下吗？关于慢阻肺表型，您如何看待？

施毅教授：我们做过不少于三四十种新药的临床研究。主要包括这几个大的方面：第一个是抗生素，有国际新开发、新上市的抗生素，也有我们国内仿制的研发的一些抗生素的Ⅲ期临床；第二类是肿瘤药物，主要是治疗肺癌的药物，做一些上市后的临床研究，或者是参加国内大的多中心的疗效和安全性观察；第三大类是慢性呼吸病，包括支气管哮喘和慢阻肺的新药临床研究。相对来说，慢阻肺的基础研究我们做得少一些，临床研究多一些。比如慢阻肺急性加重的治疗，我们观察某一些炎症指标、炎症反应在慢阻肺急性加重中存在什么变化，还有就是机械通气的治疗研究。

慢阻肺表型在治疗中有非常重要的作用。比如慢阻肺治疗，方案大家都已经定了，病人的严重程度、临床表现非常类似，也按照指南的治疗去做，但是有的病人疗效存在个体差异。当然这中间影响的因素会有很多，比如说药物使用方法，剂量、疗程、依从性等，但是表型也是其中一个因素。紫肿型的病人可能缺氧非常明显，心功能不全非常重，往往表现为心力衰竭、下肢浮肿，发绀特别明显。红喘型的病人肺气肿是全小叶型，病人往往非常消瘦，皮肤菲薄，呼吸困难很明显，但是心力衰竭不明显。现在这两种表型的治疗差异，都是医生自己的体会，没有循证医学证据来说明。这方面需要多中心、大样本、严格设计的临床研究。

邱洁萍：您能就国内学会的发展历史和影响力给我们做一个简单的介绍吗？作为江苏呼吸病学会的主委，您觉得学会这个平台能够给您带来什么？

施毅教授：现在很大的一个问题就是学术活动太多、太乱，怎么样能够让学术活动以一个更加合理的频度、密度进行，是需要探讨的。但毫无疑问，学术交流对提高临床医生的临床诊治水平是现在最主要的一个继续教育方式，能够保持医学知识的及时更新。我是江苏省呼吸病学会的主委，我希望通过我的努力提高整个江苏呼吸专业的医疗和科研水平，另外我也可以利用这个优势，更好的推动我们科室的发展。我有更多的优势去举办学习班，去接触更新的知识，也更容易请来专家。我对我们江苏省呼吸科医生做过一个全面的统计，具体有多少医生从事呼吸专业，过两年我会继续更新，了解我们的呼吸专业力量，同时了解各个医院各个城市的强弱项，相互学习并带动，不断提高。江苏作为全国的经济大省，也应该成为医疗的大省。

邱洁萍：您与国际学会或者国际专家建立了怎样的联系？您认为中国专家在于国际学会的合作方面还有哪些机遇和挑战？

施毅教授：我们军队医院对出国会有一定的限制。我每年可以出去1~2次，这是一个学习交流的机会。另外，我们也可以邀请中国港、澳、台的学者过来讲课，邀请国外学者到国内讲学。比如今年江苏的年会我会请到一个中国台湾学者来讲课，我们的学习班我也会邀请一个意大利的教授来参加。我认为中国专家在和国际学会的合作方面的优势是，我们的病人数量远远超越于他们。但我们的不足是病人依从性比较差，中国整体教育水平不高，病人对临床研究的认可度低，说服病人参加研究会比较困难。另外，我们经费、人力有限，观察项目可能难以做到非常细。但在临床上，我们绝不逊于国外。

邱洁萍：您提到病人对临床研究的认可度低，说服病人参加研究比较困难，请问这方面如何改善？病人最在意的获益是什么？

施毅教授：造成这种现象的原因不光是技术的问题，还有大环境的问题。现在医患关系不太好有很大的影响。病人觉得医生是拿他做试验，这个是很大的一个问题。还有就是做临床试验，一定要让病人受益，病人最在意的是这些治疗能不能改善症状，对病人的临床预后是不是有好处，其次就是要让病人免费享受到这些。这里面包括药品观察治疗是免费的，还有参加临床研究后，后续能不能继续提供治疗。我们曾经参加了布地奈德治疗支气管哮喘的研究，观察了五年，后来我们研究结束后，病人来投诉说，跟我们做了五年，研究一结束就不管病人了，最后阿斯利康给病人免费提供了一个月的药物。现在病人越来越关心自身权益了，参加了临床研究，能够获益什么。实际上伦理也就是抓的这方面，参加临床研究能给病人带来什么获益。

邱洁萍：您认为中国慢阻肺最常见的危险因素是什么？江苏省有没有什么不同？

施毅教授：一个是空气污染，一个是吸烟。十几年前，吸烟是最主要的危险因素，但最近两年空气污染甚至超过了吸烟。全国都是这样的。生物燃料的燃烧主要见于农村。但是，最近农村使用生物燃料的人也在不断减少。现在江苏农村已经很少能够找到生物燃料了。

邱洁萍：您觉得与慢阻肺最难鉴别的病是什么？

施毅教授：还是支气管哮喘。很多病人来就诊的时候都说自己是支气管哮喘，结果我一看是慢阻肺。我主要依据临床症状和肺功能检查来鉴别，但同时也要根据气道反应性检查，痰嗜酸细胞检查等。最好的鉴别方法是追问早期的病史，但是很多病人都不能说清楚早年发病的症状，所以难以鉴别。当然支气管哮喘到后期，气流阻塞可能已经不可逆了，已经合并慢阻肺了，现在称为慢阻肺和支气管哮喘重叠综合征。

邱洁萍：那对于难鉴别的这部分支气管哮喘和慢阻肺病人，您在治疗上有什么侧重或者差异？

施毅教授：我们看国际的两个疾病的指南都是不一样的，在支气管哮喘指南里说，慢阻肺和支气管哮喘是两种不同的疾病，是两回事，但是在慢阻肺指南里面说，支气管哮喘有一部分是可以发展为慢阻肺的，有的时候，慢阻肺和支气管哮喘可能都存在。所以，慢阻肺专家认为，这两种疾病是有 overlap（重叠），但是支气管哮喘专家不太承认这一点，所以现在学术观点还有争议。我认为还是有部分病人有重叠的。本来联合制剂这两种病人都可以用，所以如果难鉴别的话，联合制剂就是很好的治疗方法。近期的指南已经认可重叠综合征的存在了。

邱洁萍：在您看来，GOLD 对慢阻肺的分级或分期方法实用吗？

施毅教授：现在对 ABCD 分组依然有争议，尤其是 BC 组，很难分清楚，有没有必要区分 B 组和 C 组。还有就是这么多推荐药物，到底怎么选择？这其中都有个人的经验。指南是给普通医生看的，不是给专家看的，专家应该知道个体化治疗。指南是为了指导普通医生能够比较合理地治疗。

邱洁萍：根据最新的 GOLD 指南，慢阻肺分组可以有两种不同的症状评估量表，比如 mMRC 和 CAT，这两种量表的评分结果其实并不太一致，您怎么看待这个问题？

施毅教授：这个问题必定会存在，现在只是在多少分算多症状或少症状有争议。也就是 mMRC 2 分以上是多症状，还是只要有 1 分就算多症状，这方面是有争议的。总体来说，CAT 评分比较详细，通常建议可以先采用，而 mMRC 评分主要是呼吸困难，作为次选。

邱洁萍：新的 GOLD 指南在谈到综合评估病情时，强调急性加重的次数，您认为急性加重的严重程度重要么？

施毅教授：急性加重的严重程度一定会影响到病人的症状，到现在为止，慢阻肺急性加重也很难有一个确切的定义，症状怎么才叫超过日间的变异，很难去定量。轻重程度的判断本来就难，会大大影响医生对病情的判断。所以我赞成如果病人急性加重要住院或者急诊，靠自己在家用药不行。究竟临床研究中慢阻肺急性加重的标准怎么样算合适，要看研究的进展，如果再有新的课题，应该就把住院一次算做频繁急性加重了，这样可能更合理。

邱洁萍：您接诊的慢阻肺病人，最主要的症状是什么？

施毅教授：咳嗽、咳痰和喘息是最常见的三个症状，很难区分哪个症状更常见。但是咳嗽、咳痰因为症状相对比较轻，不一定到三级医院就诊。到三级医院就诊的病人，呼吸困难也就是喘息相对来说比较多。

邱洁萍：慢阻肺病人的晨起症状是怎么样的？

施毅教授：一般相对来说晨起症状会重一些。慢阻肺病人经过一夜的睡眠，夜间副交感神经兴奋，支气管是痉挛收缩的，而且分泌物累积了一夜，这些原因诱导病人晨起症状重，晨起交感神经兴奋了，病人活动也增多了，分泌物也需要清除干净，病人就会舒服一些。所以一般建议支气管扩张剂是早晨使用。

邱洁萍：就您所知，三级及以下医院对慢阻肺都是如何治疗的？通常什么情况下病人会进行转诊？能否举个例子？

施毅教授：下级医院诊断慢阻肺的最大问题就是不做肺功能检查，完全是从临床表现来诊断的，对疾病的分期也不准确，甚至有的病人连吸入治疗都没用过，从而导致治疗的不规范。一般病人自觉症状控制不好，急性加重会到上级医院转诊。比如我有个病人是看到其他病人在我这里治疗的很好，所以他也到我门诊来看。但是之前那个病人是支气管哮喘，这个病人也以为自己也是支气管哮喘。因为我们知道，在老百姓眼里，支气管哮喘和慢阻肺是差不多的，这个观念已经根深蒂固了。结果我们一检查是慢阻肺，我给予他吸入治疗后，疗效很好。当然，经济困难的病人，我会在一开始病情比较重的时候给予联合治疗，后来换成单药治疗。其实多年后回过头去看，病人不发生急性发作，总的来说还是省钱的。

邱洁萍：您提到在治疗慢阻肺的时候，会在一开始病情比较重的时候给予联合治疗，后来换成单药治疗，您指的联合治疗是什么？什么情况下可以换成单药？您会观察多久？

施毅教授：我说的联合治疗就是 LABA 联合 ICS。换成单药要看经过治疗后，病人属于哪一期。比如说，病人属于 A、C 组症状少的，或者肺功能Ⅰ、Ⅱ级，那就可以单用支气管扩张剂，单用 LABA，LAMA，或者使用 LABA+LAMA 联合制剂。一开始病人分期属于比较重的，慢慢经过治疗到了可以单药治疗的分期，那我就给病人单药治疗，当然我们会维持一段时间。我一般会观察 2~3 个月考虑换药。

邱洁萍：您一般会给就诊的慢阻肺病人做哪些检查？在慢阻肺稳定期有哪些检查是必须的？

施毅教授：最基本的就是肺功能、胸部X片、血常规、心电图。要做血常规看看有没有慢阻肺急性加重，当然病情非常严重的情况时，要加个血气分析看看有没有低氧血症等等。肺功能检查对慢阻肺诊断和随访都是最重要的。慢阻肺稳定期的检查主要就是肺功能。

邱洁萍：指南中提到，慢阻肺的诊断是根据支气管舒张试验后的肺功能结果来判断，实际临床中是如何操作的？

施毅教授：实际上，现在慢阻肺和支气管哮喘病人在使用支气管舒张剂的前后都要做肺功能检查，也就是我们要查看病人使用支气管舒张剂前后的肺功能检查结果。在诊断的时候主要看的是使用支气管舒张剂之后的肺功能检查结果。但是在下级医院，医生在诊断的时候，能想到做肺功能就不错了，别说还要做使用支气管舒张剂前后的肺功能检查了。我经常询问基层医院的医生，为什么不做肺功能，为什么不先买肺功能仪器，而先买睡眠监测的仪器？说明大家还是不够重视肺功能检查。

邱洁萍：您认为对于慢阻肺稳定期的病人多长时间做一次肺功能较合适？

施毅教授：这个要看病人的急性加重情况。如果病人处于急性加重的恢复期，那么我一般是2~3个月做一次检查。到病情很稳定了，我会至少半年做一次。大部分病人来就诊，超过半年以上没有做肺功能检查的，我一定会让他去做一次。

邱洁萍：您在治疗中，遇到什么情况会考虑给病人换药？

施毅教授：有部分病人因为疗效或者安全性问题换药。比如有些病人使用ICS后咽喉疼痛，需要换药。也有病人使用LAMA后尿潴留换药。相对来说，因为不良反应换药的病人较少。

邱洁萍：慢阻肺病人最常见的合并症是什么？

施毅教授： 最常见的是肺部感染，当然有的时候慢阻肺急性加重和肺部感染很难鉴别。

邱洁萍：您怎么定义慢阻肺急性加重？慢阻肺急性加重的危险因素是什么？

施毅教授： 基本上现在公认的是这三条：痰量增多、脓性痰和呼吸困难加重。这个是临床的诊断标准，但在临床研究中，有时候是从治疗方面考虑的，考虑的是研究的入选标准，比如全身使用皮质激素、住院等。慢阻肺病人症状也是有日间变异的范围，在 20% 上下，所以很多时候都是靠医生来掌握判断。最常见的原因是呼吸道感染，大概占 40%～60%。最主要是上呼吸道感染，包括病毒感染。

邱洁萍：慢阻肺病人最常见的结局是什么？通常多长时间会进展到这个程度？

施毅教授： 过去叫呼吸四病，上呼吸道感染，慢性支气管炎，阻塞性肺气肿，肺心病。每个人的进展情况不一样，几年到几十年不等，发展缓慢的，可以有 30 年。

邱洁萍：慢阻肺病人每次急性加重的花费大致是多少？有多少病人是没有任何形式的医保的？

施毅教授： 每个病人急性加重的轻重程度不同，总费用大概是几千元。现在的慢阻肺病人有医保的，有农保的，纯自费的病人大概 10%。现在很多吸入制剂也都进入了医保范围。

邱洁萍：长效支气管舒张剂在慢阻肺维持治疗中的地位如何？您最常用的长效支气管舒张剂是哪一类？国内在这个领域的研究您都参加过哪些？

施毅教授：长效支气管舒张剂的作用是非常肯定的。一般 B 组或以上的病人，我都会使用长效支气管扩张剂。虽然 LABA 的地位十分肯定，但之前我们没有使用过单药 LABA，因为没有药。

邱洁萍：您会考虑单药 LABA 用于什么样的慢阻肺病人？您认为单独使用 LABA 治疗慢阻肺，有没有受体下调的可能？

施毅教授：单药 LABA 用于指南说的 AB 组。C 组在症状少的时候，急性加重的频率不太多的时候（虽然有两次急性加重，但是症状很轻）也可以用。为什么这么说呢，首先要考虑病人的经济状况，有些实在是承受不起，还有就是受体减敏的问题，大家已经提到很多次了，在支气管哮喘里发现这种情况，在慢阻肺里没有发现。

邱洁萍：您一般会在什么样的病人中使用 LAMA？什么样的病人您会有些顾虑呢？

施毅教授：B 组以上慢阻肺病人我就会考虑使用 LAMA。年纪大合并有青光眼、前列腺肥大的病人我会慎用。

邱洁萍：单药 LABA 和 LAMA 治疗慢阻肺的适应人群有没有什么不同？

施毅教授：应该没有太大差别，都差不多。要在治疗过程中看病人的不良反应来选择，比如病人有的心脏疾病，可能会倾向于 LAMA；如果病人有前列腺肥大、青光眼可能倾向于 LABA。还可能与用药习惯有关，但遇到问题的时候，都可以再做调整。

邱洁萍：ICS 在慢阻肺维持治疗中的地位如何?

施毅教授：ICS 在慢阻肺维持治疗中的地位，大家还是比较认可的。临床上用的比较多，而且比 LAMA 上市早，先入为主的观念还是有的。在三级医院，慢阻肺病人Ⅲ期以上的比较多，更适合联合 ICS 治疗。很多医生在慢阻肺Ⅱ级的时候已经联合 ICS 治疗，但是我一般在对于症状比较轻的病人，会考虑单独使用支气管舒张剂治疗，或者是对于某些比较重的病人，我会考虑用 ICS，首先要建立病人的治疗信心，等到病人病情稳定以后，会考虑撤掉 ICS。我们医院沙美特罗替卡松气雾剂（舒利迭）和布地奈德福莫特罗粉吸入剂（信必可）的使用比例大概是 6：4。

邱洁萍：您在临床诊治过程中，长期使用 LABA 联合 ICS 的慢阻肺病人，ICS 副反应的病人发生比例高吗?

施毅教授：发生副反应的确实有，但是不多。根据指南，并不是所有的病人都采用一样的治疗，现在是有一些过早使用联合制剂的做法，其实主要是因为在医院较重的慢阻肺病人居多，习惯于联合制剂治疗，偶尔来一个不是太重的病人，还是习惯用联合制剂治疗。中国得慢阻肺的都是穷人，穷人得病特别能扛，不到很厉害了不来看病，实际上应该早期治疗，早期干预。这个问题不是医生能解决的。

邱洁萍：茶碱在慢阻肺维持治疗中的地位如何?

施毅教授：茶碱过去用得多，因为经济原因嘛，但是现在使用比例越来越小。但基层医院依然用的较多。我曾经做过茶碱血药浓度监测和药物相互作用的影响等研究。药物不良反应发生率高，药物相互作用多。

邱洁萍：您认为哪种吸入装置的设计比较合理？吸入装置的气流阻抗、吸气峰流速对于临床医生来讲重要吗，医生关注吗?

施毅教授：都能接受，目前所有的这些装置都不错。我自己没有吸过，不知道哪个更好，只是病人给我反应。只要吸入不费力，这些装置都好，那么装置的气流阻抗不会影响太大，因为这些装置的差别不是太大。

从临床的角度，这些差别是看不出来的。

邱洁萍：您认为哪种试验类型比较有意义？

施毅教授：我认为临床观察性研究最有价值。

邱洁萍：您能给我讲一个您印象比较深的病人的故事吗？

施毅教授：我有个病人是江宁区的老干部。我接诊时已经属于慢阻肺终末期。病人说之前他一直用的联合制剂，发作次数是明显减少了，但是自觉身体还是一年不如一年，并且发生过几次慢阻肺急性加重，进行过气管插管治疗，生活质量严重下降。我告诉他，如果不使用吸入药物，肯定生活质量更差，我给他用了舒利迭联合噻托溴铵粉吸入剂（思力华）治疗，痰多的时候加点化痰药，他感觉非常好。最近几年一直没有停药，他一直跟了我 10 年。所以我认为吸入制剂确实可以延缓慢阻肺病人肺功能下降，提高病人的生活质量。

邱洁萍：在慢阻肺管理中还有哪些事情是您想做还没有做的？

施毅教授：我认为慢阻肺管理最好的方法是建立病人的管理库。在国外，这些工作都是由护士完成的，但是我们实在是没有人力。如果我们能够把所有的病人建立一个管理库，并且有专人来管理这些病人的随访，这是非常有意义的。可以让病人认真履行稳定期的治疗。

邱洁萍：从病人角度来讲，慢阻肺临床试验的障碍是什么？中国医生在慢阻肺试验设计及操作中的优势和不足是什么？

施毅教授：知情同意。这个跟我们中国的大环境有关系。中国人根深蒂固对拿人做试验非常反感。中国医生在慢阻肺试验设计及操作中的不足，是因为精力、物力有限，不能在脱离临床的情况下完成临床研究。变成了本职工作之外的额外劳动和付出。优势就是我们中国的病源广泛。

采访手记：施毅教授是南京军区南京总医院的呼吸科主任，他的身上

既有军人特有的坚毅和果断，又有着学者所有的儒雅风范。在上周的拜访中，我刚刚向施教授介绍了专家访谈的意义和计划，施教授就欣然应允，并且很快确定了访谈时间，成为我所访问的第一位教授。访谈开始的时候，我内心异常忐忑不安，但很快就被施教授的宽厚和健谈所感染，消除了顾虑。访谈中，让我感触最深的是他作为医者对待病人的仁爱和宽厚，以及对慢阻肺科研工作的追求和希冀。

2013 年 5 月

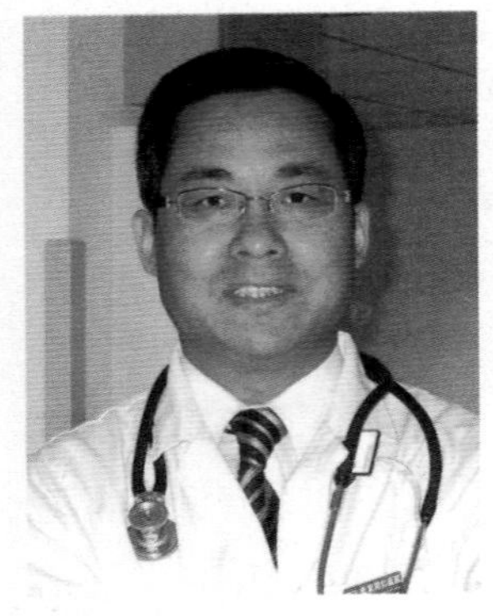

“——中国应该重视慢阻肺的观察性研究，了解慢阻肺病人的现状、自然病程。目前我们缺乏慢阻肺自然病程的长期研究资料。”

采访时间：2013 年 5 月 8 日
采访地点：北京大学第三医院
被采访人：北京大学第三医院　孙永昌教授
采 访 者：诺华医学部　傅陶然

孙永昌，首都医科大学附属北京同仁医院呼吸内科主任。1996 年毕业于中国协和医科大学（北京协和医院），获内科学博士学位。此后在北京大学第三医院呼吸内科工作，2000~2001 年在美国著名的呼吸专科医院国家犹太医学研究中心从事重症哮喘的临床与基础研究。2007 年调至北京同仁医院呼吸内科工作。

在国内外重要学术期刊发表论文 60 余篇，共同主编《支气管镜诊断图谱》，参编专著和教材多部。社会和学术兼职：中华医学会呼吸病学分会委员、北京医学会呼吸病学分会副主任委员、中国医师协会呼吸医师分会常委、《中华医学杂志英文版》编委、《中华结核和呼吸杂志》编委兼审稿组成员、《中国呼吸与危重监护杂志》编委。

傅陶然：您能给我们简单介绍您的求学经历及职业发展历程吗？

孙永昌教授：我 1979 年考入山东医学院（现在叫山东大学医学院）医疗系，1984 年毕业。毕业之后，我先是当了医学院的老师，真正进入呼

吸病学领域是 1993 年。1993 年我考入北京协和医院呼吸科博士，导师是罗慰慈教授，从事的研究是激素抵抗性支气管哮喘，也就是重症哮喘。2000 年的时候，有机会去美国的一个呼吸专科医院，继续从事重症哮喘研究。从协和毕业后，先是在北医三院工作，2007 年底调入北京同仁医院。2008 年以后，了解到这些年在慢阻肺领域里有很多新的进展，当然也有很多有待深入研究的领域或方向，因此，我也开始进行慢阻肺的相关研究。

傅陶然：在您求学和工作的这些年里，对您影响最大的人或者事有哪些？

孙永昌教授：有时候很多事，并不是说你想怎么样，就能向着什么方向去发展。我毕业之后在大学当老师，按说当老师也是很好的一个工作，但是我更喜欢干临床，那么有了这个想法之后，还是要努力去实现。要说对我影响最大的事，从基础医学转到临床医学；对我影响最大的人是我的博士生导师罗慰慈教授。首先他愿意招我做学生，我才能进入这个领域。他是著名的内科学家，能够跟着他学习是幸运的。所以，他对我影响很大，同时我也非常感谢他。

傅陶然：您从 2008 年开始进入慢阻肺领域后，您在领域内有哪些收获？

孙永昌教授：我最开心和有成就感的事情是熟悉了慢阻肺领域的新进展新疗法后，能够把这些真正地应用到病人的治疗上来。再就是对慢阻肺的临床和基础研究，获得了多个科研项目资助，发表了一些论文，有针对临床诊治方面的，也有发病机制方面的。最近我们关于慢阻肺免疫机制的研究论文被呼吸专业国际知名期刊 Thorax 接收发表，这是对我们的鼓舞。发表论文实际上也是知识积累的过程。这些是我个人的收获，更是团队的收获。

傅陶然：您如何定义成功？您的成功更依赖于天分？勤奋？对医学的热爱还是其他？

孙永昌教授：我觉得成功就是，对个人或者对社会来说，你想做的有

益的事、自己喜爱的事，做到了，能做好，就是成功。对医生来说，首先是做一个好医生，我觉得自己还算是一个好医生。对专业领域的发展有一定的贡献，对学术领域做到一些力所能及的工作。我能取得一点进步的原因主要有两点，一是执着，人一定要执着，不论是我当时求学的经历还是工作，我都觉得执着很重要。二是要有进取的精神，就是要有目标，朝着目标去努力。

傅陶然：您到同仁医院这几年来，觉得同仁医院呼吸科有哪些变化？

孙永昌教授：我觉得这几年变化还是很大的。首先是临床水平的提高，对于医生来说，我们最希望临床水平能不断提高。我们确诊了不少的疑难疾病，开展新的诊疗技术，有不少病人慕名而来，这是我最高兴的一件事。第二就是人才培养，为青年医师营造良好的工作氛围和成长环境，学科梯队不断完善。作为首都医科大学博士生培养点，已招收和毕业博士生和硕士生 20 名，教书育人对我来讲是最为快乐的事情。再就是科研，这方面的进步也令人鼓舞，我本人和学科骨干都获得了多项国家级和市级的科研项目资助，有了科研经费和学科建设经费，才能够做一些想做的科研项目。

傅陶然：您在国内呼吸病学会中的职责是什么？这样的平台在您的职业发展中起到什么作用？

孙永昌教授：我担任中华医学会呼吸病学会委员、哮喘组成员。我们的呼吸病学会在国内是属于高水平的学术团体，在这里能与很多国内的专家进行联系、交流、学习，收获很大。另外，能在呼吸病学会中做一些工作，跟全国学者进行交流，对于提高个人的学术水平以及提高整个学科的影响，都有帮助。

傅陶然：您与国际学会或国际专家建立了怎样的联系？

孙永昌教授：现在我也加入了一些国际的学术团体，例如 ACCP 的资深会员（fellow）、美国胸科学会（ATS）会员、欧洲呼吸学会（ERS）会员等。ACCP 目前在中国也发展了一些有影响力的学者作为资深会员。参

加这样的国际学术团体、进行各方面的交流是很有必要的；没有这样的交流就没有提高。此外，我们也与国外的医疗和研究机构建立了一定的联系，像刚才说到的，我在国外留学时的医院 National Jewish Medical and Research Center，是国际知名的呼吸专科医院。这个医院在支气管哮喘和慢阻肺研究方面都有很多国际知名的学者，我们现在仍有交流。

傅陶然：您觉得中国专家与国际合作方面还有哪些机遇与挑战？

孙永昌教授：我觉得中国现在与国际上合作的机会是越来越多了，不像前些年我们只是去学习、去开会而已。现在更倾向于实质性的合作，比如，大型的临床研究、多中心临床试验，甚至基础研究。我觉得这个机遇要抓住，要走出去，让世界知道中国现在的呼吸病学进展。至于挑战，个人觉得主要还是我们的临床科研水平有待进一步提高，目前的研究水平还是偏低。

医生具有慢阻肺的诊断意识，病人能接受慢阻肺和肺功能检查的科普教育是目前临床工作中早期诊断疾病和改善病人治疗极为重要的两点。

傅陶然：您觉得慢阻肺诊断时最难的是哪些方面？

孙永昌教授：我觉得重要的是诊断意识，要想到慢阻肺是一个很重要的病。在中国，很多的地方医院还没有肺功能仪，可能这也是诊断困难的一个原因，但在大的三甲医院，基本上肺功能检查已经普及。

傅陶然：您是怎么看待慢阻肺病人的呼吸困难？

孙永昌教授：这还是与慢阻肺病人呼吸困难产生的机制有关，因为慢阻肺病人最主要的病理生理机制是气流受限。

傅陶然：您遇到过那些因为呼吸困难或其他症状在其他三级以下医院误诊而来您这就诊的病人吗？

孙永昌教授：也有，但不多。因为在北京比较好的二级医院都有肺功能仪，一些社区医院没有肺功能检查，但医生也能根据病人症状考虑这个

病。不过，我们看到的病人一般都会比较重。

傅陶然：目前下级医院转诊的主要原因是什么？

孙永昌教授：主要还是明确诊断、治疗效果不理想，或合并其他问题（例如肺部阴影等）。

傅陶然：您觉得在中国的慢阻肺的漏诊率和误诊率怎样？怎样避免？

孙永昌教授：这个数不好确定，特别是在轻度和中度的慢阻肺病人。多数病人可能在急性加重的时候去医院就诊、住院，通过抗生素治疗，病情好转，有的就被诊断成“支气管炎”了。国内流行病学调查显示大多数轻中度慢阻肺病人都没有得到及时诊断。我们曾经在北京市的几个社区进行调查，发现的慢阻肺病例中曾得到诊断的不到20%，也就是说80%多的轻中度慢阻肺并没有得到诊断。

傅陶然：您觉得如何能提高早期诊断率？

孙永昌教授：我觉得还是应该多进行科普宣教，让大众都能知道慢阻肺这个疾病的表现、危险因素。此外，还要强调肺功能检查。几乎每个人都知道血压高得去医院量个血压，但是没有人知道抽烟咳嗽甚至气短，得去医院做个肺功能检查。

傅陶然：您认为对于慢阻肺稳定期的病人多长时间做一次肺功能检查比较合适？

孙永昌教授：在我的门诊定期就诊、随访的病人，一般每年2次。

傅陶然：您认为在慢阻肺稳定期还有哪些检查是必须的？

孙永昌教授：每年一次胸部X片，必要的时候随访CT检查，慢阻肺病人是肺癌的高发人群，需要重视。

傅陶然：您选择治疗药物主要考虑的治疗目的是什么？

孙永昌教授：症状改善、生活质量改善及体力活动改善。

傅陶然：您在治疗中，遇到什么情况会考虑给病人换药？

孙永昌教授：两种情况，一个是治疗效果不理想，另一个是出现了药物的不良反应。有些病人，用了ICS/LABA以后，会出现声音嘶哑，如果治疗效果也不满意，就会考虑停药，可能换用噻托溴铵（思力华）。

傅陶然：那您一般怎么治疗慢阻肺急性加重呢？

孙永昌教授：慢阻肺急性加重的治疗包括几个方面，第一找诱因，像细菌感染很常见，需要抗感染治疗。第二针对症状治疗，如选用支气管舒张剂缓解呼吸困难。第三就是应用全身激素治疗，当然对于那些有呼吸衰竭的更重的病人，需要应用氧疗、呼吸机辅助治疗。

傅陶然：慢阻肺病人一般的病程期有多长？最后结局是什么？

孙永昌教授：根据发病的早晚，病程长短不一，大概是数十年吧。至于慢阻肺的临床结局，大多数病人是呼吸衰竭和肺源性心脏病。

傅陶然：慢阻肺病人这么长的病程期，花费情况大概有多少？

孙永昌教授：根据病情不同，花费有很大差别。像轻度或中度的病人，急性加重较少的，即使规范治疗，一年大概几千块钱就够了。而对于急性加重住院的病人，如果住普通病房，可能需要数千元到1万元。但对于有呼吸衰竭的病人，如果需要住ICU、需要机械通气治疗，可能一次住院就需要好几万、十几万不等。因此，预防急性加重是慢阻肺的主要治疗目标之一。

傅陶然：您认为慢阻肺病人依从性不好的原因是什么？

孙永昌教授：我觉得还是治疗效果不好。到目前为止，治疗慢阻肺的药物疗效还只能说是部分疗效，因为病情还是在发展，尤其是疗效达到一定程度以后，基本上很难再提高，在维持阶段，有些病人就会认为药物的疗效不好了，就会自行停药。

傅陶然：目前的支气管舒张剂中，您觉得证据最可信的是哪些药物？您参与过哪些药物的研究呢？

孙永昌教授：我觉得最可信的还是 LABA 和思力华。这两个药物的临床试验我都没有参加。

傅陶然：茶碱药物在中国的地位如何？

孙永昌教授：我觉得茶碱在中国应用广泛，有一定疗效，但比不上 LABA 和噻托溴铵，可以作为辅助用药。

傅陶然：您对目前使用药物的装置怎么看？

孙永昌教授：目前的装置在使用上，想让病人很快熟悉掌握还是有一定的难度，需要对病人进行耐心细致的指导。

傅陶然：您对像观察性研究、随机对照研究、队列研究等研究形式怎么看？您有比较倾向的研究类型吗？

孙永昌教授：我觉得每种类型都有意义，随机对照研究一般是严格设计的，用来观察疗效的。观察性研究可以了解疾病的自然转归、临床实践中药物的不良反应等。

傅陶然：您觉得慢阻肺领域在中国应该做什么样的研究？

孙永昌教授：我觉得在中国应该重视慢阻肺的观察性研究，了解中国慢阻肺病人的现状、自然病程，目前我们缺乏慢阻肺自然病程的长期研究资料。另外就是了解慢阻肺病人的危险因素，以及这些危险因素控制后，慢阻肺病人病情改善情况。

傅陶然：中国医生在设计慢阻肺试验的优劣势是什么？

孙永昌教授： 我们的优势是，中国人口多，病人群大，病人的多样性也好。我们的不足是，从事或者设计大型临床试验的经验少。

傅陶然：您认为目前从事慢阻肺治疗的呼吸科医生的专业知识怎么样？在医生成长和发展中的问题是什么？

孙永昌教授： 我觉得目前国内呼吸科医生对于慢阻肺的诊疗水平总体还是比较高的，但也存在一些差别。像大型医院和教学医院，因为拥有医疗和学术水平高的专家，有浓厚的学术氛围。年轻医生在工作中能够不断学习，能够得到专家的指导，提高得快，观念更新也快。

对于呼吸科医生的成长和发展，我觉得学习是非常重要的，不但自己要学习，还要向别人学习。首先要多看书，多看文献，多去听讲座，这仅仅是知识的更新。如果有机会的话，可以去大型教学医院去进行临床实践，跟着专家出门诊、查房。

采访手记： “诺华医学部总是能有很多新鲜的点子，在学术领域内的活动也是不断在创新，出新的思路”，这是孙教授用来评价专家访谈的原话，听了之后也对专家对医学部工作的肯定倍感鼓舞，同时也深深地感受到，没有这些中国专家的大力支持，我们的学术创新也难以实践。采访中，对孙教授“想病人所想，为病人提供良好的医学服务，从而提高诊疗及学术水平”及“在中国积极进行慢阻肺科普教育，让广大病人增加对慢阻肺的认识”留下了深刻印象。

2013 年 5 月

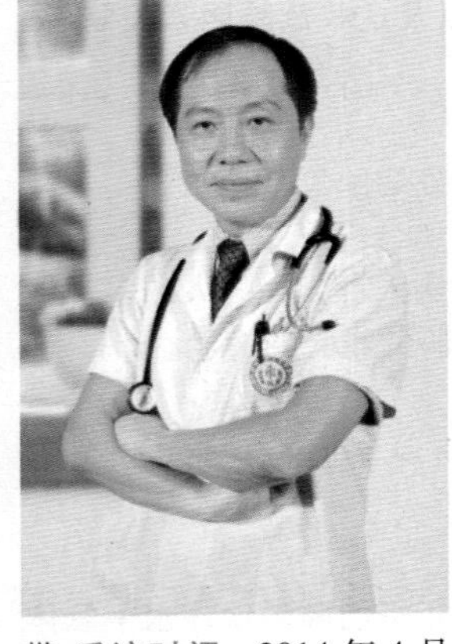

“——慢阻肺和支气管哮喘是不同的炎症过程与病理生理机制参与发病的疾病，不能一概而论，一定要结合不同的临床表型来治疗。”

采访时间：2014 年 4 月 3 日

采访地点：华西医院大内科主任办公室

被采访人：华西医院　文富强教授

采 访 者：诺华医学部　邱洁萍

文富强，四川大学华西医院大内科主任、华西临床医学院内科学系主任，生物治疗国家重点实验室呼吸病研究室主任，四川大学 CMB 特聘教授，澳大利亚悉尼大学医学院名誉教授。1983~1986 年在第三军医大学全军呼吸病研究所攻读呼吸内科医学硕士学位，1994~1997 年在日本福冈大学医学部第二内科攻读呼吸内科医学博士学位，1999~2003 年在美国内布拉斯加大学医学中心呼吸和危重医学科从事博士后研究。擅长呼吸疾病特别是慢性阻塞性肺疾病、肺源性心脏病，支气管哮喘、肺纤维化及急性呼吸窘迫综合征的诊治。

任 GOLD 成员及中国负责人、美国胸科学会临床委员会委员、美国胸科医师协会中国西部地区负责人、中国生理学会呼吸生理专委会副主任委员、中华医学会呼吸病分会常委、慢阻肺学组副组长，四川省呼吸专委会主任委员。为 Respirology-Case Report 副主编，Crit Care Med 和 Euro Respir J 等十余种国际学术杂志审稿人、《中华结核和呼吸杂志》等编委或常务编委，国家自然科学基金委员会学科评审组成员。发表英文论著一百篇，被

New Eng J Med、Nature、JAMA 等多种国际学术杂志引用一千余次。曾获中华医学科技奖二等奖、教育部自然科学奖二等奖，获国家发明专利两项，主编、主译出版专著两部。

邱洁萍：您从事呼吸领域有多少年了？您的求学经历和职业发展历程是怎么样的？

文富强教授：我 1983 年本科毕业后开始从事呼吸内科专业，到今年已经 31 年了，一直从事呼吸疾病的临床、科研和教学。刚开始读硕士的时候，主要做的是急性呼吸窘迫综合征的发病和治疗的研究，于 1986 年在中国首次举行的国际呼吸衰竭研讨会上发言。1988 年在亚太呼吸学会成立后的第一次会议上，有幸被邀请参会，作为创会的会员，并担任肺循环分会场的主持，而当时中国参会的专家只有八位，我是其中最年轻的一位。后来到日本读呼吸科博士，美国进行呼吸疾病的博士后研究，围绕着慢阻肺、支气管哮喘、肺纤维化、肺动脉高压等疾病开展临床和科研工作。我在 2003 年回国，2005 年开始做华西呼吸科主任。这些年通过自己的努力，团队的管理，学校的支持，我们呼吸内科在国家临床重点专科的评比中在全国排到第三名。我从去年七月份开始接任大内科主任，去年接任中华医学会呼吸分会的常委，慢阻肺学组的副组长，同时也是四川省呼吸专委会主委。这些年，在呼吸疾病，特别是慢性气道炎症疾病方面，发表在国际杂志上将近有一百篇文章，引用率超过了 1000 多次。最近在慢阻肺和肺损伤修复方面的工作比较多，很荣幸是全国第一位获得呼吸病学国家杰出青年科学基金资助的学者。

邱洁萍：在您求学和工作的这些年里，对您影响最大的人或者事有哪些？

文富强教授：对我影响最大的人，首先是我的启蒙导师，就是第三军医大学全军呼吸病研究所的所长毛宝龄教授，他是我的硕士生导师。当时国家对报考临床研究生的要求是必须要有两年以上临床工作经验，本科生不能直接读研，我是破格录取的。面试后，老师给我手写了一封很长的信，告诉我一个人要事业上有成就，要谦虚好学，“三人行，必有我师”；另外还要勤于思考，教我如何做人。我在开始硕士生课题的时候，老师帮我确定大方向是急性呼吸窘迫综合征，但在选题上要求我不能跟踪模仿别人，一定要有自己独立的见解、新的发现。当时急性呼吸窘迫综合征发病机制不清楚，我就去研究早期的发病机制，看是否可以阻断。1986 年在中国首次举行的国际呼吸衰竭研讨会，邀请了美国最著名的呼吸病学专家，我在这个大会上用英文发言，海外的专家给我提了很多好的建议。导师在我的专业起步阶段，给了我很好的指导。我是亚太呼吸学会（APSR）创会的成员，这些都让我开阔了眼界。之后 1994 年我到日本福冈大学医学部去学习，我博士的导师有两位，一个是荒川规矩男教授，他是国际上发现阐明肾素血管紧张素转化酶的先驱，做过 WHO 国际抗高血压联盟的主席。他具有非常开阔的国际视野和很强的内科功底。另外一个导师是吉田埝教授，他最早在日本做慢阻肺肺气肿的肺减容手术。他直接指导我的呼吸疾病临床专业学习。

邱洁萍：您在慢阻肺领域取得的突出的成就是什么?

文富强教授：一个是在慢性气道炎症发病机制的研究，特别是在气道黏液高分泌的发病机制和干预方面。这个工作是我 2003 年回国重新开始的新领域，之前在美国和日本都是在导师的指导下做研究。我当时想，很多的疾病，包括呼吸疾病，最终的死亡就是呼吸衰竭，但是没有人去研究，这方面影像学上很难评估，因为痰液是液体。我们先把模型建立起来，然后开展基础和临床的研究，发表了很多文章。2008 年和 2009 年分别获得了教育部的自然科学二等奖和中华医学科技进步二等奖。在这个领域，我们的工作得到了国内和国际同行的认可，国际上很多杂志这方面的文章都是我这里审稿的；另外，在痰菌阴性的肺结核，如果影像学表现不典型，如何去诊断的研究。目前没有很好的生物标志物来提示诊断。我们做了一些探索和创新，在痰菌阴性的肺结核中如何去寻找敏感标志物；在国外，90 年代中期，我做的肺动脉高压的研究，提出通过诱导花生四烯酸代谢中环氧合酶产物前列环素的合成，对肺动脉高压临床的治疗有帮助。

邱洁萍：您能简单介绍华西医院呼吸科的发展历史吗？呼吸科在慢阻肺治疗领域有哪些突出的成绩吗?

文富强教授：华西医院呼吸科正式成立是 1984 年，1975 年成立的内科呼吸组。前身是1937年罗光碧医师建立的成都肺病疗养院，主要看结核病，后来他捐给了华西医院。我是我们科的第四任主任。呼吸科在2002年被评为教育部重点学科，2007年我们通过教育部复评，正式被授予国家重点学科，2012年我们获得了国家临床重点专科（客观评分排名前三）。从2011年开始，我们在复旦大学的最佳专科排名，连续三年排列第四名，这些都是我觉得自豪的事情。我们科做了些慢性气道炎症发病机制的研究，包括黏液高分泌，炎症持续的机制，气道重塑等，以及气道炎症的干预。这方面包括的范围很大，病理生理改变很广泛。虽然现在慢阻肺的治疗药物有LABA、LAMA、ICS及PDE4抑制剂等，但是并不能从根本上解决问题。如何去寻找慢性气道炎症的关键机制，也是我们一直在探索的。

邱洁萍：您能就国内呼吸学会的发展历史和影响力给我们一个简单的介绍吗？作为全国呼吸学会常委，您觉得学会这个平台能够给您带来什么？

文富强教授：我们国内呼吸学会这些年发展非常快，特别是在近三届的主委的带领下，国内呼吸学会在呼吸疾病的临床研究、诊治，以及指南的制定和推广，都做了非常大的贡献，在国际上影响力也越来越大。希望全国的呼吸同道团结一致，集中力量把呼吸病的诊治做得更好，取得突破。我的工作就是尽我专业所能，去协助组长组织和推动慢性气道炎症的临床研究、规范化的诊治等，走向国际，走向基层，同时在社会中普及慢阻肺的知识。国内呼吸学会这个平台能够提供很好的支持，可以团结全国的同行开展工作，同时协调组织，推动这些领域工作的及时更新。

邱洁萍：您与国际学会或者国际专家建立了怎样的联系？您认为中国专家在与国际学会的合作方面还有哪些机遇和挑战？

文富强教授：我在1988年参加了亚太呼吸学会的创会，那是第一届，第二届会议在印尼的巴厘岛召开，邀请我做大会的主题发言。当时我投了一篇文章，是关于高原对肺功能的影响。我也参加了ERS的第一届和第二届的会议。我一直在积极参与国际学会的活动，在日本留学也参加了ATS会议。回国后，我在2006年给亚太呼吸学会建议，在中国举办亚太呼吸学会的慢性阻塞性肺疾病国际会议。当时APSR给予了批准和支持，当时正好是 GOLD 第二版，对推动国内慢阻肺的进步起了很大作用，举办得非常成功。之后在 2009 年和 2013 年，我们和 ATS、ERS、APSR 合作，分别举办了两次由教育部批准的，以华西呼吸科国家重点学科为主主办的，亚太呼吸疾病研讨会和中国西部呼吸病学术会议，把国际最新的呼吸疾病诊治进展带给了国内同道。我在 2008～2009 年担任了 ATS 临床委员会委员，2010 年担任了 ACCP 中国西部地区负责人，2011 年受邀担任 GOLD 中国负责人（钟南山院士、白春学教授都担任过）。参加国际学会的相应工作，可以了解专业的最新进展，难点和热点，向国际大家学习。在和国际学会合作方面的挑战，关键是要有自己的专业所长，你才可以和别人有共同话题，如果自己没有专业成就，去和别人交流，那只能是当学生，就不是在平等的地位上。我们有了专业所长，别人才会尊重我们的意见。我们中国的病人人群非常庞大，我们的医保制度还比较受限，我们的疾病种类和严重程度可能比发达国家要严重很多，这样我们就有很多的临床研究机会，可以和国外专家很好的合作。

邱洁萍：您能就中国慢阻肺指南的历史、角色和影响力给我们做个简单的介绍吗?

文富强教授：我们国内的指南大部分和国际的指南是一样的，这个是比较遗憾的，希望通过我们努力的工作来制定自己的指南。但是人类的科学研究、医学的财富是可以共享的，我们如果证据更多，有很高级别的循证医学证据，有中国自己的人群研究，有别于全球的指南，是可以制定更适合中国病人的慢阻肺指南。目前这方面工作还欠缺。

邱洁萍：您诊断慢阻肺时会问病人哪些问题？给病人做哪些检查?

文富强教授：和 GOLD 指南的诊断程序一致，病人来，先要看看是不是高危人群，症状是否符合慢阻肺的症状特点，然后进行肺功能检查来确诊，当然如果同时有影像学检查更好，排除其他合并的疾病，比如间质性肺疾病、肺癌等。

邱洁萍：在您看来，GOLD 对慢阻肺的分级或分期方法实用吗？按照 ABCD 分组的方法，您的病人大致是怎样的分配比例？分级和分组的结果可能不一致，会影响到治疗方案，您怎么看？

文富强教授：现在的 GOLD 是在原来老的 GOLD 的基础上更进一步的完善。以前的分级是单纯根据气流受限的肺功能指标，现在新的分组是多维的综合判断，把原来的肺功能分级也涵盖在里面，更加结合临床实际，更客观。慢阻肺是异质性的疾病，有不同的临床表现亚型。有经验的医生，可以通过简单问诊完成分组。比如问病人气急是爬楼梯累，还是走平路累？如果病人说穿衣累、下床累，那就可以判断相当严重了，然后问病人一年住几次院，就可以分组了。在门诊，病人是有非常重的症状才来就诊，因为中国受经济条件的限制，D 类病人占了大部分。C 类病人并不是少，而是为节省钱不来看病。就是 D 类病人，用药后稍微改善一点，也不来了。钟院士领衔做的全国流调发现，慢阻肺的发病率是 8.7%，近期的新的更大规模的调查提示实际发病率可能远远高于 8.7%。中国的问题不是哪组病人多少的问题，而是慢阻肺病人没有得到及时的诊断和治疗的问题。

邱洁萍：您通常依据什么标准来选择慢阻肺治疗药物？

文富强教授：一个是按照病人的分组，在分组中也不是千篇一律的，要根据临床表型。同样的 CD 组病人，可以选择ICS+LABA，也可以选择 LAMA，也可以选择 LABA，这些都是“或”，根据不同病人的临床表现来选择药物。不然，没分析、没判断，用药效果可能就很不理想。这些都是靠专业知识的积累。

邱洁萍：您强调的临床表型，指的是过去所说的“红喘型”和“紫肿型”吗，还是其他别的表型？

文富强教授：跟“红喘型”和“紫肿型”还不一样，原来这个描述主要指的是病人外观的描述，红喘型的人很消瘦，紫肿型的人容易发绀。近年来，发现有的病人的结构基础和病理改变是以气道管壁的增厚为主的，这种病人肺气肿的改变不是非常显著，临床表现主要是咳嗽咳痰，而且容易发生急性加重，像慢性支气管炎一样的表型。有研究专门利用高清薄层CT测定气道管壁厚度，对病人的急性加重做了跟踪，这些都是很多研究支持的。还有一种病人影像学上主要就是肺气肿，这种病人是以气体陷闭为主的，主要表现就是呼吸困难，很少咳痰，甚至不咳痰，这种病人就是肺气肿型。这两种表型的病人，在治疗药物的选择上和对治疗的反应是不同的。即使是相同的表型，严重程度不同，药物的联合应用也不同。我所提到的表型是以影像学、病理学和相关的临床研究做支撑的表型，和“红喘型”、“紫肿型”是不同的概念。

邱洁萍：呼吸困难是慢阻肺就诊的主要原因吗？您针对呼吸困难会采取什么治疗方案？

文富强教授：呼吸困难是慢阻肺就诊的主要原因。针对慢阻肺的呼吸困难，肯定是选择支气管扩张剂，特别是长效支气管扩张剂，改善病人核心的病理生理改变，改善病人气流受限，改善肺功能，这个是最重要的治疗措施。病人呼吸困难的原因是持续的气流受限，导致了气道阻塞、气体陷闭。

邱洁萍：肺功能检查对于慢阻肺的诊断是必须的吗？在慢阻肺稳定期还有哪些检查是必须的？

文富强教授：如果要确诊，肯定是需要肺功能检查。如果病人院外没有做过肺功能，也能够耐受检查，我们会给病人做，如果做过，就不需要了。慢阻肺稳定期如果病人没有大的变化，一般半年到一年做一次。稳定期最主要的是病人的症状评分，比如CAT、mMRC评分，肺功能倒不一定要频繁地做，因为肺功能对不富裕的病人来说也挺贵的。

邱洁萍：您选择治疗药物的主要考虑的治疗目的是什么？

文富强教授：这个肯定最主要是要从病人角度考虑，病人最突出的症状，最痛苦的就是呼吸困难，如果病人动都动不了了，肯定是没什么生活质量了。

邱洁萍：慢阻肺病人最常见的合并症是什么？合并症对于您选择治疗方案有什么影响？

文富强教授：慢阻肺的合并症很多，不同的病人可能基础疾病都很多，最常见的合并症是心血管疾病，比如心律失常等。最影响病人治疗的合并症是严重的心律失常，还有比如已患有严重前列腺的问题。肺癌也是很常见的合并症，有时候病人呼吸困难加重，很多医生就会以为是急性加重，实际上是病人发生了肺癌。一般初始治疗选择药物的时候，要仔细的询问，慢阻肺病人来了，心电图是起码要做的。

邱洁萍：慢阻肺病人住院的通常原因是什么？

文富强教授：慢阻肺急性加重，呼吸衰竭。

邱洁萍：您怎么定义慢阻肺急性加重？什么情况下，慢阻肺急性加重需要住院治疗？

文富强教授：病人的症状比平时要重，呼吸困难加重，咳嗽、咳痰加重。轻度的慢阻肺急性加重，门诊处理，改变用药，增加抗生素，增加口服激素，或者再增加一些其他药物就可以了。重度的急性加重，比如严重的呼吸衰竭，肯定要住 ICU。

邱洁萍：长效支气管舒张剂在慢阻肺维持治疗中的地位如何？您最常用的长效支气管舒张剂是哪一类？您如何调整或者维持现有的治疗方案？国内在这个领域的研究您都参加过哪些？

文富强教授：长效支气管舒张剂的治疗地位是肯定的，对于改善持续的气流受限，改善肺功能，缓解肺功能下降的作用是肯定的。而且可以减少急性加重，改善生活质量，这个都有很多的临床研究证据。现在国内使用的长效支气管扩张剂，单用的主要是噻托溴铵（思力华），联合的 LABA 主要是福莫特罗和沙美特罗，茚达特罗在我们这里还没有进入医院。如果病人经过初始治疗，症状有显著改善，就不需要增加其他药物，维持治疗就可以。如果病人治疗一个月效果不好，可能需要增加用药，原来单用的可能需要联合，原来联合的可能要考虑病人的严重程度，看看是否加用其他药物。慢阻肺和支气管哮喘不同，是个异质性的疾病，不能一概而论，关于临床表型的研究还没有太大的进展，一定要结合不同的临床表型来治疗。我们参加了很多国际多中心的临床研究，基本上上市的这些药物研究我们都参加过，包括诺华的多项慢阻肺治疗临床研究。

邱洁萍：LABA 在慢阻肺维持治疗中的地位如何？什么样的病人使用您会有些顾虑？您会考虑单药 LABA 用于什么样的慢阻肺病人？

文富强教授：单药 LABA 作为长效支扩剂，对 ABCD 各组病人都有它的适应证。B 组中，长效支扩剂 LABA 也好，LAMA 也好，都是首选。那怎么来选择呢，根据病人的合并症来选择。C、D 组长效支扩剂首选可以是 LAMA 或者 LABA，根据病人的临床表型来选择。B、C、D 组很多病人都可以作为首选。C、D 组中，ICS+LABA 或 LAMA 或 LABA，这个要根据临床来选择。合并心血管疾病的病人，有严重的心律失常的病人，使用 LABA 就需要认真评估。首选治疗，首先要考虑适合病人，选择 LABA 单药治疗，我会考虑以呼吸困难为主，气道炎症不太重，同时没有严重的心血管并发症的慢阻肺病人。基本上就是肺气肿型的慢阻肺病人。但对于高风险的慢支炎样表型的病人不作为首选，因为单药 LABA 抗炎效果肯定没有 ICS+LABA 好。

邱洁萍：您更加认可 LABA 联合 ICS 的疗效还是 LABA 联合 LAMA 的疗效？

文富强教授：LABA+LAMA 联合治疗是个趋势。单一的一种机制的支气管扩张剂，肯定没有不同机制的两种应用效果更好。这种联合治疗优于单纯一种支扩剂治疗，效果不是很理想的病人中，比如重的肺气肿型病人。如果单用一种长效支气管扩张剂能够改善症状，肯定不需要联合治疗，药物使用越多，可能带来的风险、副作用的机率就增加。如何治疗，还是需要评估具体的病人，评估治疗带来的益处是否大于潜在的风险。LABA+ICS 和 LABA+LAMA 都有治疗前景，都有存在的合理性，只是适应的临床表型不同。需要看大的范围的人群，中国慢阻肺病人总得来说，是诊断不足、治疗不足，病人的基数很大，能长期用得起药的病人比例与国外发达国家相比要低。

邱洁萍：LABA和ICS联合治疗在慢阻肺维持治疗中的地位如何？什么样的病人使用您会有些顾虑？

文富强教授：ICS+LABA也是在适合的临床表型的慢阻肺病人中，治疗效果不错。不光是慢性支气管炎型病人，还有需要联合治疗的严重的肺气肿型的病人，使用ICS+LABA治疗。非常严重的肺气肿型病人，一般活动能力很差，一天半小时都动不了的，平均每年要住一两次医院的，使用单药LABA或者LAMA肯定是不行的，需要联合治疗。也就是频繁急性加重，高风险的病人，符合指南，需要联合治疗。如果过去B组的病人，发生急性加重住院，也需要联合治疗。治疗的选择最重要的是要遵循临床研究的证据，任何事情都是在发展。沙美特罗替卡松气雾剂（舒利迭）和布地奈德福莫特罗粉吸入剂（信必可），我们都在用，之前信必可没有大规模推广慢阻肺适应证，而去年刚发表的信必可治疗慢阻肺大型临床研究提供了其疗效的重要证据，这两个药物各有特点，都会有新的临床研究来提供给临床医师作治疗选择参考的客观依据。

邱洁萍：您谈如何看待慢阻肺病人的抗炎治疗？

文富强教授：慢阻肺气道炎症是其病理改变非常重要的机制之一，是急性加重和疾病发生发展中非常重要的促进因素，这些是客观存在的，所以慢阻肺是要抗炎治疗的。细菌感染也好，病毒感染也好，或者空气污染造成的非特异性炎症，都必须要根据疾病的病理改变做出相应的治疗，不能视而不见。抗炎治疗可以有很多措施，不光是ICS，还包括PDE4，以及一些新型研究等。抗炎治疗也要针对慢阻肺的临床表型来选择，有些病人几乎完全无痰，就是呼吸困难为主，影像学上CT表现就是肺气肿，这种病人可能临床表现上就没有突出的炎症，治疗以支扩剂为主；如果病人痰很多，痰液咳不出就加重，这种病人肯定要抗炎治疗。抗炎治疗要根据病人的疾病阶段和表型，包括肺气肿型病人在急性加重的时候，还是需要糖皮质激素抗炎治疗。

邱洁萍：您能给我讲一个您印象比较深的病人的故事吗？

文富强教授：我有个病人，是个老太太，她的女儿、女婿都在华西医院做护工。八九年前，这个老太太大概七十五六岁，之前她咳嗽咳痰、呼吸困难大概三十多年，当时她家人找到我的时候，已经加重、不能下地有两三年了。她家人挂号后，把她的症状描述给我，我考虑可能是慢阻肺急性加重。这个病人在很偏远的秦岭山区，出大山都很困难，因为病人咳嗽咳痰很厉害，我给她使用 ICS+LABA 治疗，用药三个月以后病人痰少了，能够起床了，但是病人还是走不了多远。后来病人还想再改善，问有没有更好的药，我就给她加了 LAMA，给予三联治疗。又治疗三个月后，病人就能够到地里劳动，种点小菜。家属很高兴，一直到我这里来随访，大概三年过后，老太太到成都来看我，我给她做了个心电图，发现病人是典型的慢阻肺、典型的肺动脉高压、肺心病。病人肺动脉高压很严重，我没想到她控制得那么好，一直随访了十年。中间病人还发生了几次急性加重，咳黄痰增多、双下肢水肿、尿少，打电话给我，我给病人加了抗生素、利尿剂等。我觉得病人的依从性很好，及时的管理很重要，选对恰当的药物很重要，有急性加重可能的时候及时的干预很重要。

邱洁萍：目前在慢阻肺管理中还存在哪些不足？有哪些机遇和挑战？

文富强教授：管理方面主要是病人的教育，病人的依从性问题，影响因素最大的还是经济问题。慢阻肺门诊治疗药物在四川目前是不能报销的，除非是合并肺心病，才可以报销，病人负担较大。

邱洁萍：慢阻肺研究在中国有哪些挑战和机遇？

文富强教授：机遇很多，涉及到诊断啊，治疗啊，很多的临床问题都没有搞清楚，都可以去做研究。如果能够早期的去干预治疗，早期识别疾病，发现早期让病人的肺功能逆转的临床证据，也就是早诊断、早治疗、早干预，才是最需要的。

采访手记：这次访谈是我第二次拜访文教授，之前在杭州国际呼吸论坛上，我和文教授曾有过一面之缘。后来因为工作关系，也和文教授有过邮件和电话联系，虽然接触并不多，但是文教授治学的严谨和低调，以及他的平易近人、和蔼可亲都给我留下很深的印象。访谈中，文教授反复强调，一定要尊重科学研究的结果，尊重临床的证据，以证据为本，拿临床研究的事实说话，所讲的任何东西、每句话、每个观点，都必须要有客观的科学研究的事实做依据，不能凭空乱说。所以他认为，我们很多医生说，“我觉得是这样”，固执己见地不愿意接受新的临床医学研究成果，但是又拿不出证据，只是个人的体会，是不对的。我想在学术风气日益浮躁的今天，作为一个学者，最难能可贵的可能就是求实的治学态度和严谨的治学风格，而这些都在文教授身上，有着深刻的体现。

2014 年 4 月

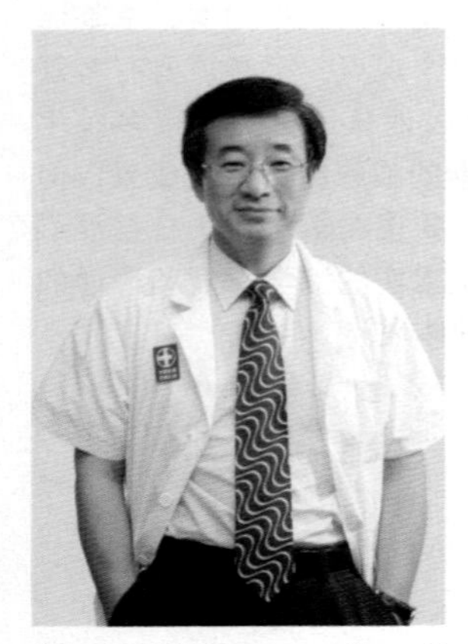

“——呼吸疾病是严重危害人民健康的常见病和多发病。但由于多方面原因，呼吸疾病的防治没有真正做好，呼吸学科队伍总体而言比较薄弱，聚集的人才较为有限。进取心和“血性”是我们在学科文化建设上最需要加强的方面。以强烈的进取心促进学科的发展，努力动员和吸纳更多的优秀人才加入呼吸学科，加强科学研究，推动更加有力的防治政策出台，争取更多的社会资源投入，是推动我国呼吸疾病防治的“人间正道”。”

采访时间：2014 年 9 月 28 日
采访地点：中日友好医院院长办公室
被采访人：中日友好医院院长，中国工程院院士王辰教授
采 访 者：诺华医学部林孜

王辰，呼吸病学与危重症医学主任医师，教授，博士生导师，中国工程院院士。1985 年毕业于首都医科大学医疗系，获医学学士学位。后师从导师翁心植院士，于 1991 年获医学博士学位。1994 年在美国德克萨斯大学医学院从事博士后研究。1993 年起，历任首都医科大学附属北京朝阳医院呼吸科副主任、副院长、院长，北京医院副院长，国家卫生计生委科技教育司主持工作副司长。现任中日友好医院院长，中华医学会呼吸病学分会主任委员，国家呼吸病学重点学科带头人，国家呼吸疾病质控中心主任，国家呼吸疾病临床医学研究中心主任。

长期从事呼吸衰竭与呼吸支持技术、肺栓塞与肺动脉高压、新发呼吸道传染病、慢性阻塞性肺疾病、烟草病学领域的医教研工作。取得多项创新成果，被国际临床指南采纳。承担国家科技支撑、863、973 计划及国家自然科学基金重点项目、卫生行业科研专项等课题 10 余项。在 New Engl J Med、Am J Respir Crit Care Med、Chest、Crit Care Med、Eur Respir J、Ann

Intern Med 等国际期刊发表论文逾百篇。作为第一位完成人获国家科技进步奖二等奖 3 项，省部级科技进步奖一等奖 3 项，作为第三完成人获国家科技进步奖一等奖 1 项。获何梁何利基金科学与技术进步奖，世界卫生组织控烟杰出贡献奖。

林孜：听说您呼吁讲中文时要把慢性阻塞性肺疾病统一简称为“慢阻肺”，而不是“COPD”，您考虑的出发点是什么？

王辰教授：呼吸专科医生对“COPD”这个慢性阻塞性肺疾病的简称很熟悉，但对于其他学科的医生、医院管理者和社会公众而言，“COPD”却不容易理解和记忆。就如“冠心病”、“糖尿病”老百姓都知道，而若用其英文简称“CAD 或 CHD”和“DM”则难于被公众记住。因此，慢性阻塞性肺疾病也需要一个统一的容易被各个学科的医生、医院管理者、卫生政策制定者、老百姓记住的简称，这样才有利于提高对这一疾病的知晓率和防治意识。“慢阻肺”或“慢阻肺病”就是其适宜的简称。应当看到，以往将慢阻肺称为“COPD”实在是严重地妨碍了老百姓对慢阻肺的知晓与认知，成为呼吸学界“自娱自乐”的名词，可谓是小称呼误了大事情。为此，我们必须积极地、坚决地加以纠正。

林孜：在中国，导致慢阻肺患病率高的常见危险因素有哪些？存在地域上的差异吗？

王辰教授：慢阻肺的首要危险因素是吸烟。中国的吸烟情况极为严重，吸烟者 3 亿，被动吸烟者 7.4 亿，这是导致慢阻肺发病的重要因素。第二个危险因素是空气污染，包括大气污染和室内空气污染。在我国的许多地区，PM2.5 等空气污染指标远高于其他国家历史上的高值，这是导致慢阻肺高发的又一个突出因素。而室内空气污染，包括使用生物燃料、不良烹调产生物（油烟等）、其他空气中有害毒物等亦是造成呼吸道刺激和损伤的重要因素。第三个危险因素是反复的呼吸道感染。中国是一个人口密集的国家，地域横跨亚热带、温带和寒温带，呼吸道感染的发病率较高。此外，作为人体的“内因”，遗传易患性也是决定发病与否的重要因素。

关于中国慢阻肺的患病率，本世纪初钟南山院士组织过一个调查，结果显示 40 岁以上人群患病率 8.2%；近年，中国疾病预防控制中心根据疾病监测和流行病学研究荟萃分析的数据显示为 9.9%；我们刚完成的基于大样本严格抽样的流行病学调查显示，慢阻肺患病率应会达到约 12%。同时，流调结果还显示慢阻肺患病率在地域上可能存在差异，四川和北京等地区比较高发，具体原因尚不明确，可能和各地方的气候地理条件、空气污染情况、社会经济发展的特点，以及民众生活习惯的差异有关。我们目前还正在推进疆藏地区的流行病学调查，希望能够获取这些地区，特别是高海拔地区的流行病学数据。

林孜：我们知道慢阻肺的早期诊断和早期干预是改善预后的重要因素，而慢阻肺的诊断中肺功能检查是金标准。但是由于国内的医院，尤其是基层的医院里开展肺功能检查的比例还比较低，导致很多患者诊断延迟。对于提高早期诊断率您有何看法?

王辰教授：肺功能检查的普及程度是影响慢阻肺早期诊断和早期治疗的最突出问题。实际上，此问题本不应该如此突出，因为一个简易肺功能的仪器并不贵，不高于心电图机，同时其检测的复杂程度也不难于心电图的检测。之所以肺功能检测率如此之低，是由于意识不足和推广不力。换言之，是我们呼吸学界没有积极地倡导和推动肺功能检查。近年，国际上已经研制出了更为简便袖珍的肺功能仪，其体积仅一个手掌大，操作简单，这进一步方便了肺功能检测，使之可以像量血压一样简易可及。

在《中国慢性病防治工作规划（2012~2015 年）》里，已经要求各级医疗机构，包括社区医疗机构应配备肺功能仪，开展肺功能检测。可以预见，这一措施真正实施起来以后，许多中早期慢阻肺患者将能够得到及时的诊断和治疗，这对于患者群体或是整个疾病防控都是大的福音，具有重要的意义。

林孜：您认为 GOLD 指南对中国临床医生诊断和治疗慢阻肺有怎样的指导作用?

王辰教授：目前关于慢性呼吸疾病的指南，如慢阻肺的 GOLD，哮喘的 GINA 等，都是总结了疾病诊治的研究结果，结合专家的经验形成的指导性意见，其中部分意见尚缺乏充分的循证医学依据。由于慢阻肺是一个病理生理综合征，不同的患者表现为不同症状、体征，对治疗有不同的反应，即呈现不同的表型。这些不同表型的患者人群集中在一起，很难进行严格涵义上的同质性研究。在这种基础上所做循证医学研究的结果也难于确切地适用于某一个体。这种情况造成医生面对不同的患者时容易出现盲人摸象、见仁见智、莫衷一是的情况。因此，对于慢阻肺的管理，在指南的整体指导下，还得细分人群，探索不同特点人群的发病规律。目前，GOLD 所依据的研究文献中，仅有 3 篇来自中国大陆，亟待进一步充实符合中国人群特点和社会、经济情况的研究，据以指导我国的防治实践。

林孜：您认为在中国开展慢阻肺的临床研究有哪些方向和机遇？

王辰教授： 临床研究比较常见、证据等级较高的形式是 RCT（随机对照研究），RCT 方法需要建立在被分组人群同质化的基础之上。慢阻肺的患者异质性大，目前较难做表型的细分，因此使用 RCT 方法得出的结果只能供参考。

我们现在常说“The era of big data is coming ”——“大数据时代来临”。在大数据时代，应用生物医学信息学（biomedical informatics）的方法，收集“基于真实世界的证据”（real world data based evidence），开展注册登记研究，探索慢阻肺相应的分型及个体化治疗，可能是比较行之有效的临床研究手段。

我们正在进行一项流行病学调查：基于 10 个省市的 20~40 岁人群，采用多阶段整群随机抽样的方法（multi-stage cluster random sampling）抽样约 6 万人，可以代表中国自然人群肺功能分布的情况，并得出慢阻肺的患病率。这个研究结果出来后会是国际上一项最可靠和最新的慢阻肺流行病学数据，并且有可能对慢阻肺诊断的第一秒用力呼气量（FEV1），及第一秒用力呼气量/用力肺活量（FEV1/FVC）的临界值（cut-off point）或诊断界值提出修正意见。

我希望能建立起一些针对慢阻肺患者的专属队列（cohort study）。因为在病因学研究、细分表型和疾病类别方面，队列研究有独特的优势。我们所进行的国家公益性卫生行业专项——中国自然人群肺功能分布和慢阻肺人群的流行病学研究，若能继续获得支持，对该研究中的患者进行持续的随访，将是一项极有意义的工作。

林孜：目前，无论是普通老百姓对慢阻肺的认知度，还是政策的关注度都不如高血压等心血管慢性疾病，在此情况下，您认为怎样能够更好地推进慢阻肺的防控工作？

王辰教授：慢阻肺如果能够早期诊治、改善预后，其社会经济效益将非常显著。但是目前慢阻肺的防控工作还存在不足，如北京市等地医保中并没有把慢阻肺这个世界公认的四大慢病之一，纳入慢性病的医保统筹管理范围之内。大病医保也没有把慢阻肺这个“最大”的病种之一纳入。之前在国家慢病防治示范区的标准中一直都没有关于呼吸病和慢阻肺的内容，最近才刚刚纳入。

做好慢阻肺的防控，有几点非常重要：第一，肺功能检查要大力推广应用；第二，要提高全社会对于慢阻肺的知晓率，尤其是在几类重点人群——卫生决策者，基层医生，吸烟者等慢阻肺的高危人群；第三，严格控制吸烟；第四，制定和完善慢阻肺相关的防控政策，如推动慢阻肺相关药物进入国家基本药物目录、进入医保，戒烟药物进入医保，慢阻肺用药进入社区，将慢阻肺列入国家慢病管理范围，特别是争取纳入基本公共卫生服务。

林孜：在您的职业发展过程中有没有对您影响特别大的人或事？

王辰教授：我的导师翁心植先生和我的“师爷”钟惠澜先生对我影响至深。他们一个是工程院院士，一个是科学院学部委员。他们都真正地传承了知识分子所具有的正直、敢言的“士子精神”，颇具家国情怀。钟惠澜先生在寄生虫病方面，特别是在肝吸虫病和肺吸虫病领域是享有世界声誉的专家，做出了重大科学贡献，为我国控制寄生虫病立下了历史功勋。翁心植先生在呼吸、心脏和风湿免疫疾病方面建树卓著。他是我国慢阻肺与肺心病防治的开创者与领军人。他最早在中国倡导控烟，世界卫生组织尊称他为“中国控烟之父”。我深深地感佩钟先生、翁先生当年识人所未识、为人所不为、行人所畏途的卓越科学眼光和道德勇气。我从做实习医师开始，就跟随翁先生做肺心病和慢阻肺的相关临床与研究工作。可以说，无论是人生态度、道德精神还是科学方法、行医之道，我都深深地受教和受益于先生。

2013 年 12 月 19 日，当我获知当选中国工程院院士时，不知为什么，当时充满头脑的就是三个字：“培养人，培养人，培养人……”。我觉得，我应当像翁先生对我们这些学生一样，将培养具有高尚品德和卓越才能的医学和管理人才作为自己今后最为重大的责任和使命。我甚至想，如果此生有机会，应当办一所能够真正传承和弘扬科学和人道精神的医学院。

林孜：您是中华医学会呼吸病学分会的主任委员，对学会发展和学科建设您会重点关注哪些方面？

王辰教授：呼吸疾病是严重危害人民健康的常见病和多发病。其两周患病率、就诊率第一，若将肺癌和肺心病计入呼吸疾病，则其死亡专率城市和农村均居第一位。今后，由于吸烟、空气污染、病原变异和新发呼吸道传染病、人口老龄化等问题的存在和加剧，呼吸疾病的防治形势将更为严峻，对呼吸学科的发展提出了更高的要求。

坦率地讲，由于多方面原因，呼吸疾病的防治没有真正做好，与心血管、肿瘤、糖尿病、神经等疾病的防治工作相比，存在较大差距。面对严峻的防治形势，呼吸学科作为传统的大学科，就总体而论，队伍比较薄弱，聚集的人才较为有限，发展后劲不足。之所以形成这种局面，与呼吸学科在文化上缺乏积极的进取心，拼抢精神不够有关。因此，进取心和“血性”是我们在学科文化和学科建设上最需要加强的方面。以强烈的进取心促进学科的发展，努力动员和吸纳更多的优秀人才加入呼吸学科，大力加强医疗、教学、研究和预防工作，是推动我国呼吸疾病防治的“人间正道”。

我们应该大力开展宣教工作，做好民众教育，让全社会都知道呼吸疾病的严重危害，引起广泛关注，获取社会的支持。

要善于“领导（动词）领导（名词）”，中肯提出卫生政策建议，推动更加有力的防治政策出台，争取更多的社会资源投入。

相形于高血压、糖尿病的防治，我们在基层开展的呼吸疾病防治工作明显薄弱，以至于县医院和社区医生不能规范地防治慢阻肺、哮喘，甚至肺炎等常见呼吸疾病的现象普遍存在，这种状况令人至为担忧。为此，我们必须积极携手基层医生，推动呼吸疾病防治。

现代呼吸学科发展的主流模式是呼吸病学与危重症医学捆绑式发展的模式。国际上呼吸专科的标准和经典模式为呼吸与危重症医学专科（PCCM sub-specialty），科室必含内科 ICU，称为呼吸与危重症医学科。目前，国内有三分之一至二分之一的大医院已经遵照呼吸学会和医师协会的建议，在呼吸科中设立了内科ICU或呼吸ICU，将呼吸科名称改为呼吸与危重症医学科。但目前还有部分医院的呼吸科没有ICU的设置，没有改名。部分呼吸医师对呼吸衰竭的诊治远未达到应有的水平，对呼吸支持技术等重要生命支持手段较为生疏，以至于难于胜任危重症的救治。因此，呼吸医师应将危重症医学作为本专业的重点学习内容和必须掌握的业务，结合医院的医疗行政布局，由呼吸医师负责承担内科危重症的医疗、教学和研究任务。在2013年中华医学会呼吸病学分会（CTS）年会上，我们和美国胸科医师协会（ACCP）发表了关于促进中国呼吸与危重症医学专科发展的联合声明，并启动了呼吸与危重症医学专科医师联合规范化培训项目。相信此举会对我国呼吸与危重症医学专科的发展起到关键性的、历史性的促进作用。

采访手记：访谈当日上午，王辰教授完成了一例重要会诊，进行了一次行政例会，面试了几个研究生，完成了本次访谈，审批了若干份文件。除了我以外，还有一位来访教授在等着他，访谈过程中来电声不断。然而，如此忙碌的工作并没有打乱我们访谈的节奏，尤其当谈到慢阻肺的防控和慢病管理、慢阻肺的队列研究和大数据分析、呼吸学科的队伍建设等问题时，王教授思路清晰、立足高远，是一位敢言且有抱负和强烈历史责任感的学者。王教授说，他深深感佩于两代导师的士子精神和中国知识分子的家国情怀，我想也正是对这种精神和情怀的传承成就了他的成功和卓越。

2014年9月

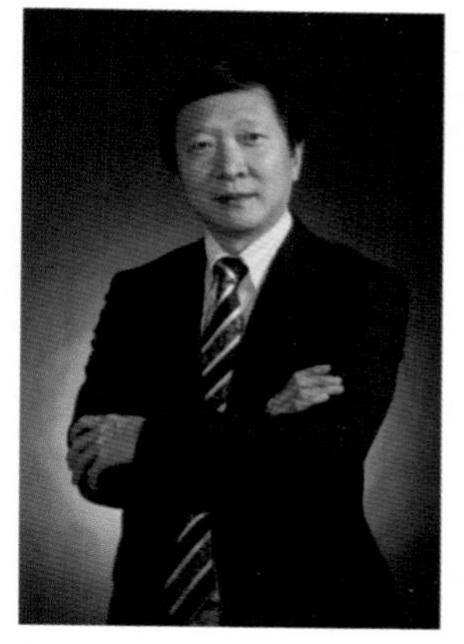

“——我现在一般慢阻肺重度的病人都是 LABA+ LAMA 联合使用，ICS 的使用看情况，比如总发生慢阻肺急性加重的病人我就会加用 ICS。”

采访时间：2013 年 11 月 19 日
采访地点：北京大学第一医院办公室
被采访人：北京大学第一医院　王广发教授
采 访 者：诺华医学部　尹　露

王广发，主任医师、教授、博士生导师，北京大学第一医院呼吸内科主任。1987 年获北京医科大学医学系医学学士学位。1995～1996 年于日本自治医科大学呼吸内科进修，2001～2006 年于北京大学医学部攻读硕士，博士学位。担任美国胸科医师学会（ACCP）资深会员、中国区理事，国家突发公共卫生事件专家咨询委员会成员、中华医学会呼吸病学会委员、睡眠呼吸病学组成员、中华医学会北京分会内科学会委员、中华医学会北京分会危重病学会委员、北京中西医结合学会呼吸病学会委员、教育部留学回国人员科研启动基金评审专家。《中国医学前沿杂志（电子版）》副主编，《中华结核和呼吸杂志》等多家杂志编委，副主编。

在国内率先使用了计算机辅助诊断系统用于睡眠呼吸障碍的诊断，并最先开展了睡眠呼吸暂停综合征（SAS）睡眠结构的研究工作。国内首次建立了 SAS 大鼠睡眠监测方法，国际上首次进行了 TASK1 在 SAS 大鼠呼吸中枢表达及功能的研究。在国内较早进行了 SARS 的临床研究工作并总结出了对于 SARS 诊断治疗的早期经验。进行了北京市所有严重急性呼吸综合征（SARS）诊断病例的糖皮质激素的分析研究。开发了国内首台呼出气冷凝液的采集装置。曾荣获抗震救灾卫生先进个人，北京科技进步二等奖，北京市统战系统防治非典工作先进个人等。

尹露：您从事呼吸专业有多长时间了？

王广发教授：从 1987 年到现在有 26 年了，我一直在北大医院学习，实习及工作，我的导师是陈茂森、何权瀛教授，博士期间进行了 SARS 的临床研究，现在主要的方向是介入呼吸病学，在临床上做了大量的工作，基础科学方面，主要是气道炎症、睡眠呼吸暂停的发病机制。

尹露：我注意到您在一些慢阻肺病人中使用了介入治疗，您能大致介绍一下吗？

王广发教授：慢阻肺的介入治疗，这两年做的是慢阻肺 的肺减容治疗，我们在国内不是做的最多的，但是是疗效最好，并发症最少，病人随访最多的。我们做的第一个病人治疗前已经 4 年不能离开自己的房间，自己不能系鞋带，上厕所要花 40 分钟的时间，做完治疗之后，病人可以自己上动物园去玩去，病人的生活质量有了很大的改善。慢阻肺重在早期预防，中期主要是药物治疗，到了后期，药物治疗效果不好的时候，一些外科的侵袭性的治疗技术也会考虑，我们的介入治疗无疑对慢阻肺来讲是一个很好的技术，因为，到了晚期，很多病人已经形成肺气肿了，药物治疗无法逆转肺气肿，那么这些介入治疗可以改善病人的生活质量，所以对病人是很有帮助的。

尹露：这项技术主要适用于重度的慢阻肺病人吗？

王广发教授：它有规范的适应证，主要是一些病情比较重，而且有高充气状态，因为高充气状态是病人生活质量下降的一个重要因素，如果仅仅有气道炎症没有这些的话，通常病人不会有太多的症状，也就是为什么慢阻肺到了出现症状以后就比较晚了。介入治疗如果你选对病人，FEV_1 的改善可以在 25%以上，圣乔治评分可以改善 6 分以上，当然选不对病人也不行，要选合适的病人、合适的靶位，这个才会获得比较好的效果。

尹露：在您这里做介入治疗，就是肺减容的病人大概有多少？

王广发教授：我们就做了9例，我们做的比较严谨，国内总共现在做了也不到100例，当然我们还有一些病人是做活瓣技术的。我们的病人大概术后随访3个月，也是因为时间再长的话，病人的配合度不好，好多外地病人，来访很不容易。

尹露：在您的求学经历、职业发展中，对您影响最大的人或事是什么？

王广发教授：我们的第一任老主任委员穆魁津教授，他为人非常谦和，是真正的大家，而且对学科的新的东西特别敏感。有一次查房，有一个病人右上叶不张，有人就提出来能不能使用球囊给扩张开，好多医生就说“这小大夫……”就异想天开那意思，当时穆大夫就说：“哎，你这个想法很新颖，你赶紧去查查”，那时候还没有电子的查阅工具，都是去翻medical index，结果我一查还真有这样的报告，第一次细致的了解了这个球囊扩张，这也是为什么我后来在临床中对介入感兴趣，也是和这个有很多关系。后来我们做的最早的介入治疗，就是球囊扩张。所以呢，穆教授这种就是做学问的大家，视野很开阔，对新事物很敏感，对新的理念和想法采取鼓励态度。我觉得这些都是值得学习的。

还有一个是经历的事情，我觉得感受最深的就是SARS事件，它对呼吸界都是一个很重要的事件，首先它是呼吸病，第二它是呼吸道的传染疾病，第三是通过SARS，呼吸界的能力和实力开始被外界认可。以前呼吸科都不太受重视，很多医院，呼吸科的装备都是不够的，SARS以后呼吸科、ICU才成长起来，当然这个对中国的卫生界也是一件大事，改变了我们卫生体系的很多问题，包括：有些地方投入不足，预防体系不够，学科建设上的偏颇等等。

尹露：您在慢阻肺领域做过什么样的研究？取得过什么样的成就？

王广发教授：临床中我们做了大量的工作，这个就不详细说了，我们最近做了一个慢阻肺的调查，就在什刹海社区，1000多社区的居民，40

岁以上人群，大概患病率是百分之六点多，当然这个没有做人口的校正，校正后可能会有点不一样，其中男性女性的患病情况还是有差别的，另外我们调查了一下吸烟的情况，比较让人震惊的是，男性的吸烟者占百分之七十以上，吸烟比例非常高，女性和国外相比低了很多，大概吸烟比例百分之十不到，但是我们总的吸烟人数的比例还是很高的。在各个职业当中，吸烟率最高的：第一是国家公务员，其次是医生，教师是最低的。这也反映了北京当地的一些情况。还有是发现吸烟和收入高低没有太大的关系。同时，随着年龄的增长，吸烟率越来越低。这个反映两个可能的问题，一个是随着年龄增长，可能吸烟的一些人去世了，导致数据减少，另外还说明，年轻的人吸烟的比例越来越高，我们国家的控烟情况越来越不好。

尹露：那您觉得慢阻肺病人人群的经济水平是什么样的？

王广发教授：慢阻肺病人相对而言还是低收入者多，因为慢阻肺病人吸烟不是唯一因素，还有经济社会因素，当然，和我们以前见到的慢阻肺病人还是有很多的不同，过去的慢阻肺病人好多都不是因为吸烟，而是由于医疗条件差和生活条件差。现在发现的慢阻肺病人很多都是很隐匿的，没有什么症状，但是一检查发现肺功能很差，平时没什么症状，一运动就不行了，咳嗽的比例少，当然了这也有可能是一些表型上也有变化。

尹露：您愿意谈一谈您科室的发展历史和情况吗？

王广发教授：我们科是全国比较早建立的呼吸专科，最早是由内科的呼吸组、结核科合并形成的，所以我们的第一任的老主任穆魁津教授就做了很多的调研工作，包括下煤矿查尘肺，做慢阻肺的一些调查和科研、肺功能、小气道功能检查，我们科牵头做了全国的慢阻肺的正常值的调查。后面是何冰教授开始研究肺间质病，我们科是全国最早开始研究肺间质病的，新生儿肺透明膜病的试验研究等等。再后来我们科开始研究呼吸睡眠暂停综合症，是全国第一个采用计算机辅助系统的，国内第一个研发了自主知识产权的波导睡眠监测仪，另外我们在睡眠呼吸暂停方面也找到了一些证据，因为我们现在发现这个疾病除了一些结构的异常可能还有一些中枢神经的调控异常，未来可能在这个方向进行研究，也会涉及一些药物治疗研究。目前“睡眠”方面的药物治疗的疗效还是很失望的，涉及一些新的研发药物。对于气道炎症方面，我们和国外专家合作，研究大气污染和气道炎症之间的关系，发现奥运会前后气道炎症的发病呈曲线变化，年轻人的气道阻力在奥运会期间，奥运会前后是高的，中间是低的，和这个相关的就是炎症反应，包括氧化的、炎症介质的指标都呈现出这种变化。还有就是我们现在拿到了一个非常好的数据，正在作分析，就我们社区 400 多的健康的常住居民 3 年的肺功能的数据，我们希望找到哪些指标可以预示肺功能的快速下降。首先初步的结果来看，我们的居民肺功能下降的速度比国外报道的结果要快，我们也在分析是什么原因导致的。最后的数据还没有出来，可能和我们的吸烟率高和大气污染有一定的关系，所以，未来中国的慢阻肺人群可能会大增。还有就是我们医院经历了 SARS，北京大学第一医院收治了 380 多名 SARS 病人，我也是 SARS 专家组的成员，经手了很多危重症的病人，我们最后死亡了 8 个病人，当然真正从我们这里从头到尾治疗后死亡的只有 5 个人，所以我们的病死率大概是 3%，这个比例还是相当低的。这里面就体现了我们科的综合实力，比如就像激素的用法，我们提出了早期、足量、快速这种方式，对病人来讲还是有效的，后来也出现了一些不良反应，但多是因为激素使用时间过长造成的，所以使用激素要果断，时间要短，另外呢，我们也是承担了北京市 SARS 病人中医务人员的收治，也体现了我们科的综合实力。我们科没有那么多的豪言壮语和色彩，但是我们讲求的是扎实，这个体系培养出来的人都是这个风格，不爱张扬，踏踏实实的做事情。

尹露：您对于科室将来的规划和期望是什么样的?

王广发教授：我上任以后主要致力于科室的文化建设，我们提倡的是北京大学第一医院的厚德尚道，我们科室提出来的是务实求精创新和谐，务实是做工作要脚踏实地，我们的两位老主任以及北京大学医学部的传统都是这样的；一定要精益求精，当临床大夫一定不能过于粗糙，一定要精益求精，没有止境，这不仅仅是指对病人的生命，学术上的发展也要求是这样的，东西要经得起推敲，别人没有做过的东西，我们研究出结果来就一定要重复，重复出来结果才能去发表；创新就是医无止境，在学术思想、科研思路、临床工作方面都要有创新，创新不一定很大，不可能一下就得了诺贝尔奖，要一点一点积累。就比如在慢阻肺的研究中，我们就采用了呼出气冷凝液，我们做这个研究在国内很早的，现在还在做，给睡眠呼吸暂停的病人做，慢阻肺的病人做。我们就发现炎症因子变化的节律和正常人是不一样的，正常人经过睡眠之后炎症因子是下降的，而慢阻肺病人是上升的，在呼出气冷凝液中都能表现出来，所以这也可以解释慢阻肺病人有很多合并睡眠呼吸暂停综合征。和谐就是大家在一起做工作，要团结在一起，当然团结在一起不是说要大家意见都一致，“君子和而不同，小人同而不和”，我们追求的就是和而不同，每个人有每个人的个性，作为集体就要包容，大家都能够在里面展现自己。所以好的科室文化可以加强科室的凝聚力，要文化加管理。还有一个就是要做好科室的综合实力，不能针对一个或几个疾病。我们对学科发展有几个认识，第一：医疗是基础，如果你医疗首先都不行，那么所有的科研、教学都是空中楼阁，都是经不起推敲的，没有持久性，第二：科教是龙头，科研教学对科室起到一种带动作用，将整个科室带向更高的层次；第三：技术是支点，所有的医疗工作不是体现在处理了多少病人，而是我们的临床的医疗技术到了何种层面，技术包括软技术，比如我们的诊治流程、理念，还有就是硬技术，体现在能给病人解决问题，尤其是疑难问题。比如我们现在的气道介入技术，最近日本一位专家给我推荐了一个双气管狭窄的病人，就是畸形加上以前患过结核引起的狭窄，整个右肺不张，因为这个病人回国，所以就推荐到我这里来了。第四：人才是保障。首先要明确的一个问题就是，什么是人才？人才是如果一个人能发挥出了自己的长处才能成为人才，不是每个人都能成为人才，关键是找对了合适的岗位，科室主任就要起到这样的作用，团队中每个人适合做什么，不适合做什么要一清二楚。

尹露：那您觉得这个平台对您的职业发展有什么样的影响？

王广发教授：这不仅是一种荣誉，关键是这个平台能让我们做很多事情，比如：介入呼吸病学，我们很早之前就发现了介入呼吸病学有很多的问题：比如支架的滥用，以前我不是常委，我只能看到这件事，去说这件事情，但是我们成立介入学组之后，我作为组长，上任后做了三件事情：规范、普及、提高。首先第一位的就是规范，如果没有规范，普及再多也是没有用的，做出来的事情很可能就是有害无益的，在规范的基础上普及，有了一定基础后，去做一个整体的提高。我们这个学组三年前成立以后，我们针对年轻大夫开展学习班，基础内镜的讲座，还有动手培训，包括常规的支气管镜，还有一些新的技术。还有全国的巡讲，条件不要求很高，就需要一个教室，就在医院，很受年轻大夫的欢迎，积极性很高。我们只是呼吸病学中的一小块，要向前发展，推动整个呼吸病学的发展。我们通过这个平台也和国外专家进行了很好的联系，比如，我在 ACCP 有任职，还是世界支气管病学会的董事，现在 ACCP、世界支气管学会，包括介入呼吸病学会我们在联合去做一些工作，比如一些培训，科研等。我们每年从国外请来的讲者实际上对我们的帮助也很大，还有对我们理念的影响，比如我们办的培训班，就学习了国外的一些做法，当然我们也进一步改进，让其更适合中国的国情，我们介入的培训班是中国第一个做动手培训的，中国第一个做动物模型的。动物模型极大的改进了这个培训的效果。这个得益于一位美国的专家，他曾经是美国支气管病和介入呼吸病学会的主席，也曾是世界支气管病和介入呼吸病学会的主席，有一次我碰到了一个疑难病例就给他发了邮件，他很热心，给我讲解了很多。2002 年，他们在西安办学会，是关于“肿瘤和支气管镜”的，他们希望找一个支气管镜的专家，就和我联系，那是中国的大夫第一次系统的学习了支气管镜技术。后来他邀请我去美国参加他们的培训班，他们的学习班不像国内的学习班，就招收 30 个人，多一个都不行，但是每一项的培训都非常到位，因为人少才能到位，小班才能出精品，我觉得不错，后来 2005 年我们就开始做培训班。

尹露：我看您在每一版慢阻肺指南中都有写解读，那您觉得中国的慢阻肺指南它的历史、角色、影响力是怎样的？

王广发教授：我觉得中国目前的慢阻肺指南还是主要参考欧美的，尚缺中国的特色，但是实际上中国需要更多的自己的数据。我觉得钟教授就非常不错，他摸清了中国慢阻肺的高危因素，就有一个就是生物燃料，很多年前，我们就在提非吸烟病人的慢阻肺问题，现在外国专家也开始注意到这一块，还有我们的大气污染，国外没有这么严重的大气污染，所以我们应该拿出更多的材料和证据来，这个对慢阻肺的防治都非常有帮助，所以我们要更好的创造中国的科研氛围，公平竞争。

尹露：您临床中是否对慢阻肺病人进行分级，是怎么分级的？

王广发教授： 目前比较公认的是GOLD中的ABCD分级，我觉得未来慢阻肺不是分级的问题，是要进行分型，不同的表型在治疗中是有所不同的，这个现在还没有具体的数据和研究结果，未来可能会发现一些生物标记物来指导治疗，就像现在的肺癌一样，有不同的基因表型，就是用不同的药物，比如痰嗜酸性细胞，呼出气一氧化碳含量，都是有研究前景的，将来包括支气管哮喘都可能出现这样的分类方法，已经不是一个单纯的功能学的评价，可能要牵扯到一些生物标志物的评价。在慢阻肺的治疗中对于激素的问题有很多使用或不使用的争论，有些亚型使用激素的效果就好，而有些就不好。

尹露：您是通过什么去选择慢阻肺的治疗药物的？

王广发教授： 我现在一般慢阻肺重度的病人都是LABA+ LAMA联合使用，ICS的使用看情况，比如总发生急性加重的病人我就会给他加用ICS。

尹露：临床中会有LABA单独使用的情况吗？

王广发教授： 会啊，比如我们做肺活瓣减容的病人，治疗前后都会给予病人LABA的使用，为期三个月，这样的整体治疗效果会比较好。

尹露：那ICS在临床中有没有过度使用的问题？

王广发教授： 总体来讲在慢阻肺的治疗方面整体存在药物治疗不足，ICS的使用在其中仅仅是一部分，当然ICS的使用在一些地方可能会有一些扩大化的使用。但是这不是现在药物治疗的主要问题。

尹露：您临床中的轻中度病人怎么治疗？

王广发教授： 主要还是危险因素的干预，脱离致病环境，必要的时候可以加用一些短效的支气管扩张剂，当然从长远角度来讲，加用长效支气管舒张剂肯定是最好的，但是会有一个费用问题。早期干预其实重在炎症，后期才是重要支气管舒张的治疗。阻止炎症的进展就会减少对肺的损坏。比如现在说的他汀类的药物可能就是一个很有前景的药物。可能会是将来降低慢阻肺病死率改善预后的一类重要药物。

尹露：ICS 的长期吸入使用会出现什么样的影响？

王广发教授：TORCH 研究中会有报告，但是我觉得问题的关键点是要看是否降低病死率，ICS 的使用主要是应该分析和注重哪些病人能够受益，哪些病人不能受益。

尹露：LAMA+LABA 和 ICS+LABA 的使用您会怎么选择？

王广发教授：LABA+ICS 使用的比较少，主要有一些特殊病人，比如有一些过敏反应，或者过去有支气管哮喘的病人我们会考虑使用。

尹露：您觉得中国的试验研究存在什么样的不足和障碍？

王广发教授：中国的试验总体来说还是可以的，主要问题就是自己观念不足，创新性不足。不能光跟着国外走，还要考虑自己的问题，比如现在的大气污染问题。

采访手记：之前和王广发教授接触的不多，没有太多深层次的了解，但是通过这次访谈发现王教授真的是一个很有思想的人，并没有太多的侃侃而谈，却能踏踏实实的在临床中去不断探索和进步，不断有自己制度的新想法和新思路，懂得建立自己的科室文化和人才选用，在呼吸领域中不断的推进发展和上升。就像王教授对呼吸科的描述那样，呼吸科在众多科室中没有那么多的光彩，甚至有点默默无闻，却一直踏实严谨，不断求进，经得住考验。

2013 年 11 月

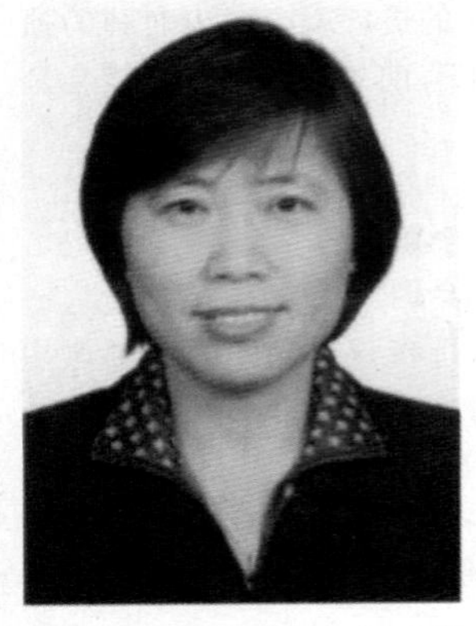

“——先有指南的规范，也就是原则，大的原则，才能有个体化，否则就是不规范的个体化。连一般的规则都不知道，那就不叫个体化，叫随意化了。”

采访时间：2013 年 6 月 5 日

采访地点：上海瑞金医院办公室

被采访人：上海瑞金医院　万欢英教授

采 访 者：诺华医学部　邱洁萍

万欢英，教授，上海交通大学医学院慢性气道疾病诊治中心主任、瑞金医院呼吸科学科带头人，曾赴加拿大 McMaster 大学呼吸系疾病研究所作为访问学者做博士后研究工作。现兼任上海医学会呼吸病学会支气管哮喘联盟总负责人，中华医学会呼吸病学会支气管哮喘学组委员、全国支气管哮喘联盟核心组委员，中国医师协会呼吸女医师协会专家委员。卫生部内镜专业技术考评委员会呼吸科专科专家委员会副主委及常务理事。国家科技进步奖、教育部科技奖和中华医学科学进步奖评审专家；国家自然基金和上海市科委课题评审专家。兼任《中国支气管哮喘联盟网站》副总编辑、《临床肺科杂志》副主编及《中华结核病和呼吸病杂志》等多本核心医学杂志常务编委、编委和特约编委。以第一负责人承担国家自然基金、国家科技部“十一五”支撑项目及上海市科委课题以及国际临床药物研究课题数十项。发表学术论文 300 余篇，其中 SCI 数十篇。主编 6 部专著、副主编 4 部，参编专著和教科书 30 余本。在国内参与率先应用和报道气管镜下的金蒸汽激光、氩激光诊治肺癌的临床研究和支气管哮喘与骨髓反应

的研究；率先初步完成构建慢阻肺早期诊断的预警模型。曾获得上海市科委科学进步二、三等奖及“中国呼吸医师奖”等多项奖励和专利。

邱洁萍：您从事呼吸领域有多少年了？您大致的求学经历和职业发展历程是怎么样的？

万欢英教授：我从1975年毕业后分配到瑞金医院呼吸科，开始从事呼吸领域工作到现在。之前我也带医疗队、学生下乡过。1986年考上邓伟吾教授的硕士研究生，我是邓教授的第一个学生。2000年我到加拿大McMaster大学呼吸系疾病研究所作为访问学者进行博士后研究工作，主要是在气道疾病的临床实验室研究工作。2005年我曾经到日本学习内镜介入治疗。我在2004年申请到博导，培养了二十几个硕士和博士。现在我的学生在各个岗位上都有不错的成绩，很多学生都拿到国家自然基金、青年基金和一些省市的课题，我的学生毕业基本上都有两篇或两篇以上SCI文章。学生的成绩对我来说也是一种触动和激励。我在呼吸科工作了38年，是跟着学科一起成长的。我在学术界得到同行的尊重和认可，在去年拿到全国呼吸医师奖。

邱洁萍：在您求学和工作的这些年里，对您影响最大的人或者事有哪些？

万欢英教授：我们科很多前辈，都在我身边无声无息的影响着我，教会我如何做学问，如何做人。我们的老主任孙桐年教授是国家二级教授，在读片方面对我影响很大。邓伟吾教授在医、教、研几个方面都很优秀的，待人和蔼可亲，永远都是我们的楷模。黄绍光教授非常敬业，一直都在不断学习。他们一直在引导我，教育我，包括学术方面的提高以及机遇的把握等。作为一个医生，首先要学会怎么看病，还要学会怎么做人。另外，做老师，不能只要求学生，首先要要求自己。我们的前辈影响着我们，我们的优良品德也要无声无息的影响下一代。

邱洁萍：您提到您有个国家科技部十一五支撑课题：慢性阻塞性肺疾病预警指标体系研究与预警模型开发，通过基因位点的检测和数学模型的计算，来看以后是否成为慢阻肺病人，能详细介绍下吗？

万欢英教授：这个预警模型的公式比较复杂，是通过一个统计的模式计算出来的。中国>40 岁的人群，慢阻肺的患病率是 8.2%，其中男性 12.4%，死亡率明显呈上升趋势。早期干预能够增加慢阻肺病人气道的可逆性，现有的早期预警模型的指标，一个是肺功能，一个是影像学的指标，其他的标记物还有炎性介质等。我们设计出慢阻肺的预测住院和死亡风险的问卷，所包含的指标包括年龄，BMI，mMRC，呼吸困难指数，FEV_1，急性加重次数等。这些都是国际上研究所公认的指标。我们查阅了现有的慢阻肺流行病学资料，通过 meta 分析筛选了性别、年龄、吸烟史、儿童时期呼吸道感染史、出生时低体重儿、有害环境的接触、肺部疾病家族史等作为评估分数的指标。遗传学方面，国外也有一些全基因分析的研究，但是中国人群这方面的研究很少。我们一共做了 97 个 SNP 基因位点的分型，比较了两组人群的等位基因（慢阻肺组和对照组），发现了一些有意义的基因位点，通过逐步的回归分析，最后做出了一个回归方程式。通过数学公式，可以估算个体未来发生慢阻肺的风险大小。将来这个模型还有待大样本人群的验证。

邱洁萍：您能简单介绍一下瑞金医院呼吸科的发展历史吗？咱们呼吸科在慢阻肺治疗领域有哪些突出的成绩吗？您对于科室未来有什么期望或规划吗？

万欢英教授：我们瑞金呼吸科 1952 年建立。呼吸科长期从事呼吸系统疾病临床、科研和教学任务，在实践中不断进步，不断创新，在多种呼吸系统疾病的诊治中都创立了自己的特色，如慢性气道疾病（支气管哮喘，慢性阻塞性肺疾病），肺部肿瘤，呼吸重症监护和治疗等。拥有独立的门急诊并建立了五个相关的诊疗中心。我们呼吸科是全国卫生部的重点专科，在全国呼吸科排名第九，做了很多十一五的课题和子课题，包括一些社区慢阻肺管理项目。我们科有呼吸危重症的抢救平台和抢救能力，无论是甲流、H7N9 禽流感还是埃博拉，我们科都是走在上海的前沿。目前我们呼吸科已经建立了一个较好的平台，有老中青这样一个学术梯队，大

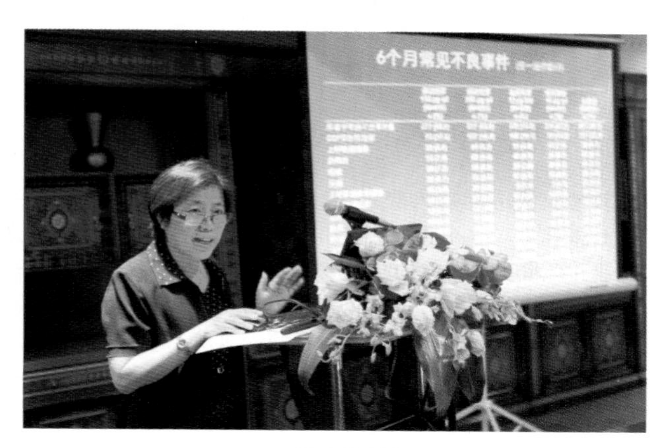

▲ 万欢英教授

家都在不断进取和学习，才有我们现在的学科发展。我们科在海外有两个博士后的培养点，一个是加拿大 McMaster 大学呼吸系疾病研究所，一个是美国 NIH（美国国立研究院）。我带领学科团队获得卫生部住院医师培训基地、呼吸内镜培训基地和临床药物试验基地，带领学科建立了睡眠呼吸网；设立了专科专病门诊等。有瑞金医院作为背景，有呼吸科的良好团队，未来发展前景无量。

邱洁萍：您能就中国慢阻肺指南的历史、角色和影响力给我们做个简单的介绍吗?

万欢英教授：我国支气管哮喘和慢阻肺管理的一些方案，包括雾化方式的专家共识的制定，我都有参加。在形成指南之前，先是有共识。中国的指南最主要的作用就是规范。指南需要执行，先要医生都知道，先有指南的规范，也就是原则，大的原则，才能有个体化。比如病人根据 ABCD 分组，用药方面怎么考虑，每个人都有不同的合并症，这些在选择治疗方案的时候，都有一个浮动的选择范围。当然每次制定的指南都有一定的局限性，很多循证医学的证据虽然样本量很大，但很多都是对一个统计学有意义的选择性的人群，相当于患病率的万分之几有益。这样的话，不断完善、修正指南，才更加符合发展的规律。

邱洁萍：您诊断慢阻肺时会问病人哪些问题?

万欢英教授：我会问病人吸烟史，既往健康史，出生的时候情况如何，是不是低体重儿（这个也是流调的先天因素之一），幼年易感染吗，家族史，职业和环境史。现在的咳嗽咳痰症状，很多病人容易忽略的就是冬天晨起有几声咳嗽的症状。还有病人的用药史，效果如何，是否做过肺功能检查，有没有心脏病和前列腺疾病等。

邱洁萍：您觉得与慢阻肺最难鉴别的病是什么?

万欢英教授：最难鉴别的疾病是支气管哮喘，同属于慢性气道疾病；但是从临床特点，发病年龄，肺功能表现都有不同点。还有间质性肺病，间质性肺炎也是有咳嗽气急，但是影像学有不同特点。慢阻肺可以合并支气支气管哮喘，也可以合并间质性肺病。

邱洁萍：您是国内知名的支气管哮喘专家，什么样的病人不好鉴别，这样的病人治疗上有什么不同或者侧重点?

万欢英教授：一般来说，45 岁以后发病的支气管哮喘和慢阻肺有时比较难鉴别，因为支气管哮喘病人大部分都比较年轻。基本上治疗方法是类同的，就是有一点，慢阻肺是以中性粒细胞为主的慢性炎症，支气管哮喘是以嗜酸细胞为主的慢性气道炎症，但是在难治性支气管哮喘当中，一部分是以中性粒细胞为主的，所以对激素不敏感，往往这部分病人如果有重叠的话，就给诊断和治疗带来一定的难度。现在针对慢阻肺的病人，为什么使用 ICS+ LABA 治疗？因为慢阻肺毕竟是气道炎症，可能在急性加重的时候，是有效的，在急性加重的时候取痰，可能找得到嗜酸细胞。除此以外，可能对 PDE4 抑制剂有效。

邱洁萍：之前的 GOLD 指南中的慢阻肺分级和新的指南中的分组，结果也是不完全一致的，您如何看待这种差异？

万欢英教授：旧的分级是以肺功能为主的，新的分组是综合评估，是对预后以及未来风险的评估，其实是不矛盾的。我们现在一般是肺功能的分级加上生活质量的评估以及急性加重的次数放在一起来评估。

邱洁萍：您通常依据什么标准来选择慢阻肺治疗药物？

万欢英教授：根据病人的评估，看病人属于哪一级，具体选择治疗方案。原则就是 LABA 联合 ICS，加 LAMA，长效还是短效看具体情况，很严重的，需要给予家庭氧疗，有合并症处理合并症。假如病人是重度慢阻肺，以前有用药史，但是以前用药不足，我可能就会使用 ICS+LABA，没有前列腺症状，我可能会再加上 LAMA。另外我可能还会给他口服长效茶碱，当然家庭氧疗也很重要。

邱洁萍：慢阻肺病人的晨起症状是怎么样的？

万欢英教授：病人症状轻的时候冬季晨起有咳嗽咳痰，这些病人以晨起症状为主，早期还没有出现气喘。重病人一年四季每天症状都很重。咳嗽咳痰外，还有气喘，活动后加重。病人生活质量、心情都会受到影响。

邱洁萍：目前稳定期慢阻肺病人呼吸困难的控制理想吗？控制好的标准是什么？是否还有可提升的空间？

万欢英教授：这个问题太笼统，有的病人控制的好，有的控制的不好。但是我觉得经过规范治疗，慢阻肺病人还是获益的。控制好不好还是以临床症状为主，病人没有出现因急性加重而去看急诊，病人的住院天数，经济学指标都是评估标准。如果病人以前一点都不能活动，现在可以活动了，就是控制的好。我觉得慢阻肺病人的呼吸困难，只要不加重，减慢病人肺功能下降的梯度，病人咳嗽、咳痰、喘息的症状能够缓解，就说明治疗有效果。要根据慢阻肺病人的程度来看，如果病人症状轻，早期干预就可以明显控制症状和维护肺功能。

邱洁萍：指南中提到，慢阻肺的诊断是根据支气管舒张试验后的肺功能结果来判断，实际临床中是如何操作的？如果使用没有吸入支气管舒张剂后的肺功能来诊断，对病人的诊断和治疗有什么影响？

万欢英教授：采用支气管舒张试验后的肺功能检查结果来诊断慢阻肺，是指南里面规定的。我们一般是做肺功能的时候，直接加一个舒张试验。有些医院不做舒张试验，是没有规范自己的行为，可能还不理解指南制定的原则。使用舒张剂后的肺功能来评估，是真实反应肺功能状况，也就是气道阻塞的程度，气流受限的可逆程度。如果不使用吸入支气管舒张剂后的肺功能，会对病人的诊断和评估造成影响。

邱洁萍：您认为对于慢阻肺稳定期病人多长时间做一次肺功能检查比较合适？

万欢英教授：慢阻肺稳定期的病人我会 3 个月到半年，甚至一年做一次肺功能检查，结合临床表现，目的是了解病情，正确评估程度，选择合理的治疗方法和措施。

邱洁萍：您在治疗中，遇到什么情况会考虑给病人换药或停药？

万欢英教授：要么是病人出现急性加重，要么是原有的规范治疗基础上，方法掌握好以后，仍然没有效果，我会换药。但是有的时候是病人用药的方法没有掌握好。当然也有疗效不好或者安全性的因素。我有个病人，本来就有前列腺疾病，结果用了 LAMA 以后，病人出现血尿，我就停用该药，换了其他药物治疗。避免了副反应，又利于病人的治疗。

邱洁萍：您一般在诊治慢阻肺病人时，会观察多久才考虑病人疗效欠佳或换药？您门诊的慢阻肺病人，是急性加重来看病的多，还是稳定期随访的多？

万欢英教授：慢阻肺是慢性病，有急性加重的话，短期随访，至少一到两周就要看一次。对于慢阻肺稳定期，维持治疗一般观察两到三个月，如果肺功能改善了几十毫升，我就觉得不错。因为慢阻肺病人肺功能的可逆性比较差。慢阻肺病人需要长期治疗和观察，需要康复指导。这是长期的管理责任。我门诊的慢阻肺病人多数是中重度的慢阻肺，真正急性加重的慢阻肺病人多数会看急诊，看我门诊的还是稳定期随访的多。根据病情给予合理的治疗，许多病人都能够获益。急诊和住院率明显改善。

邱洁萍：慢阻肺病人住院的通常原因是什么？

万欢英教授：慢阻肺病人住院的通常原因是慢阻肺急性加重，呼吸衰竭（慢性呼衰急性失代偿），慢阻肺合并感染、慢阻肺合并气胸、慢阻肺合并心力衰竭或者合并肺动脉栓塞等。

邱洁萍：慢阻肺病人每次急性加重的花费大致是多少？有多少病人是没有任何形式的医保的？医疗保险的形式是否影响治疗策略？

万欢英教授：医师看病是根据病情给适当的治疗，不管是否有医保都是应该同样处理。医保对治疗策略影响不大。如果给病人处方 ICS+LABA 或者 LAMA 治疗的话，一个月花费 300 多块，一年就是 4000 左右。病人因为急性加重需要住院治疗，住院一天的药费要 1000 块钱，如果病人有急性失代偿的呼吸衰竭，费用就更高。无创呼吸机和监测每天的费用要 400。上海的病人多数都是医保，只要病情需要，治疗处理正确，都能够享受到医保的待遇。有些外地病人在当地没有规范的诊断和治疗，来做进一步的咨询，我们需要对这些病人进一步的确诊，评估病人的病情程度，调整治疗方案，建议回当地治疗，并且告知病人需要持续用药。有的病人用药 3 个月后，会再来随诊，我们会建议病人到当地的医院去随访。医保对治疗策略影响不大。

邱洁萍：一般被诊断为慢阻肺的病人都能遵医嘱治疗吗？依从性如何？

万欢英教授：如果病人在治疗过程中明显获益，那么依从性一般就很好。慢阻肺的病人群年龄偏大，文化程度参差不齐，如果医生对病人的沟通和教育比较好，医患需要沟通，病人对医生的信赖性好，那么依从性就好。同时，病人经过规范治疗有获益，增加了对疾病治疗的信心，那么依从性就更好。我的病人依从性基本上都很好。

邱洁萍：长效支气管舒张剂在慢阻肺维持治疗中的地位如何？您最常用的长效支气管舒张剂是哪一类？您如何调整或者维持稳定期的治疗方案？

万欢英教授：慢阻肺稳定期治疗的核心药物是长效支气管舒张剂。我平时使用长效支气管舒张剂，联合用药比较多，因为ICS+LABA有增效的作用。稳定期慢阻肺的治疗还是个体化的原则。到一定时间，病人到专病门诊，我们会再次评估，看我们的治疗到不到位。评估有几个方面，有生活质量的评估，对未来风险的评估，就是急性加重评估，肺功能的评估，CAT，呼吸困难指数的评分等。2013年GOLD指南和原来的区别之一，就是提出慢阻肺的气流受限是持续进展的，以前的定义是部分可逆的气流受限。我们要遏制病人出现急性加重，减少住院和急性加重的次数，同时使肺功能下降延缓，那么病人生活质量就会改善。如果在原来治疗的基础上，病人状况很好，那就维持原来治疗方案。假如病人咳嗽、咳痰好转，那就减少全身口服药物，以局部治疗为主。

邱洁萍：您更加认可LABA联合ICS的疗效还是LABA联合LAMA的疗效？

万欢英教授：我认为LAMA联合LABA，治疗前景很好。因为慢阻肺是中性粒细胞为主的炎症，可能对ICS治疗不一定奏效，急性加重的时候可以全身使用激素抗炎，长期维持治疗还是以支气管舒张剂为主要的治疗。长效支气管舒张剂就包括LABA、LAMA和茶碱。我会把LABA联合LAMA用于比较重的慢阻肺病人中。使用的时候只要注意病人不良反应，看他是否能耐受，另外也要评估一下全身的疾病。以后LABA+LAMA+罗氟斯特治疗慢阻肺，又解决抗炎的问题，又使用了两个最好的长效支气管舒张剂治疗，有望使慢阻肺病人获得更好的疗效和生活质量。

邱洁萍：LAMA 在慢阻肺维持治疗中的地位如何？您一般会在什么样的病人中使用 LAMA？什么样的病人使用您会有些顾虑？

万欢英教授：LAMA 在慢阻肺维持治疗中的地位，我是很认可的。在 2013 年 GOLD 中，LAMA 还是放在一个很重要的位置。这些都是有药物的循证医学证据的，证实后才能进到指南里，然后我们再实践，或者做更多的临床扩大试验来证明。我在使用 LAMA 的时候，会考虑病人是否有前列腺的问题。我曾经有过一个慢阻肺病人，合并有前列腺增生，在其他医院使用噻托溴铵（思力华）后，出现血尿、尿潴留的情况，停药后好转。当然这是很个别的现象。另外，还要看看病人是否有青光眼的问题。我们团队做过一些关于噻托溴铵一类的临床观察研究。

邱洁萍：ICS 在慢阻肺维持治疗中的地位如何？

万欢英教授：ICS 作为一个抗炎药物，对部分病人有效，或者是在急性加重时，是有激素使用指征的。但是我们一般都不主张长期全身使用激素治疗。局部的激素治疗应该根据病人不同情况酌情考虑。也就是说抗炎+LABA+LAMA，治疗效果更好。指南里面经过很多的循证医学，以及我们自己的临床经验，都证明这样治疗是有效的。和支气管哮喘不同，以中性粒细胞炎症为主的慢阻肺表型，我们也可以使用 PDE4 抑制剂，这样我们就有了解决中性粒细胞为主的炎症的抗炎药物。茶碱也是 PDE_4 抑制剂，慢阻肺是一个全身的炎症，使用 PDE_4 口服全身抗炎有效，罗氟斯特的研究表明，有部分病人是获益的。激素的治疗作用是不可磨灭的，局部用药能够取代全身用药，且副反应小。在支气管哮喘中，对抗炎的一个个靶位都有效的，还是激素。当然我在慢阻肺病人中，不会单独使用 ICS，支气管哮喘降级疗法中可能会用到。以前使用的比较多的是倍氯米松和布地奈德。

邱洁萍：LABA 和 ICS 联合治疗在慢阻肺维持治疗中的地位如何？

万欢英教授：LABA 和 ICS 联合治疗在支气管哮喘和慢阻肺指南中，都有很重要的治疗地位。哪种药物使用得多，和该药物开发进入市场有关系。沙美特罗替卡松气雾剂（舒利迭）和布地奈德福莫特罗粉吸入剂（信

必可）我都使用，只要病人使用有效，就可以维持治疗。病人使用联合制剂效果很好，使用后获益，很少再去急诊了。有可能病人用药后，肺功能没有明显增加，但是明显减少了急性加重的发生，病人从不稳定到持续稳定状态。

邱洁萍：长期使用舒利迭50/500治疗慢阻肺，激素的使用剂量合适吗？

万欢英教授：不一定，有的时候并不要增加激素的剂量。慢阻肺是以中性粒细胞为主的炎症，为什么要增加激素的剂量？在急诊我们可以使用普米克令舒、博利康尼雾化治疗慢阻肺急性加重，而且雾化吸入不是靠病人自己吸药，是有动力来帮助。

邱洁萍：什么情况下，您会考虑LABA、LAMA、ICS三药联合？

万欢英教授：中重度慢阻肺都可以使用三药联合。ICS+LABA有复增效应，就是说使用ICS后，LABA的治疗作用也会增加，相互之间有增大、放大的效应，这种情况下，我可能就会选复方制剂。现在LABA+LAMA也有复方制剂了，两种靶向药物联合，对应不同的靶位，可能效果会更好。

邱洁萍：您认为现在市场上的吸入装置哪个设计比较合理，使用比较方便？现有的装置的主要问题是什么？从医生和病人角度来讲，分别需要什么样的装置？

万欢英教授：吸入装置的作用和装置的方便性、药物的颗粒大小、进入气道的有效量都有关系。上次邓伟吾教授提到，吸入装置使用时，刺破的胶囊碎片如果吸入到病人气道后是否对病人有不良效应，这些碎片是如何排出体外？这个也是我比较关心的问题。吸入装置要方便简单，病人容易理解就可以。我们专病门诊对病人的教育也包括吸入装置的教育。

邱洁萍：您认为哪种试验类型比较有意义？

万欢英教授：所有的临床研究都有一定的目的，对今后的临床工作都

有一定的指导意义。只是有些研究，比如药物经济学调查，就比较繁琐。慢阻肺的病人多数年纪比较大，可能重叠有其他的疾病，这部分研究需要病人做肺功能，做生活质量的评估，依从性有可能不好。但是如果沟通好，随访好，病人对医生信赖，因为看不到直接的效应，也是可以做得很好的。流行病学调查是最苦恼的，很多人都不愿意投入，但是药厂开发新药完全需要流行病学的支撑。

邱洁萍：您能给我讲一个您印象比较深的病人的故事吗？

万欢英教授：我有个男病人，70 多岁，来的时候是属于慢阻肺的 D 组，来我这里治疗了 5 年，我一直给他使用 ICS+LABA 治疗，当时没有联合 LAMA 治疗（没有药物），开始的时候还有联合口服治疗，比如复方制剂阿斯美，以后基本不使用口服药物。当然病人还在坚持氧疗。现在生活质量和急性加重都明显改善，肺功能也没有明显下降，现在属于 C 组，这两年很少住院治疗。以前总是看急诊，现在不看急诊了，经常来看我。以前来看病都是家里人陪同的，现在一个人就可以来看病。每次来都说，自从我用了你的治疗方案，我就不看急诊了，来看医师配药，我就放心了。我觉得病人开始的诊断和评估很重要，当然病人的依从性要好。现在这个病人一个月的治疗费用只要两百多。

采访手记：万欢英教授是瑞金医院呼吸科的一面旗帜，多年来她一直坚持在临床、科研、教学第一线。由于万教授工作十分忙碌，访谈分为两次进行。万教授在事业上，锲而不舍、躬耕不辍、屡有建树；在学术上，治学严谨，提携后人，桃李满天下。整个访谈过程中，给我触动最深的就是万教授甘为人梯，培养学术梯队的无私奉献精神，每每提到自己的学生，万教授的欣慰之情都溢于言表。正如万教授所说，“我们的前辈影响着我们，我们也要无声无息的影响下一代，培养新一代年轻医师成长是我的职责”，正是在这样良好的学术氛围下，呼吸领域的医教研才能够有长足的发展和进步。

2013 年 6 月

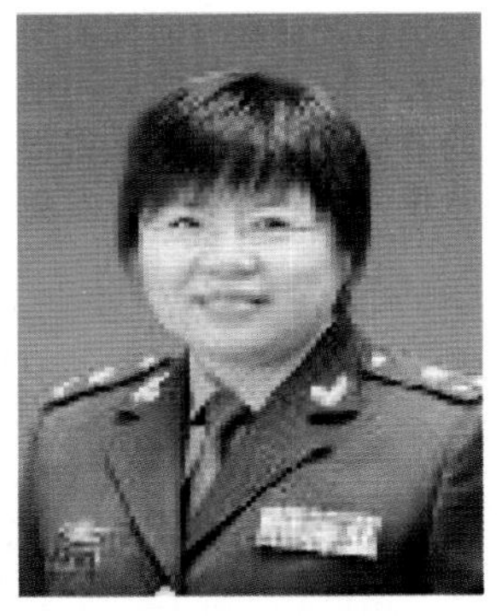

“——我认可 LABA 联合 LAMA 的治疗。我觉得稳定期四个组都可以使用。相对来说，跟 LABA 联合 ICS 比较，医生顾虑少一些。”

采访时间：2013 年 6 月 4 日

采访地点：上海长征医院呼吸科主任办公室

被采访人：上海长征医院　修清玉教授

采 访 者：诺华医学部　邱洁萍

修清玉，上海第二军医大学长征医院呼吸内科主任医师、教授、博士研究生导师。担任中国药理学会药物临床试验专业委员会副主任委员、解放军呼吸专业委员会副主任委员。中国真菌学杂志副主编，中国新药与临床杂志等编委，中国内科年鉴专业主编。擅长支气管哮喘、慢性阻塞性肺疾病、肺部肿瘤、感染性疾病和胸膜疾病的诊断及治疗，从事哮喘免疫学发病机理的研究和治疗、肺部感染的病原学研究和治疗。

获军队科技进步二等奖 2 项、军队科技进步三等奖 1 项，上海市科技进步三等奖 1 项。发表论文 80 余篇，SCI 论文 61 篇，主编专著 2 部，第一负责人获得国家自然科学基金 6 项，为科技部“十二，五”重大新药研究平台呼吸系统耐药菌新药研究项目负责人，承担上海市自然科学基金 2 项。从事药物临床试验 30 余年，主持或参加新药临床研究近 100 项，为上海长征医院药物临床试验机构副主任。

邱洁萍：您从事呼吸领域有多少年了？在您求学和工作的这些年里，对您影响最大的人或者事有哪些？

修清玉教授：我从1982年做呼吸科医生到现在。对我影响最大的人是我的老师邓琨教授。我的老师当时在结核、肿瘤、支气管哮喘、慢阻肺以及影像学方面都有研究。他参加过抗美援朝战争，自己拍片子也拍得很好。他的一生都是在不断学习中，我们过年到他家里去拜年，他也是在看书。在他年纪大了，80多岁的时候，把所有的书都送给了我们。他给我的印象是非常敬业，很注重对学生能力的培养。一开始，我的老师一直鼓励我，觉得我能吃苦，有悟性，鼓励我到呼吸科。他是我们科的创始人，是看着我们呼吸科的发展壮大的。后来他呼吸衰竭的时候，也在我们科用了无创呼吸机治疗，也能够自己亲身经历呼吸学科的发展。邓老师特别爱学习，生活上也非常节俭，这些都是我学习的榜样。虽然随着医学的发展，医生很多时候可以借助CT、磁共振等辅助检查，但是邓教授一直坚持认真问病史，认真做体格检查，我觉得这些都是很重要的。我们当时毕业后先轮转，每个人都轮转五六年才定科，后来邓老师就把我留在了呼吸科。

邱洁萍：您在慢阻肺领域取得的突出的成就是什么？

修清玉教授：我在慢阻肺领域的工作主要有两个方面。一个方面是我比较早的关注慢阻肺急性加重和感染之间的关系，尤其是它和流感嗜血杆菌、副流感嗜血杆菌之间的关系，很早就得到医学会的基金资助。我们做了慢阻肺中流感嗜血杆菌、副流感嗜血杆菌的感染率，还有这些细菌哪一种分型最多见，结果是不可分型的最多见。另外，从实验室的角度来看，慢阻肺病人气道黏膜跟流感嗜血杆菌相关的一些变化，这方面我们做了一系列的研究。第二个方面，在慢阻肺新药的疗效和安全性的观察方面，我主持的研究主要有四项。包括吸入M受体拮抗剂观察其对改善肺功能和减少急性加重的影响；评价磷酸二酯酶抑制剂在预防慢阻肺急性加重中的作用；也有LABA联合LAMA的研究；免疫治疗在减少、预防慢阻肺急性加重方面，我们也做了一些多中心、安慰剂对照的研究。在药物临床研究方面，我做的工作比较多。

邱洁萍：您提到慢阻肺病人气道黏膜跟流感嗜血杆菌有一些相关的变化，您在这方面做了一系列的研究，能详细谈谈吗？

修清玉教授：流感嗜血杆菌在电镜下面看，和气道上皮黏膜的黏附性很强，另外流感嗜血杆菌可以破坏纤毛和黏膜，造成纤毛的损伤和缺损，上皮的损害，然后再释放很多细胞因子，比如白介素8、白介素6，来加重气道炎症。而且我们还做了一个研究，发现烟灰加在细菌的培养基上，流感嗜血杆菌就长得特别好。这个研究是2003年完成的。另外，吸烟者的咽拭子里面流感和副流感杆菌的阳性率也是比较高的。

邱洁萍：您做过LABA联合LAMA的研究，能具体讲讲是怎么设计的吗？

修清玉教授：这个是我们牵头做的新药研发。我们很少接触到创新药，一般都是仿制药。仿制药一般是仿谁的药，就用谁做对照。研究结果的设计一般都是非劣效，因为仿照原研的，很少做到百分之百。LABA联合LAMA，还是要看肺功能的改善情况，气道阻塞缓解的情况。如果LABA+ICS，可能会看稳定期气道炎症的情况，结合肺功能损害的程度。也许还有一些次要指标，比如急性加重的减少，生活质量的改善。慢阻肺的治疗结果，一个是保证生活质量好一些，另外就是延缓肺功能的损害程度，延长生存期。

邱洁萍：您能就国内学会的发展历史和影响力给我们一个简单的介绍吗？作为全军呼吸学会副主委和上海呼吸学会的副主委，您觉得学会这个平台能够给您带来什么？

修清玉教授：学会是个学术交流的平台，也可以把大家融合在一起做研究。比如我们关于戒烟、哮喘、慢阻肺的流调研究，都是在学会的框架下完成的。现在学会也支持年轻人去做科研，设立了一些基金的支持。但是很多情况下，做学会的工作也是一种奉献，会牵扯到一部分精力，需要有些热心人来做，有些热心人来参与。学会解读国外的指南，或者说使这些指南国产化，给我们国内的医生提供一些帮助，这方面学会的作用是不可缺少的。我在90年代初，一直是肺科学会的秘书，那个时候跟着邓伟吾教授他们也学到了很多东西。那个时候的学术会议不多，但是质量很高。后来我自己做了上海呼吸学会的副主委和一些学组的组长，我觉得处在这个位置上，一是要提高自己的学术能力，二是要给年轻人一些培养，帮助年轻人搭建一个平台。所以我去主持会议或者是做一个讲座，我都会做很充分的准备，把一些最新的观念，或者我认为是最有帮助的东西给到大家。另外，学会还需要一些热心的人来支持，因为学会的工作和职称之类是不挂钩的，很多活动是利用业余时间来做的。再者就是大家都要有参与的热情，否则很多活动就失去了意义。

邱洁萍：您与国际学会或者国际专家建立了怎样的联系？这样的关系网络的建立对于科研、临床的帮助是怎么样的？

修清玉教授：我们跟国外的联系渠道主要是这几个方面：首先，要有共同的研究项目和课题，比如我做临床研究的信息化管理，我就跟伯克利大学，新泽西的一些专家一起探讨。我还做了一些临床研究伦理方面的东西，我们和美国的西部伦理委员会、WHO 亚太伦理有交流，或者是大家共同完成任务。其次，我们做了一些工作，国外也有专家会找到我们，跟我们合作一些东西，比如哮喘、肺部真菌感染和肺癌治疗方面。通过发表文章，别人也可以看出你在从事哪方面研究，如果对你的研究有兴趣，也会来找你的。还有一个途径，我们拿到了一个科技部的项目，有了这个项目，我们就有经费，把学生送出去。有一些国外的学者，比如斯坦福大学，也有人来找我们做了一些示范查房以及教学的交流，也有和我们一起参加研究建立长期合作关系的国外学者。我觉得关键是提高自己的影响力，不只是通过国外参会，这只是一个方面。日本人不知道如何填写电子 CRF（病例报告表）表，通过很多公司找到我们，到我们科来学习。

邱洁萍：您认为中国慢阻肺最常见的危险因素是什么？

修清玉教授：个体因素是吸烟，整体因素是空气污染。

邱洁萍：您诊断慢阻肺时会问病人哪些问题？给病人做哪些检查？

修清玉教授：我一般会问病人起病的时间，咳嗽、咳痰的情况，有无气急，心功能的情况，还要问病人的家族史、吸烟史、粉尘接触史，之前用过什么药物，以及用药后的情况等。体格检查要注意病人呼吸有没有急促，有没有杵状指、发绀，有没有桶状胸，肺部叩诊有没有肺气肿体征，呼吸音情况，是胸式还是腹式呼吸，有没有下肢水肿等。主要是要给病人做肺功能检查。

邱洁萍：您觉得与慢阻肺最难鉴别的病是什么？

修清玉教授：最难鉴别的疾病是支气管哮喘，有些肺间质病也很难鉴别。因为慢阻肺需要排除其他疾病，包括老年性的肺气肿都要鉴别。当然和慢阻肺最相近的还是支气管哮喘。鉴别方面主要从发病的方式、病史、遗传史、肺功能方面（慢阻肺是不是可逆），以及发作的时候对治疗的反应等。

邱洁萍：那对于难鉴别的这部分支气管哮喘和慢阻肺病人，您在治疗上有什么侧重或者不同？

修清玉教授：虽然难鉴别，但是这部分哮喘和慢阻肺的治疗方案并没有太大的不同。主要是抗炎、解除气道痉挛。不同的地方就是特别要注意，如果是慢阻肺急性加重，可能要静脉使用激素，支气管哮喘的话，当然也需要静脉使用激素，但是还要静脉使用短效的 β_2 受体激动剂。另外，LAMA 目前主要适应证不是用在支气管哮喘和哮喘急性发作中，这个要注意。从理论上说，如果使用太多 LAMA 造成黏液栓加重，对支气管哮喘病人会更不利。慢阻肺的黏液如果黏稠了，也是不利的。鉴别的意义可能对判断预后有帮助，慢阻肺是不可逆的。我们 70 年代支气管哮喘分为内源性哮喘和外源性哮喘，内源性哮喘强调年龄偏大，感染为主要因素，外源性可能是过敏，虽然这个概念现在不用，但是我们在给病人制定治疗方案的时候，还是有指导作用。现在很多东西都跟着老外走，也没有我们自己的东西了。沈华浩教授发现了以胸闷为主的哮喘类型，无论将来是否会被证实，但是这种意识是对的。就像我们从前觉得中国人 α 抗胰蛋白酶缺乏是罕见的，但是我们也有发现二十多岁就肺气肿很厉害的病人，去追踪病人的家族史，发现家族的倾向。

邱洁萍：在您看来，GOLD 对慢阻肺的分级或分期方法实用吗？

修清玉教授：挺实用的。现在我们上海呼吸科的质控做的很好，一定要按照 ABCD 分组，不分组的话质控要扣分的。我前几天去参加二级医院的医院评审，他们呼吸科都是重点学科，也是完全按照新的指南，慢阻肺要分组的。

邱洁萍：新的 GOLD 指南在谈到综合评估病情时，强调急性加重的次数，您认为急性加重的严重程度重要么？

修清玉教授：其实 GOLD 非常强调急性加重的严重程度。因为 GOLD 介绍了慢阻肺怎么分级，细化到机械通气用到什么样的程度，告诉医生什么样的病人门诊治疗，什么样的病人在呼吸科普通病房治疗，什么样的病人在 ICU 治疗，具体处理措施。指南是个大的框架，不是标准操作规程。

邱洁萍：根据最新的 GOLD 指南，慢阻肺分组可以有两种不同的症状评估量表，比如 mMRC 和 CAT，这两种量表的评分结果其实并不太一致，您怎么看待这个问题？

修清玉教授：总比没有量表好，大家各执一词，一定要有量表去便于评估，便于医生和病人来掌握。我们做临床研究，经常会统计，需要这些量表，但是量表没办法像天平一样去称。大家经过培训以后，基本上使用量表，差异不会太大，为了避免太多的偏差。每个研究中心都不一样，比如我们做临床观察，病人咳嗽很厉害怎么去评估？咳嗽整夜睡不着觉算 3 个+，有时咳嗽算 1 个+，完全不咳嗽算 0 等。所有的量表都是没办法把主观的指标客观化，不得已而为之。比如疼痛的尺子。

邱洁萍：您接诊的慢阻肺病人，最主要的症状是什么？病人的晨起症状是怎么样的？

修清玉教授：慢性咳嗽、咳痰更多。支气管扩张的病人晨起症状重，慢阻肺病人一天到晚症状都比较重。慢阻肺更多的关注的是季节的变化。

邱洁萍：呼吸困难是慢阻肺就诊的主要原因吗？您针对呼吸困难会采取什么治疗方案？

修清玉教授：呼吸困难不是慢阻肺就诊的主要原因，慢性咳嗽咳痰是就诊的主要原因。肺功能下降到一定程度，病人才出现呼吸困难。呼吸困难是一大类疾病，很多疾病都可以引起呼吸困难，比如呼吸道疾病、心血管疾病、血液系统疾病和代谢性疾病。首先要处理原发病，找到病因后处理呼吸困难。慢阻肺的呼吸困难也是要寻找原因，是感染还是急性加重，还是就是肺功能损害到一定程度了。如果病人是急性加重的呼吸困难，那就按照急性加重的指南来治疗，需要给予SABA、激素等，如果病人合并气胸，需要抽气治疗。

邱洁萍：目前稳定期慢阻肺病人呼吸困难的控制理想吗？控制好的标准是什么？是否还有可提升的空间？

修清玉教授：这个问题很难回答，要根据病人的病情来判断。慢阻肺某种程度上是不可逆的，如果病人已经到了Ⅳ级，起床都有问题，呼吸困难怎么控制得理想？到最后即使不动也会气急的。呼吸困难控制的如何，一个是病人的感觉，另外根据疾病进展的分期来看。

邱洁萍：肺功能检查对于慢阻肺的诊断是必须的吗？在慢阻肺稳定期还有哪些检查是必须的？

修清玉教授：肺功能检查对慢阻肺诊断是必须的。如果病人三个月内有做过肺功能，可能不需要重复做。对病人肺功能结果有怀疑的，我会重新做。稳定期，胸部的影像学检查我也会做，一个是排除其他病，看一下肺气肿的程度，有没有肺动脉高压的情况。慢阻肺急性加重，怀疑感染或者气胸，也需要做影像学检查。

邱洁萍：指南中提到，慢阻肺的诊断是根据支气管舒张试验后的肺功能结果来判断，实际临床中是如何操作的？

修清玉教授：一般会先做一个肺功能检查，如果看到有FEV_1或者

PEF 的改变，再做支气管舒张试验。如果病人有气道阻塞，肯定要做支气管舒张试验，除非有禁忌证，可逆的有可能是支气管哮喘，不可逆的可能会考虑慢阻肺。当然还要考虑其他因素，比如年龄、病史、对治疗的反应。这个 GOLD 里面都有规定的，起码上海二级医院都可以做到。现在很多慢阻肺住院、教育、管理都是在二级医院，病人遇到问题或者是鉴别有困难，才到三级医院来。如果要诊断，必须要符合它的条件，这个是金标准或者是比较硬的指标。

邱洁萍：您认为对于慢阻肺稳定期病人多长时间做一次肺功能检查比较合适？

修清玉教授：一般的病人半年到一年要做一次肺功能检查。即使没有急性加重，病人肺功能也是会减退的。做得太多，会增加病人的经济负担。

邱洁萍：您怎么定义慢阻肺急性加重？

修清玉教授：我就是按照指南来。病人来看病，符合诊断标准，我就考虑病人急性加重。病人咳嗽、咳痰加重，胸闷气急需要改变治疗的，现有的治疗方案不能控制了，就是急性加重。

邱洁萍：什么情况下，慢阻肺急性加重需要住院治疗？慢阻肺病人最常见的结局是什么？通常多长时间会进展到这个程度？

修清玉教授：这个指南里面都有讲。如果病人急性加重在门诊解决不了问题，比如病人出现呼吸衰竭，根据整体情况评判一下，需要住院就住院。呼吸衰竭、心力衰竭和肺源性心脏病是慢阻肺病人最常见的结局。教科书上说一般需要二三十年，也要看干预不干预。比如我们读书的时候，教科书上说，诊断有心力衰竭的慢阻肺存活期是 5 年，现在可能要好很多。一般我们会根据病人症状、血气分析、胸部 X 片、吸氧以后的变化以及症状加重以后用药的观察等，来决定病人是否住院。

邱洁萍：您提到慢阻肺病人治疗的依从性不高，请问依从性不高的主要原因是什么？

修清玉教授：药物疗效欠佳、副作用大、安全性不好，药物价格贵都是依从性不高的原因。有些药物起效慢，有些病人用后口腔不适，如口腔异味，或者吸药后咳嗽加剧等。医生都要跟病人解释清楚，做相关的思想工作。也有的年纪大的病人就是破罐子破摔，不肯戒烟。

邱洁萍：长效支气管舒张剂在慢阻肺维持治疗中的地位如何？您最常用的长效支气管舒张剂是哪一类？国内在这个领域的研究您都参加过哪些？

修清玉教授：指南里面说，长效支气管舒张剂是慢阻肺的基础用药之一。我接触的比较早的是福莫特罗，用的比较多。最早慢阻肺治疗不主张吸入糖皮质激素治疗，我会开单药福莫特罗。病人反馈都还可以。这方面的研究我参加的比较多，具体就不讲了。

邱洁萍：什么样的病人使用 LABA 您会有些顾虑？

修清玉教授：还可以，没什么顾虑。心血管的安全事件不多。

邱洁萍：您更认可 LABA 联合 ICS 的疗效，还是 LABA 联合 LAMA 的疗效？

修清玉教授：我认可 LABA 联合 LAMA 的治疗。我觉得稳定期 ABCD 四个组都可以使用。从循证医学的方面讲，LABA 联合 LAMA 还是有相加的作用。单用 LABA 或者 LAMA，可能会有一些受体的疲劳；这两个药作用机制不同，效果还是不错的；这两个药联用，可减少一些糖皮质激素的副作用，比如声音嘶哑、口腔真菌感染以及肺炎的发生率，相对安全一些。具体这两个联合，我没有做过这方面的比较。

邱洁萍：LAMA 在慢阻肺维持治疗中的地位如何？您一般会在什么样的病人中使用 LAMA？什么样的病人使用您会有些顾虑？

修清玉教授：LAMA 的治疗地位和 LABA 同样高。最常用的 LAMA 就是噻托溴铵（思力华）也用，国内也有仿制的。使用的时候基本没什么顾虑，有的病人会觉得痰不易咳出。

邱洁萍：LABA 和 ICS 联合治疗在慢阻肺维持治疗中的地位如何？什么样的病人使用您会有些顾虑？

修清玉教授：LABA 联合 ICS 在慢阻肺上的治疗，这方面有很多循证医学的证据，但是没有支气管哮喘的治疗效果好。我可能 BCD 组都会使用 LABA 联合 ICS 治疗。我觉得全身副作用不大，主要是局部的，比如有的病人会出现声嘶。我一般布地奈德福莫特罗粉吸入剂（信必可）、沙美特罗替卡松气雾剂（舒利迭）都常用。

邱洁萍：在您实际临床工作中，因长期使用 LABA+ICS 出现 ICS 明显副作用的慢阻肺病人多吗？

修清玉教授：在稳定期是否需要长期使用 ICS，其实没有达成共识。并不像慢阻肺急性加重的时候，需要用激素，是没有太大争议的。本身就有一部分病人没有强调要长期使用 ICS。从前我们给病人口服 30mg 激素两个星期，如果病人的 FEV_1 上升超过原来的 10%或者 12%，那我们就觉得这部分使用 ICS 会是获益的。一定要权衡是否受益大于损害的，才会去使用。病人并不是单纯的生物体，也是有思想的人。

邱洁萍：诊断为慢阻肺并且需要长期治疗的病人，您通常的治疗方案是什么？

修清玉教授：症状轻的病人只要对症治疗，气急的时候吸一下短效的比如 SABA，平时用一些化痰药。症状重的病人还是要在评估后用药，最初处方的时候还是按照 GOLD 来做，关键是复诊的时候，需要评估一下病人对药物的耐受程度、副反应和效果，再进行调整。比如病人使用 LABA

联合 ICS 后声嘶，可能需要改成 LABA+LAMA，或者单用 LABA 或 LAMA。也有的病人自己对使用激素有顾虑，也要调整。病人也会和医生反馈的，医生需要尊重病人，和病人讨论后决定治疗。医生需要告知病人使用什么药物，然后要告诉病人为什么使用这个药，还要教会病人使用这个药物，接下来使用以后还要看疗效，另外还要消除病人的使用顾虑。

采访手记：修清玉教授是长征医院的呼吸科主任，平时在工作上给我的感觉是非常干净利落，说话也是直截了当，有一说一。对于修教授感兴趣的话题，她很乐意开怀畅谈，但对于她不是太关注的问题，她回答的非常严谨。我想每个学者都有自己异常关注和精耕的方面，也有自己涉猎不多的地方，修教授从来都不回避这个问题。访谈中，她多次提到“我的经验这个说法也是最不符合循证医学的”，给我感触最深，这也体现了一个大师级学者对学术、对科研的细致和严谨。

2013 年 6 月

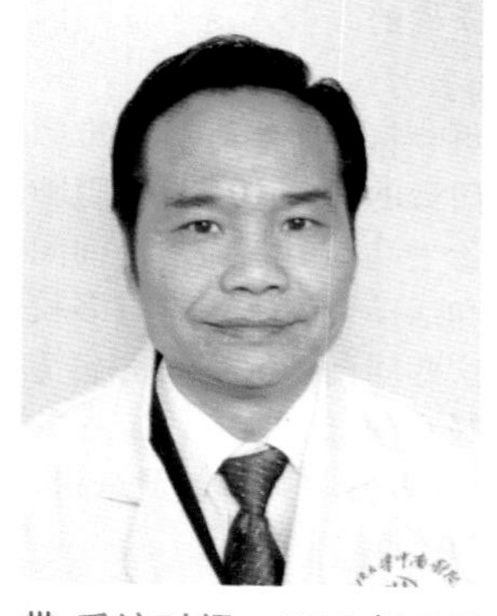

“　——“知不知，上；不知知，下”。“知”是一种能力，知道自己还有所不知，并且懂得如何去“知”才是高明的，明明不知道却自以为知道，则是落后的。”

采访时间：2013 年 5 月 16 日
采访地点：武汉大学中南医院　呼吸内科办公室
被采访人：武汉大学中南医院　杨　炯教授
采 访 者：诺华医学部　王颖玉

杨炯，武汉大学中南医院呼吸内科主任，呼吸内科教授，博士生导师，湖北省跨世纪学科带头人。主攻慢性阻塞性肺病、哮喘、慢性咳嗽及呼吸疑难危重病的诊治及肺癌早期诊断。现任中华医学会呼吸病分会委员，湖北省医学会呼吸病分会副主任委员。《中国危重与呼吸杂志》编委，《Acta pharmacol Sin》等杂志审稿专家。在国际国内著名学术杂志上发表论文 60 余篇，著有《肺脏疾病鉴别诊断学》等专著 6 部。

王颖玉：您编著过一部《肺部疾病的鉴别诊断学》书，里面介绍了很多肺部疾病的辅助检查手段。您是如何确诊一例慢阻肺病人的？

杨炯教授：慢阻肺的诊断主要是从病史、体检、胸部 X 片和肺功能这几个方面进行综合分析，确诊并评估严重程度。维持治疗期的慢阻肺病人每年做一次肺功能检查，每年做一次胸部 X 片是很必要的。主要用于监测肺功能的下降速度和早期发现肺部其他疾病。

在中国，慢阻肺的危险因素主要是吸烟和长期接触生物燃料产生的烟尘，吸烟是更主要的危险因素，生物燃料的使用主要集中在烧煤烧炭为主的边远山区，特别是北方更明显，但是随着生活条件的改善，这一危险因素有所下降。

呼吸困难和长期咳嗽是慢阻肺病人的常见主诉，特别是当呼吸困难影响到他们的日常生活时，病人就会来医院看病。门诊的病人中因为慢阻肺急性加重而就诊和住院的占大多数。所以我在门诊看病人时，通常会询问他们是否抽烟？从而了解是否有危险因素。咳嗽和活动性呼吸困难有多长时间？平常发作的次数？发生感染的频率？通过这些问询了解病人的病情轻重。体检我们会发现他有桶状胸，听诊发现呼吸音减低，会有固定性的湿啰音或干啰音，这些提示他患有慢性支气管炎或者慢阻肺。一般来讲，询问病史和体检可以初步判断慢阻肺，有七八成的把握。

王颖玉：在医学部的会议上，您曾提到过一项活动耐力指标“6 分钟步行距离”，您平常会对病人进行这项测试吗？

杨炯教授：这个很简单，平时病人自己就会用计步器计算。比如他说 1 分钟能走 80 步，我会让他再去测一个 6 分钟的步数。通过这个指标我就能够知道他的肺功能状态，当然这也是一项综合指标，除了与肺功能有关，还与平时的锻炼有关。能不能走？能走多远？是生活质量的重要指标。

王颖玉：mMRC、CAT 这些量表您平时会用吗？

杨炯教授：通常用的不多，我们往往用最简单的方法进行测量。我把病人日常活动状况分成几个等级，第一级：是最严重的状态，一动就喘，比如刷牙、吃饭；第二级：可以慢慢散步；第三级：走急了才会喘。这是我心里的表格，我感觉比那些量表更实用。当然，为了给病人制定治疗方案，我们还是会去把病人按照指南推荐去分级，但是医生自己的经验也很重要。其实病人这些自身感觉和肺功能还是比较对应的。

王颖玉：会不会存在一些和慢阻肺容易发生混淆的疾病？

杨炯教授：有的。有许多疾病发展到中晚期，比如支气管扩张，弥漫性肺纤维化等都会表现为活动性气急。这些疾病都需要我们去鉴别。支气管哮喘有独特的临床表现，不太容易和慢阻肺混淆。但是，支气管哮喘合并慢阻肺和单纯的慢阻肺没有太明确的界限。有些老年支气管哮喘病人，原来就有慢阻肺，那么哮喘会使其呼吸困难加重，这样一来医生的判断会更加复杂一些。需要通过支气管舒张试验看可逆因素有多大？还需要明确细胞炎症的类型，判断哪一个病因是最主要的。

王颖玉：在治疗上，支气管哮喘合并慢阻肺和单纯慢阻肺病人有何区别呢？

杨炯教授：因为吸入激素加支气管舒张剂是治疗哮喘的基础方案，如果一个合并症病人的气道可逆程度高，就会更适合这一方案。如果哮喘症状不明显，只是单纯慢阻肺的话，吸入支气管舒张剂就可以了。

王颖玉：据您了解，基层医院目前对慢阻肺的诊断、治疗上的认识是怎么样的？

杨炯教授：慢阻肺是一种常见疾病，概念也在不断地演进和深入研究，在诊断方面一般不会有太大问题。但是有一些医生，包括我们这里医院的一些医生，还是会把支气管扩张引起的气流受限包括在慢阻肺里面。从老概念过渡到新概念是要有一个理解的过程，我们也在不断的进行更新。但是，即便是概念没有更新，在对疾病的处置上也不会出现重大错误，只是在一些细节的处理上会使最终疗效有一定不同。

王颖玉：中国的大众对于慢阻肺疾病的了解和认识程度怎样？

杨炯教授：认识程度很低。慢阻肺不像冠状动脉粥样硬化性心脏病、糖尿病那么容易理解。即使是在医生当中，讲解慢阻肺、支气管哮喘都不是那么简单，因此慢阻肺知识的科学普及工作是比较困难的。做大范围的普及工作是事倍功半的，医生只有在病人就诊时做简要的解释。

王颖玉：对住院病人和一些老病人，医院会有科普课程吗？

杨炯教授：我个人认为这样的课程收效不大。最好的方法就是医生对

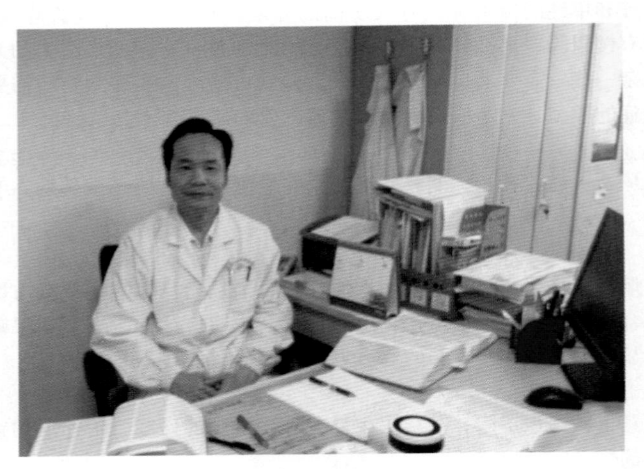

▲ 杨炯教授工作照

病人面对面的辅导。由于疾病有不同的亚型，每位病人发展的阶段也不一样，因此注意事项也是不同的。比如一个气肿型病人，他的感染次数就很少，主要的症状是活动受限。如果是气管炎型的病人，则需要打疫苗、排痰、服用祛痰药等。公共的辅导课程，很难符合个人的需求。

王颖玉：您刚才提到了气肿型和支气管炎型的概念。您认为这些概念对治疗有什么意义？

杨炯教授：我们把慢阻肺分成两型，支气管炎型，病人较胖，发绀，心脏肥大等；气肿型，病人有严重的肺气肿，骨瘦如柴，全身无力等。

气肿型病人需要解决呼吸困难，他们适用支气管舒张剂，比如噻托溴铵（思力华），还有长效的 β_2 受体激动剂。不同的支气管舒张剂在不同病人身上的效果会不一样，副作用也不同。一条原则：病人用了哪种药感觉好就用哪种。短效的支气管舒张剂可以作为急救用药，常用于慢阻肺急性加重。

我不赞成所有的病人都加用激素。病人是否适用激素，临床上是有一些评判指标的，从疾病亚型来看，支气管炎型的这类病人的症状有：咳嗽、哮鸣音，发作时症状重而缓解后症状轻，支气管舒张试验可逆性较大，这类病人适合用激素；对于气肿型的病人，我不支持用激素。从疾病轻重来看，较轻的病人偶然发作时，使用 β_2 受体激动剂就可以。

另外，气肿型病人急性加重时，感染的因素少一些。往往是受到了外部刺激，比如雾霾等。这时可以使用一些 β_2 受体激动剂。支气管炎型病人到了中晚期急性加重的因素多为感染，可能还需要加用抗生素、茶碱、祛痰药等等。

王颖玉：判断慢阻肺病人是气肿型或支气管炎型是通过哪些标准呢？

杨炯教授：有经验的医生很容易判断：通过病人病情变化幅度；支气管舒张试验改善幅度，如残气量，肺总量；胸部 X 片反映出的气肿特征；是否痰多，咳嗽等。一般不需要检测痰嗜酸粒细胞。在支气管哮喘和慢阻肺鉴别诊断时，有时我们会检测痰嗜酸粒细胞，但也不是必须的。

王颖玉：在药物的选择上，您的关注点有哪些？比如安全性，速效长效，价格等。

杨炯教授：这些肯定都是需要关注的。比如价格，常规的吸入疗法，一个月要四五百元，这对于很多病人是无法负担的。现在国家有慢病补助的机制，每年有几千元补贴，根据疾病的严重程度，凡是疾病达到四级以上都可以申请到补助，使这些病人在门诊用得起药，这是很好的。

王颖玉：对于支气管舒张剂单药，您是如何选择使用 LABA 或 LAMA？它们分别适用于什么样的病人？

杨炯教授：在气肿型的病人中，两种单药的效果都是不错的。所以主要还是考虑合并症。β_2 受体激动剂主要考虑心脏问题，对心律失常，冠状动脉粥样硬化性心脏病的病人要小心使用。抗胆碱能药在青光眼，前列腺炎病人中使用也要多注意，不过这些都没有绝对的禁忌。

王颖玉：您会使用 LAMA+LABA 联合方案吗？

杨炯教授：不会，这样意义不大。

王颖玉：为什么呢？临床上您有没有尝试过使用 LABA，LAMA 联合治疗慢阻肺病人？

杨炯教授：还没有。我认为，慢性病的治疗有两个方面问题：①对于慢阻肺病人来说，不论疾病得到怎样的改善，他们都会处于不同程度的劳力性呼吸困难状态中。这也和病人对疾病改善的期望非常有关系。比如一个 GOLD 分级为三级的病人，无论怎么用药也不可能逆转到二级，他只需要能够进行日常活动即可，这也是与他的年龄，生活方式相匹配。②除非病人疾病非常严重，连刷牙，吃饭这样的日常活动都不能进行，那么更强效的药物可能才对他有意义。当然，两种药物联合比一种药物效果好，这是肯定的。关键是在临床上怎么用？什么时候有必要用？病人是否能承受更高的价格？如何权衡联合用药较单药可能增加的副作用？我用药的原则是，药物能够发挥它应有的作用就行，如果花费很大的努力而改善不多，那么这种努力是否有必要？而且增加药物的种类，副作用一定会增加。

LABA 与 LAMA 联合使用可以去尝试。但它是否能显示出特别让临床医生感兴趣的疗效？还很难说。曾经我们有短效的雾化吸入药物异丙托溴铵和沙丁胺醇联合（可必特），在上市前也是信心满满，由于当时没有长效制剂，因此短效的联合制剂受到了热捧。可是它最终效果并没有像大家想象中的那么好。所以我个人对此并不太乐观。

王颖玉：那么，临床上是否存在对治疗要求较高，希望呼吸困难等症状能够更好改善的病人呢？

杨炯教授：慢阻肺和支气管哮喘不一样，病人对疾病的预期不应该和支气管哮喘一样。我们希望支气管哮喘病人的肺功能能恢复到最好甚至正常，但慢阻肺病人我们就希望他们能正常生活。更重要的是，我们关注的是减少急性发作和如何阻止疾病进展。现在对这两个问题都没有解释地很清楚，也没有很明确有效的办法。应该有更多的研究关注到这些方面。我认为改善症状的药物现在已经做的比较好了。

王颖玉：会不会存在这样的病人，在使用单药或ICS/LABA一段时间后发现改善不像过去那么理想了，要求换药呢？这时是否就可以考虑联合用药？

杨炯教授： 这也有可能，不过联合制剂的效果究竟如何，还需要受到临床真正的检验。如果效果好，有的医生一开始就愿意就给病人用。从实际情况出发，现在有多少医生都是一开始就用ICS/LABA，他们没有足够知识，只知道这种药。同时也会受到很多因素的影响。

王颖玉：茶碱您是怎么用的？

杨炯教授： 茶碱比较便宜，对于经济状况不好的病人会使用。另外，症状轻且对茶碱敏感的病人可以使用。但使用人群比例不大。我们使用小剂量的茶碱，起到抗炎的效果。

王颖玉：您能否讲一个印象深刻的病人故事？

杨炯教授： 我的老师也是同事，武汉大学人民医院的曹教授，由于吸烟他很早就患有慢阻肺。1992年我毕业后回到人民医院工作，有一天下班准备回家，听到有人说曹教授呼吸衰竭，可能是过敏因素引起的，那年他大概55、56岁。我们对他实施了抢救，那次之后他就戒烟了。一直到现在，他都是自己给自己开药，以前是吸短效的支气管舒张剂，现在换成长效的，每年冬天感到症状有点加重的时候，会用一段时间抗生素。虽然二十多年过去了，现在他还可以工作，去武汉下面的市县坐门诊，查房……这个故事说明如果对自己的疾病非常了解，作为一个专业人士处理的方案很得当，因此收到了很好的疗效。我们医院神经科的一位教授也是慢阻肺，以前我们需要动员他进行维持治疗，后来他看了我写的一本书《慢性阻塞性肺病的康复治疗》觉得很好，自己就主动配合治疗，后来，他80多岁了，走不动了，就改成骑车，因为骑车费的力气小一些。最后他的疾病发展终点就是完全活动受限，呼吸衰竭，因感染导致疾病加重而死亡。现在的医疗手段，可以使慢阻肺病人生活质量相对比较好，最终也能达到预期寿命，这是我观察的结果。但是这些治疗手段还无法覆盖每位慢阻肺病人，特别是农村地区的病人。

王颖玉：对于慢阻肺您最关注的是哪方面?

杨炯教授：我最关注的是慢阻肺的亚型和相对应的治疗方案。从社会的角度来看，我们希望能够把吸烟的人群数量降下来。

王颖玉：您已经从医30多年了。这些年您的求学和工作经历是怎样的?

杨炯教授：我1978年读的本科，本科和硕士是湖北医学院毕业的，也就是现在的武汉大学医学院。博士是华中科技大学同济医学院毕业的。毕业后在武汉大学人民医院工作，直到2007年我担任武汉大学医学院副院长，工作地点在中南医院，于是转到中南医院呼吸科。

王颖玉：在您的这些经历中，取得什么样的成绩是让您感到欣慰和自豪的?

杨炯教授：我最大的成就是，我觉得自己是一个好医生。一名好的医生，第一，必须要很职业化，从人文的角度来说，就是要综合考虑病人的状况。第二，要有能力、有创造力。要知道你所从事的领域中哪些东西是未知的，并且能做一些事情去填补这些未知。第三，如何将别人的东西变成自己的东西。因为临床医学是一个经验科学，如何将经验和科学结合起来？比如你刚刚提到的量表，那些是别人总结出来的，适合做研究但不一定适合临床，这时你就找到和病人生活联系更密切、使其更容易理解的标准。第四，要自省自己，一定不能认为自己已经足够好。说到这里我想套用老子的一句话：“知不知，上；不知知，下”，对这句话我的理解是：“知”是一种能力，知道自己还有所不知，并且懂得如何去“知”这才是高明的，明明不知道却自以为知道，则是落后的。我们从书本上学来的知识仅仅死记硬背，知其然不知其所以然，不能灵活应用是不行的。

王颖玉：有没有一些人或事曾经对您产生过很大的影响或是触动?

杨炯教授：在生活中会有很多朋友、同学、师长对我的帮助是非常大的。但是对我起决定性作用的，还是一些“远距离”的人，比如读到一本好书。从一本好书里你可以获得看待事业、看待学业甚至看待世界的方式。我最早接触到的一本书是罗素的《西方的智慧》，讲的是西方哲学的简史，西方的科学是从哲学中萌芽的。从西方的哲学我们还可以和中国的哲学相比较，冯友兰也写过《中国哲学简史》，中国的哲学不是连续的，比较纷杂没有系统化。我曾经问一位美国的大学哲学教授，近代哪位哲学家的思想是最有启发性的？他说是罗拉德，当时我从来没有听说过这个人。后来我去了这位哲学家的家乡，在他的纪念馆里买了一本他的代表作，这本书包含了数学、物理等等非常广泛的内容。对照现在很多领域取得的成就，比如霍金的著作《时间简史》，包括从相对论开始很多的理论物理假设得到证实，也就是我们整个认知活动过程的思路，都在罗拉德的这本书里。所以我们从书里得到的是探讨问题的方法和思路。

王颖玉：您刚刚也谈了很多优秀人才所需要具备的素质，那么您对年轻的医生都有哪些期望呢？

杨炯教授：成为具备科学能力和理性精神的人。所谓科学能力，指的是你看问题的方法。一个敏锐的人能很快看出问题的本质是什么。所谓理

我希望我能懂什么是洞察力，并相信它，使我能看清许多事物，获得有价值的知识，减轻我病人的痛苦，促进人类的健康。

杨炯

2013.6.4

性精神就是，你相信什么？是相信权威还是相信证据？我们最终应该相信用科学方法研究出来的证据。

采访手记： 原本预计一个半小时的访谈竟进行了两个小时还多，访谈结束时已是下午六点多了。整个访谈过程中，对于我接二连三抛出的问题，杨教授总能耐心详细的解答，甚至一些还没来得及问的问题，就已经被提前预知并给予答案了。不仅仅在医学方面，在哲学、教育学等其他学科，杨教授也有较深入地涉猎。一名医生所需要修炼的，应当不仅是医术本身，因为当你站在更高的山峰之上时，所看到的一切又是不一样的。

2013 年 5 月

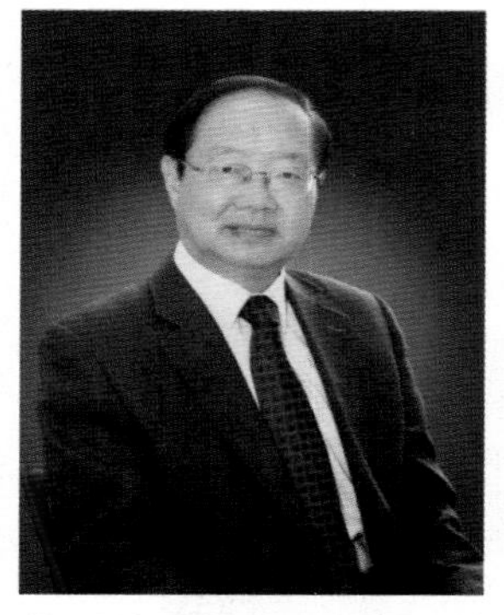

“——慢阻肺的分型，我觉得红喘型和紫肿型这样的分型又简单又重要。我强烈主张把这样的分型放到指南里面。”

采访时间：2013 年 5 月 30 日
采访地点：江苏南京殷凯生教授家中
被采访人：殷凯生教授
采 访 者：诺华医学部　邱洁萍

殷凯生，教授、主任医师、博士生导师，现任中国哮喘联盟总负责人之一、国家新药审评专家、中华医学会医疗事故鉴定委员会专家、中华医学会江苏省呼吸病学会名誉主任委员、中国中西医结合学会呼吸专业委员会常委和江苏省呼吸专业委员会荣誉主任委员。应聘担任《国际呼吸杂志》等 18 本医学杂志的副总编/常务编委或编委。

从事医学临床一线工作近 40 余年，擅长哮喘、肺部感染和各种呼吸系统疑难疾病的诊治，被评为“最受欢迎的坐堂名医”。主编专著 27 部，主编全国统编教材 6 部。主持国家和部、省级课题 18 项，主持国家新药临床研究 80 余项，发表医学论文 548 篇。获国家优秀图书奖特别奖 1 项、国家科技进步二等奖 1 项、江苏省科技进步一等和二等奖各 1 项、三等奖 4 项、全军科技进步奖 1 项、中华医学科技奖 1 项、国家级实用新型专利 1 项。他是中组部表彰的“全国优秀共产党员”、“全国卫生系统先进个人”，“全国优秀科技工作者”和江苏省“五一劳动奖章”等，多次获得“先进工作者”、“优秀骨干教师”、“一等奖教金”和“技术革新能手”等荣誉称号，2006 年获首届“中国呼吸医师奖”，2007 年获“中国医师奖”，是享受国务院特殊津贴的全国著名呼吸病学专家。

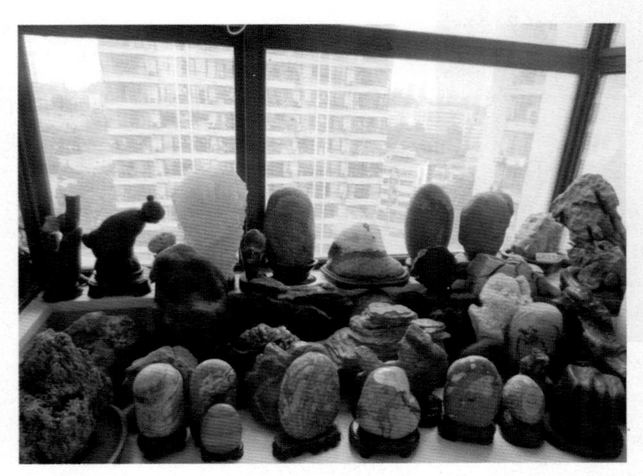

▲ 殷教授酷爱奇石收藏（忙碌的工作之余总爱摆弄自己心爱的石头，每一块石头都有属于自己的故事）

邱洁萍：您从事呼吸领域有多少年了？您大致的求学经历和职业发展历程是怎么样的？

殷凯生教授： 我从 1980 年开始读南京医学院内科学呼吸科专业研究生，之前我是普内科的医生。我在南京医学院医疗系读 6 年制本科，1969 年毕业，中间经历了文化大革命。毕业后开始在徐州工作，分配到郊区劳动锻炼，当时还被评为学雷锋积极分子，后来留在徐州市狮子山医院。其间到徐州医学院附属医院内科进修 1 年余。1976 年年底我调回镇江市第一人民医院内科工作，1980 年春节前我在报纸上看到研究生招生启示，说是研究生招生考试 5 月初开考，当时已经 2 月底了，但是我看到年龄限制，如果当年再不报考，第二年年龄就超了。所以赶紧一边上班，一边备考冲刺。后来考取了南京医学院呼吸科杨玉教授的第一个研究生，杨玉教授当年是中华医学会呼吸分会的常委。那个时候全国刚刚开始有人研究支气管哮喘，之前都是研究肺结核、慢性支气管炎。因为毛主席有慢性支气管炎，所以周总理曾号召全国的呼吸专家攻克慢性支气管炎。通过广泛查阅文献，我发现支气管哮喘开始在国际上受到重视并有较快的进展，所以我决定从事包括支气管哮喘在内的慢性呼吸道疾病的基础与临床研究。我是杨玉教授的第一个研究生，以全优的成绩毕业后就留校至今。

邱洁萍：您在慢阻肺领域取得的突出的成就是什么？

殷凯生教授：尽管我当年读研究生是研究支气管哮喘，但是支气管哮喘和慢阻肺常常很难区分，这两个疾病都是慢性气道疾病。相对来说，支气管哮喘预后好。我在慢阻肺方面也是做了一些研究的。如关于阿奇霉素、喹诺酮类，头孢类药物的相关研究。我们医院是国家第一批的临床药理基地，我主持的新药研究大概有 80 项。当然抗生素研究的临床病种主要在两个专业，呼吸科和泌尿科，呼吸科里面慢阻肺病人占了很大的比例。我还做了很多化痰药的研究，这些研究对象很多也都是慢阻肺。国内第一个盐酸氨溴索葡萄糖注射液的临床研究也是我牵头做的。我们也发表了一些慢阻肺方面的文章。比如我写过一些肺源性心脏病临床病例的总结，包括重度低氧血症病例分析，中青年肺源性心脏病的病例分析等。我发现只要曾经有过一次动脉血氧分压小于 40mmHg 的肺源性心脏病，病人的死亡率是非常高的。这些年，我比较关注支气管哮喘和慢阻肺方都符合的重叠综合征。这些病人的临床症状比较重，预后是比较差的。慢阻肺预后不良的一个独立的危险因素就是支气管哮喘。反过来讲，支气管哮喘病人如果之前长期没有规范化治疗，到后期合并慢阻肺，那么他对临床药物的反应也是很差的，疗效、预后都受到影响。当这两个疾病都有的时候，在治疗上，应该更多地按照慢阻肺来治疗。也有单纯性慢性支气管炎、肺气肿，后来出现支气管哮喘的，这些病人多有吸烟史和慢性支气管炎病史，后来出现咳嗽、咳痰伴气喘，但是这个气喘是不活动也喘，而且有明显哮鸣音（肺气肿的喘往往和活动有关系，不活动不喘，活动后气喘）。这个时候，病人气道反应性增高，支气管舒张试验阳性。我就诊断他先是慢性支气管炎，之后合并支气管哮喘，是重叠综合征。此病人临床还是客观存在的。我觉得我们不能跟风，临床上客观存在和病人的需求是最重要的。

邱洁萍：您诊断慢阻肺时会问病人哪些问题？给病人做哪些检查？

殷凯生教授：分两种情况。初诊的病人，我很关注病人气喘、呼吸困难和运动的关系。如果病人不动不喘，一动就喘，这是个很重要的临床特征。问病人睡觉，夜里喘不喘？有没有季节性？问病人有没有心脏病，排除一下心脏病。因为活动后气喘，除了慢阻肺，还有心脏病。我会给病人拍片，做肺功能检查。复诊的病人，我更关注病人活动后气喘的程度，有没有坚持用药。也就是依从性和疗效。

邱洁萍：您觉得与慢阻肺最难鉴别的病是什么？

殷凯生教授：最难鉴别的疾病包括支气管哮喘和心源性疾病。

邱洁萍：在您看来，GOLD 对慢阻肺的分级或分期方法实用吗？

殷凯生教授：我觉得 ABCD 分组总体上更科学。原来完全根据 FEV_1 分级，比较简单量化，但是没有考虑其他因素，比如慢阻肺急性加重次数，呼吸困难程度的评价。所以多指标复合体系的分组还是更合理一些。但是，这些指标做起来太麻烦，我们一般就是根据肺功能和急性加重次数大致分一下。这是因为国内外工作环境决定的。我们 mMRC、CAT 很少用，不像国外医生有助手和护士完成这些工作。但是我觉得把慢阻肺搞成四个向量也不科学，你看这四组之间的间隔是虚线，虚线就代表这四组不是截然分开的。比如 C 组的意义就不是很明确，其实这些分组还可以再简化。我觉得分组分成单一经线的 ABC 组比较好，不要拐来拐去，搞成上中下，好中差，临床更好用。

邱洁萍：根据最新的 GOLD 指南，慢阻肺分组可以有两种不同的症状评估量表，比如 mMRC 和 CAT，这两种量表的评分结果其实并不太一致，您怎么看待这个问题？

殷凯生教授：mMRC 量表简单，但是只评估气短症状，只看病人呼吸困难在什么情况下发生。CAT 评分比较多，比较全面。一般我们在临床上用得最多的还是 mMRC。慢阻肺的气短、呼吸困难是最关键的症状，所以

mMRC 问卷问的是最核心的一条。其他咳嗽咳痰症状的特异性不明显，和病情的相关性差一点。这两个量表各有利弊，只做 mMRC 可能获得的信息量比较少一点，对有的病人可能要辅以 CAT 的八个问题。

邱洁萍：您通常依据什么标准来选择慢阻肺治疗药物?

殷凯生教授：综合考虑，到我这来的都是中重度的病人。比如有病人来看咳喘，我就问他发病多少年了，严重程度，半夜咳喘还是活动后咳喘。还要排除是否有心脏疾病。然后给病人拍个胸部 X 片，做个肺功能检查，即可诊断慢阻肺。我在治疗上不是严格按照指南，我比较积极一些。我诊断的慢阻肺病人，很多都是沙美特罗替卡松气雾剂（舒利迭）50/500 或布地奈德福莫特罗粉吸入剂（信必可都保）320/9 加噻托溴铵（思力华）一起用，80%的病人我都是这样治疗。我觉得这样治疗的好处是疗效确切，如果三药联合效果都不好，可能就不是慢阻肺，要找原因了。所以我的病人依从性很好。当然，治疗几个月后，我也会根据病情和病人的希望适当调低治疗的力度。

邱洁萍：您提到您的很多慢阻肺病人，都是使用舒利迭 50/500 加上思力华治疗的，那如果这些病人控制很好，存在减少一种药物的可能么?

殷凯生教授：如果病人控制的好，我会考虑把治疗撤下来。如何考虑病人是否控制得好，我是这样做的：第一次就诊的病人，我会让他一个月后来复诊，复诊以后病人如果觉得喘气畅快，活动范围变大，生活质量提高了，那么就是控制得好。第二次门诊，如果病人觉得症状好转，我会坚持给病人用药半年。到了半年之后，再跟病人谈，有的病人会问要不要减药，我的回答是：正常人即使没有慢阻肺，过了 25 岁，肺功能也在走下坡路，慢阻肺的下降幅度更快。这样讲的话，很多病人都能够接受。如果病人治疗时间比较长，只要病人经济能承受，没有并发症，我们会一直坚持下去。到我们这里门诊的病人，大部分都是有三药联合治疗的适应证的。在实践当中，我认为三药联合治疗效果还是远远优于单用 LAMA、单用支气管扩张剂的。病人如果症状不是很重，我也可能在治疗一两个月后，给病人使用单独的支气管扩张剂治疗。

邱洁萍：您接诊的慢阻肺病人，最主要的症状是什么？

殷凯生教授： 最主要的症状是活动后呼吸困难。不动不喘，动则气喘，这八个字是最好的描述。就像痰中带血马上联想到肺癌一样。

邱洁萍：呼吸困难是慢阻肺就诊的主要原因吗？

殷凯生教授： 呼吸困难是慢阻肺就诊的主要原因，这是毫无疑问的。慢阻肺的呼吸困难和气道狭窄、气流受限有关系，也和气体陷闭有关，一部分气体呼不出来，留在肺泡里，会出现动态肺顺应性下降。

邱洁萍：目前稳定期慢阻肺病人呼吸困难的控制理想吗？控制好的标准是什么？是否还有可提升的空间？

殷凯生教授： 慢阻肺病人的呼吸困难控制得不理想。慢阻肺早期就用支气管扩张剂治疗的病人还是很少。前几年 GSK 从商业角度，过度宣传 ICS 的重要性，很多病人对支气管扩张剂了解的少。支气管哮喘的治疗，ICS 是一线的，而对于慢阻肺的治疗，长效支气管扩张剂的吸入是一线的，到了严重的时候才加入 ICS。有时候同样的肺功能，有的病人可能不能走路，有的病人可能还能爬山。无论病人的严重程度怎么样，只要在原来基础上增加活动量，都是很好的。呼吸困难的控制是否还有可提升的空间，就看新药的开发，有没有新的治疗武器，我们对新的药物还是很期待的。

邱洁萍：指南中提到，慢阻肺的诊断是根据支气管舒张试验后的肺功能结果来判断，实际临床中是如何操作的？如果使用没有吸入支气管舒张剂后的肺功能来诊断，对病人的诊断和治疗有什么影响？

殷凯生教授： 我都是使用的支气管舒张剂后的肺功能结果来诊断慢阻肺。按照指南和诊断标准，是要求这样做。但是也发现，不少医生存在一个误区，有些病人从其他医院转来，只要病人的 FEV_1/ FVC 小于 70%，就诊断为慢阻肺。实际上，这样可能把一部分支气管哮喘病人误诊为慢阻肺。哮喘病人在使用支气管舒张剂之前，这个比值也可以低于 70%。这个指标是诊断慢阻肺的一个重要指标，但是必须是在使用支气管舒张剂之后。我们一般是给病人做通气功能加上支气管舒张试验，就是先做一个通气功能，使用支气管舒张剂后，再做一个，以后面一个结果为准。或者有的病人就诊时带了支气管舒张剂，那我就让病人吸过药以后去做肺功能检查，这样的话，病人只做一次通气功能就可以了。当然有不少的医生，把没有使用支气管舒张剂后的比值小于70%，诊断为慢阻肺。这两年，国外也在探讨这个70%是否可靠，现在还是认为，70%基本合理，对年纪大的人要防止诊断过度，对年轻人要防止诊断不足，要考虑病人的生理状况。如果使用没有吸入支气管舒张剂后的肺功能来诊断，就可能存在一个过度治疗，所以这一点还是要强调的。

邱洁萍：慢阻肺病人对于治疗最关注的是哪方面？病人最需要的是什么？

殷凯生教授：病人最关注的是呼吸困难、气短的改善，最需要的是畅快呼吸。我今年去了一趟西藏林芝，非常有感悟。我在那里又不敢大声讲话、不敢快走，否则就会感到胸闷气短，回到平原地区呼吸就畅快了。而慢阻肺病人是常年呼吸困难。病人的呼吸困难改善了，生活质量自然就提高了。

邱洁萍：根据您的经验，慢阻肺病人合并有高血压、糖尿病、骨质疏松等的大致比例是多少？对于您选择治疗方案有什么影响？

殷凯生教授：有合并症的慢阻肺病人比较多，具体比例不清楚。一般不影响治疗方案，指南里面讲，各治各的。但是实际上，也是有考量的。比如病人有骨质疏松，我会注意ICS的药量。能不用就不用，但是如果没有替代的药物，剂量能少用就少用。比如病人有前列腺增生，小便淋漓，那么LAMA的使用就要谨慎。要考虑这些并发症对药物的安全性。因为人是一个整体，其他脏器的功能对于慢阻肺的治疗还是要考虑的。有合并症的病人要加强观察，就诊次数要适当增多。

邱洁萍：您怎么定义慢阻肺急性加重？

殷凯生教授：咳痰喘症状加重了考虑急性加重。一般病人自己都知道，就是临床症状短时间的加重。比如痰多了，比如喘了，不吸氧不行了。

邱洁萍：什么情况下，慢阻肺急性加重需要住院治疗？

殷凯生教授：轻的急性加重在门诊，会口服泼尼松（肾上腺皮质激素类药）；重的要住院。如果病人症状来的比较快，痛苦程度重，有发热，呼吸衰竭等，或者是治疗几天未好转，都是需要住院治疗的。

邱洁萍：长效支气管舒张剂在慢阻肺维持治疗中的地位如何？您最常用的长效支气管舒张剂是哪一类？国内在这个领域的研究您都参加过哪些？

殷凯生教授：长效支气管舒张剂的治疗地位很重要，是一线药物。我常用的就是舒利迭和思力华，单纯用 LABA 的很少。我用过的反馈都还可以。只有一个病人，我给他舒利迭加思力华，他说没有什么反应，后来我给他用了 3 到 5 个月，效果一直都不好，后来我遇见他，他改用了信必可，他说改成信必可加思力华后，症状减轻了很多，让我认识到病人有个体差异。都是同一类药，应该治疗结果不会差别这么大。慢阻肺的治疗方案我很少调整。我参加过舒利迭的上市研究，牵头了国产的正大天晴的噻托溴铵研究。

邱洁萍：LABA 在慢阻肺维持治疗中的地位如何？什么样的病人使用您会有些顾虑？

殷凯生教授：单药 LABA 我们用的不多。我以前很多病人用过布地奈德粉吸入剂（普米克都保）加富马酸福莫特罗粉吸入剂（奥克斯都保），用下来效果还不错。我没有单独使用奥克斯都保。对于气道炎症的理论我们接触比较早，所以我很少单独用 LABA。单独的 LAMA 我有使用，看病人经济状况。用不起三药联合的，我会使用舒利迭或者思力华，再穷的我会使用异丙托溴铵气雾剂（爱全乐）加氨茶碱，如果症状重，再加强的松。但是如果病人反馈给我单药 LABA 马来酸茚达特罗吸入粉雾剂（茚达特罗）效果很好，我也会使用单药，我们医生对药物的认识是来自于病人的反馈。如果病人心脏不好，心动过速，我会尽量减少 LABA 的剂量。

邱洁萍：您会考虑单药 LABA 用于什么样的慢阻肺病人？您认为单独使用 LABA 治疗慢阻肺，有没有受体下调的可能？

殷凯生教授：只要病人有症状，无论轻重，都可以使用 LABA 治疗。茚达特罗有相当于 SABA 的起效速度，作用时间可以维持 24 小时。这样的话，在缓解症状方面，是首选的。指南中很明确，无论病人从轻到重，只要有症状，就要使用长效支气管扩张剂。关于受体的问题，我做过动物研究，大剂量长疗程或者短时间大剂量，都会引起哮喘老鼠模型的受体下调。支气管哮喘病人出现受体下调，一停药就恢复，或者加上 ICS 就可以恢复，在临床上意义不大。

邱洁萍：您更加认可 LABA 联合 ICS 的疗效还是 LABA 联合 LAMA 的疗效？

殷凯生教授：我认为 LABA 联合 LAMA 在症状缓解，改善呼吸困难方面会比较好。这两个药都是支气管舒张剂，目前不清楚这两药联合是相加还是协同作用。我会考虑 LABA 联合 LAMA 用于症状重的病人。其实医生关注的就是三件事，疗效确切，安全性好，价格低。符合这三条，医生就会用。另外，我们比较关注气道炎症，LABA 联合 LAMA 没有抗炎治疗，会不会掩盖或者加重气道炎症，有待观察。应该是联合 ICS 更好，如果不行，再三药联合。我觉得 LABA 联合 LAMA 的研究，应该纳入气道炎症的指标，比如支气管黏膜活检，或者灌洗液检查，痰细胞学检查等等。否则的话，近期效果好，远期好不好很难说。LABA 联合 ICS 相对于 LABA 联合 LAMA 更放心，更安全。

邱洁萍：LAMA 在慢阻肺维持治疗中的地位如何？您一般会在什么样的病人中使用 LAMA？什么样的病人使用您会有些顾虑？

殷凯生教授：LAMA 的治疗地位我觉得比 LABA 还要肯定。因为国外有一个头对头的研究说，单药 LAMA 比 LABA 好像更好一些。我在相对轻的病人中，会考虑单药 LAMA 治疗。如果病人有前列腺增生或者青光眼，我会使用有顾虑。我一般会问病人前列腺毛病的程度，用药后也会随访前列腺的情况。多数病人使用 LAMA 后影响不大。

邱洁萍：LABA 和 ICS 联合治疗在慢阻肺维持治疗中的地位如何？什么样的病人使用您会有些顾虑？

殷凯生教授：很好。因为病人的反馈很好。血糖很高的，反复感染的，咽喉症状比较重的，我会考虑减少 ICS 的剂量。这个和学术的引导有关系。我曾经看到一个研究，慢阻肺在 0 期就有炎症细胞的增加，当然现在 0 期这一说法取消了。这个研究给我印象比较深，既然慢阻肺那么早就是炎症，为什么不用 ICS？其实就是被你接受的理论会指导你的行动。

邱洁萍：您谈到慢阻肺是中性粒细胞为主的炎症，ICS 对嗜酸细胞炎症敏感，基于这样的炎症观念，在慢阻肺的抗炎治疗中还是广泛的使用 ICS，您怎么看待这个问题？能否在慢阻肺病人中使用嗜酸细胞计数来预测 ICS 的治疗效果？

殷凯生教授：慢阻肺急性加重的时候也有嗜酸细胞性的炎症，当然这个时候，中性粒细胞也高，稳定期还是中性粒细胞为主的炎症。但是实际上稳定期用下来还是有效果的。医生更加注重的是病人的反馈。不能在慢阻肺病人中使用嗜酸细胞计数来预测 ICS 的治疗效果。因为吸入激素不仅仅是对嗜酸细胞炎症敏感，它对黏膜水肿都有效，激素的作用还是很广泛的，是多范围多环节的，对各种炎症细胞、结构细胞都有作用，嗜酸细胞只是 ICS 作用的一个环节。真正嗜酸细胞很高的慢阻肺，可能 ICS 治疗效果还不一定很好，可能需要口服激素了。对于诊断过敏性哮喘和 EB 病毒，痰嗜酸细胞计数有价值。

邱洁萍：您能给我讲一个您印象比较深的病人的故事吗？

殷凯生教授：我有个病人是南京理工大学的教师，是 70 多岁的老先生，经过检查我确诊他是慢阻肺。我给他开了一个月的药，舒利迭加思力华。结果第二天我门诊，他又来了。我说你昨天才看过，怎么又来了？他说殷教授，我就想跟您说一个体会，我十几年呼吸都很憋闷，从来没有畅快过，昨天好好睡了一觉。为了跟我分享他的感觉，他又来了。这病人依从性也很好。只要病人经济状况许可，我会一直这样用。病人的慢阻肺急性加重会减少。一个月后他来随访，我还是继续给他用这药。时间长了，病人的情况控制的比较好，有的病人就想减药，我会告诉病人如果减量，症状会比过去可能要重一些，我会画曲线图给他看，告诉他正常人年纪大了肺功能是要下降的，慢阻肺下降的更快，我们的药物只是延缓肺功能的下降，还达不到正常人的程度，不用药会下降的更快。这样，多数病人都愿意继续用。

邱洁萍：在慢阻肺管理中还有哪些事情是您想做还没有做的？

殷凯生教授：就是我前面说的慢阻肺的分型，红喘型和紫肿型，是很值得研究的。我们需要一些实用性的研究。

邱洁萍：中国医生在慢阻肺试验设计及操作中的优势和不足是什么？从病人角度来看，慢阻肺临床试验的障碍是什么？

殷凯生教授：我们大型的研究做得少，经验少一些。我在这里谈一下两个大型研究。TORCH 研究和 UPLIFT 研究虽然都很成功，但是都没有达到预期。比如 TORCH 想降低死亡率，但是 P 值没有小于 0.05，UPLIFT 想延缓肺功能下降，但是没有达到，我认为可能和抗炎性不足有关。但是做出了死亡率的下降。慢阻肺临床试验的障碍主要是慢阻肺病人比较重，配合比较困难，随访是个问题，很多检查可能也做不了。

邱洁萍：目前医生都是怎么更新关于慢阻肺相关的知识？您认为医生成长和发展过程中存在什么问题？

殷凯生教授：主要是通过学会的学习，支气管哮喘比慢阻肺要做得好一些。现在过分强调 SCI 论文评分，是个不良倾向，对医生的发展不好。培养出来的医生是做实验的，和临床是两回事。我们更需要一支有良好医德，有精湛医术的医生队伍。现在大家都不安心搞临床，放松了临床的基础训练。这和导向有关系，政府和医院把医疗和科研混为一谈。当然有人医疗和科研都做得很好，但是不能要求所有医生都这样。如果一个医生医德好，对常见疾病都能正确的诊治，就是好医生。现在很多医生为了晋升，被迫到实验室，临床工作都淡化了。用最少的费用，最短的时间，帮病人解除痛苦，这就是好医生。

采访手记：这次访谈是在殷凯生教授的家中进行的。整个访谈过程非常愉快，我一点拘束的感觉都没有，如同在聆听长辈的谆谆教诲，感慨和收获良多。其中，殷教授对慢阻肺指南的点点建议，包括分组和分型的一些看法，以及对慢阻肺学组制定基层版指南的殷切期望，都给我留下了很深的印象。殷教授不仅学术成就斐然，还是一位奇石爱好者。在访谈结束后，我还参观了殷教授多年来收藏的奇石，拍了一些珍贵的照片。期待殷教授的奇石收藏的专著可以早日出版发行，让我们一睹为快！

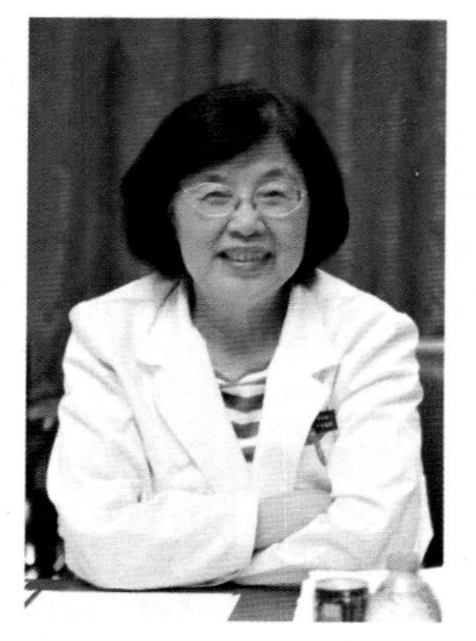

“——中国的慢阻肺指南应该根据自己的研究成果，制定更加适合我国实际情况的指南。最新一版的指南我们就有了自己的观点，在抗生素的使用上，没有完全按照国外的观点，而是参考中国的抗生素的应用和流行病学情况写的。我在这次指南的修改说明中都有详细的阐述。让大家都知道目前的指南还存在着什么不足，我们应该朝什么方向去努力。”

采访时间： 2013 年 8 月 13 日
采访地点： 北京大学第三医院外科楼 11 层呼吸病房
被采访人： 北京大学第三医院　姚婉贞教授
采 访 者： 诺华医学部　傅陶然

姚婉贞，1970 年毕业于北京大学医学部，留校工作于北京大学第三医院至今。博士研究生导师，北京大学第三医院教授委员会委员，曾任中华医学会呼吸分会常务委员，慢性阻塞性肺疾病学组副组长。中国慢阻肺联盟负责人，中华医学会专家会员，北京医学会呼吸专业委员会委员，亚太呼吸病学会委员，美国胸科医师协会资深会员；“中华结核和呼吸杂志”、“中国呼吸与危重监护杂志”等多种杂志编委；中华医学会、北京市及全军医疗事故鉴定委员会鉴定专家，国家药品食品安全监督局药品评审专家，国家自然科学基金评审专家，先后担任卫生部、北京市高级职称评审专家。荣获第二届中国呼吸医师奖，荣获北京市科技进步奖 2 项，中华医学奖 1 项。多年来一直工作在医疗、教学、科研工作的第一线，对内科疑难复杂疾病及呼吸系统常见病、疑难危重病人的诊断、鉴别诊断及处理具有丰富的临床经验和坚实的基础。主要研究方向为慢性阻塞性肺疾病、支气管哮喘和肺部感染性疾病。发表论文 200 余篇。主编：“慢性阻塞性肺疾病”、“慢性阻塞性肺疾病热点问题”专著；参与著作编写 20 多部。

傅陶然：您在北医三院的呼吸科这些年来，觉得呼吸科有哪些变化？

姚婉贞：我们呼吸科是七十年代成立的，那时候，全国各地大医院都有气管炎门诊。呼吸四病主要是慢性气管炎，肺气肿，慢性呼吸衰竭和肺源性心脏病。主要的治疗药物有西药氨茶碱还有中成药，麻杏石甘汤，麻黄素。当时没有吸入气雾剂，后来才有异丙肾上腺素，心血管副作用大，随着药物进一步的发展，慢慢有了 β_2 受体激动剂、异丙托溴铵、糖皮质激素等吸入剂。

八十年代的时候，内科开始成立亚科，从原来的气管炎门诊发展为内科呼吸学组。当时也没有什么科研工作，我记得我做过最早的科研就是关于卡介苗的，卡介苗是一种非特异性免疫制剂，探讨其对预防感冒及体内的免疫球蛋白指标的影响，测定病人体内的免疫球蛋白，IgA，IgM，IgG，那时候能测定这些已经是非常先进了。还有一些关于咳嗽药物的疗效和安全性的研究，主要是通过病人症状的改善情况进行评价，缺乏客观指标。比如问病人："你咳嗽厉害吗？""厉害"，咳嗽比较重，就是咳嗽"+++"，再评价症状严重程度，问"咳嗽好点了吗？"基本上是"不咳了（-）轻度咳嗽（+）严重咳嗽（+++）介于二者之间为（++）"。七十年代开始，就有了肺功能检查，主要是日本的 Chest，最早是 Chest 35，后来有 Chest 25，我主要负责肺功能室工作，学习肺功能的理论、临床应用、具体操作。然后 1980 年前后就有了气管镜，以后科室逐渐壮大有了呼吸机、建立了气管镜室，成立了呼吸 ICU。

从赵鸣武教授开始，我、陈亚红教授都是中华医学会慢阻肺学组成员，主要是进行慢阻肺的基础和临床研究。在我当科主任的时候，三院开始参加大型的慢阻肺的流调工作，那时由钟南山教授牵头的"十一五"攻关课题，我们牵头做的慢阻肺病人对疾病的认识，治疗现状，症状异常性调查研究及经济学研究，目前进行的大型研究有由王辰教授牵头卫生部公益项目：《慢阻肺预防与规范化治疗体系建立及适宜技术研究》，另外承担了许多国家、教育部、卫生部、中华医学会多项有关慢阻肺的研究项目。慢阻肺临床的药理研究比较多，有 100 多项，最早是 GSK 的头孢呋辛酯片（西力欣），后来就开始陆续有吸入激素的，支气管舒张剂的，从沙美特罗到福莫特罗，到最近的茚达特罗的研究，基本上都参与过。我们做试验是非常严格、实事求是、数据可靠的。

傅陶然：国内慢阻肺学会的发展是什么？这样一个平台在您的职业发展中起到什么作用？

姚婉贞：中华医学会呼吸分会，是一个学术氛围非常好的机构。前些年，在呼吸领域，主要的研究热点在支气管哮喘，而近几年来，慢阻肺开始更多的被关注了。慢阻肺是一个比较复杂的疾病，很多问题都还未研究清楚；另外一些大的药厂进行的药物研发的推动；2001 年开始 GOLD 的发布起到很重要的作用，对全球规范化诊治慢阻肺具有重要作用。

国内是 1998 年在大连，召开了第一次慢性阻塞性肺疾病学术会议。目前学会内注重慢阻肺临床研究工作的主要有钟南山、王辰、徐永健教授等。另外也有许多单位做得比较好，如湘雅医院、华西医院等。

国内的学术组织还是一个很好的平台，尤其是中华医学会。他的历史，他的声誉，他的学术地位，他的历史积淀，他的影响，他在中国医生中的号召力，是任何其他学会无法代替的。对中国诊疗的规范化，指南的发布和推广，都起到了举足轻重的作用。

傅陶然：您在学会中一直是中国指南的主要制定者，能给我们讲讲中国指南的历程吗？

姚婉贞：2001 年第一版中国的指南制定，2007 年是修订版，2013 年是第三版。上一版的中国指南，是《中华结核和呼吸杂志》中引用率最高的文章，评价一个杂志，如《中华结核和呼吸杂志》的影响力，其中有一条就是看其引用率。但是，中国的指南目前主要还是引用和沿用国外的观点，中国的指南应该根据自己研究的成果，制定更加适合我国实际情况的慢阻肺指南，我国有大量的慢阻肺病人，我相信随着我国慢阻肺临床和科研成果不断地总结、发布，我们会做得越来越好。最新一版的指南我们就有了自己的观点，在抗生素的使用上，没有完全按照国外的观点，而是参考中国的抗生素的应用和流行病学情况写的。我在指南的修改说明中都有详细的阐述。让大家都知道目前的指南还存在着什么不足，我们应该向什么方向去努力。当然，指南的修订中也有 2 个制约因素，一，指南是纲领性的东西，总体来说变动不是很大；二，虽然咱们也有些看法，但不足以达到贯彻到指南的层面，比如，很多时候我们会有些经验的积累，但循证医学的证据尚不够充分。实际上，这些经验是符合临床实际的，在以后的指南中修改就应该参考我们国家的实际情况。

傅陶然：您与国际学会或国际专家建立了怎样的联系？

姚婉贞：建立国际联系，开展学术交流和科研合作，有利于我们的工作，我所参加的活动，主要就是 ATS，ERS 这些大型的会议。还有 ACCP 经常会组织一些外国专家来讲课。但在一些会议上，国外专家所讲的学术水平远不如国内的专家，现在的信息交流非常透明，很多资料在网上都能查到和看见，就看你怎么认识和总结。原来，一个会议中只要有老外，就觉得非常好，实际上不在于是否是老外，而在于他的学术水平。

傅陶然：您每周出几次门诊？每次有多少病人？慢阻肺病人所占比例是？

姚婉贞：现在一周 2 次门诊，每次看 10～15 名病人左右。病人中慢阻肺的比例不一定，特需门诊里面就比较少，疑难的病人比较多，慢阻肺病人多是外地的，普通门诊里大概每次能遇到 40%～60%的慢阻肺病人。

傅陶然：您认为中国慢阻肺最常见的危险因素是什么？在中国病人人群中，有地域差异吗？

姚婉贞：最主要的还是吸烟、生物燃料、空气污染。我觉得南方和北方气候，污染程度都有差别，因此发病率还是有差别的，北方还是会重一些。

傅陶然：那病人有什么样的特点，最能提示您诊断慢阻肺？

姚婉贞：慢阻肺的特点是活动后呼吸困难，慢性咳嗽、咳痰，冬天咳嗽、气喘加重，如果有这些情况就做肺功能检查。

傅陶然：慢阻肺病人出现呼吸困难的主要原因是什么？您一般会怎么治疗呼吸困难？

姚婉贞：慢阻肺病人呼吸困难主要原因还是肺功能不好。对于肺功能受损的治疗主要是支气管舒张剂，在临床实践中，我在许多慢阻肺病人中都用茶碱，这一点和国外可能不同。

傅陶然：您觉得茶碱效果还挺好的？

姚婉贞：还可以。不是说挺好，但是以中国的国情，病人这么多，经济情况也不太好，我们有多年的临床应用经验，但是你要说效果一定就有多好，这也说不上。但中国有这么多年的经验，比如你上农村看，很多病人还是在用茶碱作为常用。现在也有研究表明茶碱除了支气管扩张作用外，还具有抗炎的作用。

傅陶然：您一般会怎么处方茶碱？是单用茶碱，还是会和其他支气管舒张剂一起应用？

姚婉贞：我肯定是先会处方支气管舒张剂联合茶碱，不会单独使用茶碱的。

傅陶然：您觉得诊断时与什么病比较难以鉴别？

姚婉贞：其实你要有这个疾病的意识，有临床经验，按道理都能鉴别，它不是那种不好鉴别的疾病。但是对于那些那些年纪比较大的支气管哮喘病人，以前的病史并不清楚，也不知道是不是因为哮喘后气道重塑引起来的不完全可逆的气流受限，容易混在一块。但是临床上二者合并就不鉴别了，因为这两个病的治疗上没有区别，只不过是你叫它重叠综合征也好，支气管哮喘最后导致了气道重塑也好，本来就是慢阻肺也好，最后你没法鉴别开的时候，它的治疗方法也是大同小异。

傅陶然：是参考 GOLD 分组的标准那样去区分慢阻肺病人吗？

姚婉贞：其实临床上还真不会机械的去套 GOLD 的 ABCD，都是看病看了那么多年的大夫了，没有那么多的时间去想 ABCD。实际上都是临床经验较少的人、搞科研的人才会去细致的区分这个 ABCD。但是，有临床经验的医生做下来与 ABCD 基本上是不矛盾的。

傅陶然：我估计来您这就诊的慢阻肺病人一般都是比较重的吧，有其他组的病人吗？

姚婉贞：现在也有些早期的病人了。以前是科普教育不够，很多人都不知道慢阻肺这个病，现在慢慢认识了，有些人也害怕得这个病，因此也早早就来看病了。

傅陶然：目前下级医院转诊的主要原因是什么？

姚婉贞：说实话现在由下级医院主动转上来的病人不多，主要还是病人本身经济实力增强，加上医保报销的覆盖，很多病人都愿意上大医院来看病，医疗保障更强。

傅陶然：您觉得在中国的慢阻肺的漏诊率和误诊率怎样？

姚婉贞：这个数字不好说。有的大夫就没有这个概念，都不知道慢阻肺这个病，他就知道慢性支气管炎，肺气肿，都不知道吸入治疗，他们的治疗方针是用茶碱，加重时增加口服抗生素。我去年跟随卫生部西部行活动去到某县医院，他们不知道什么叫慢阻肺，更谈不上诊断了，来了病人就点滴，好了就回家了，他们没有慢性病的长期管理，因此重病人也特别多。

傅陶然：您觉得如何能提高早期诊断率？

姚婉贞：我觉得还是应该多进行科普宣教，让大家都知道慢阻肺的早防早治，当然关键还是大夫。大夫永远是核心，只有大夫了解了，才能去教育病人，才能上社会上去呼吁，才能说服政府。政府的行政官员是不会主动的去把慢阻肺列为重点，这个工作的推动最主要的还是要从大夫开始。

傅陶然：您认为在慢阻肺稳定期还有哪些检查是必须的？

姚婉贞：肺功能检查、血气分析和胸部X片是基本检查，胸部CT不是常规检查，除非需要了解病人肺气肿的类型，但是我还是一般都给病人做CT，因为它还能帮助病人鉴别支气管哮喘。

傅陶然：您选择治疗药物主要考虑的治疗目的是什么？

姚婉贞：症状改善、生活质量改善及活动耐力的提高、减少急性加重。

傅陶然：您对慢阻肺病人的晨降现象怎么看？

姚婉贞：所有人的节律都是这样。在支气管哮喘中，病人也是这样。肺功能的昼夜节律，就是说晨起的时候肺功能是最低的，晚上肺功能是最高的，但是这个差值一般很小，在支气管哮喘中最大，这个就叫PEF变异率。在慢阻肺中，病人也具有这个特点，因为早上慢阻肺病人需要活动，会刷牙，漱口，而且夜间迷走神经比较活跃，气道中分泌物多，早起的时候病人会清理呼吸道，咳嗽，晨间症状比较重，肺功能的降低会比较明显。

傅陶然：您能给我们讲一个您印象特别深刻的慢阻肺病人治疗的例子吗？

姚婉贞：3年前，我有个病人是内蒙的，60多岁，儿子在北京做IT行业的。这个病人一直吃着氨茶碱，但后来呼吸困难加重，病人基本动不了。我就给他开了噻托溴铵（思力华）与缓释茶碱，还有一只硫酸沙丁胺醇吸入气雾剂（万托林）备用，告诉他如果他感觉到难受啊，不能动的时，就吸一下。1年后，病人再次来找我看病，特别高兴，说原来他动不了，现在能爬山了。那个人治疗效果真好，给我印象特别深。因此很多慢阻肺病人，治与不治、早治与晚治，大不一样，坚持治疗是有明显的改善的。

傅陶然：在您看来，LABA 与 LAMA 联合使用效果怎么样？

姚婉贞：在临床上，经常会有这样的问题，当治疗效果不好的时候，不能一条道跑到黑，比如对一个药使劲加量加量，有些药物不是浓度依赖性的，随着你剂量的增加，作用效果不会增加，副作用会增加。因此，对于作用机制不一样的药物，一起使用效果更好，这是任何一个疾病治疗的原则。慢阻肺也是这样，联合用药比单独用药效果好，所有的指南都是这么说的。因此，LABA 和 LAMA 联合使用效果肯定比单药要好。

傅陶然：您对目前慢阻肺中 ICS 的使用怎么看？

姚婉贞：ICS 目前在慢阻肺中的治疗效果没有支气管哮喘好，因此只有在重的病人中用，而在病人中也应该遵循个体化原则，有的病人用了有效就用，用了不好就不用。关于目前临床上的使用现状，很多与市场运作有关，影响因素太多了，不属于学术领域的范畴了。

傅陶然：慢阻肺病人一般病程期有多长？最后结局是什么？

姚婉贞：根据发病的早晚，病程长短不一，大概是数十年吧。至于慢阻肺的临床结局，大多数病人最终是呼吸衰竭和肺源性心脏病，也有些病人死于合并症。

采访手记：在短短的一个多小时的谈话过程中，我最大的感受就是姚教授的质朴和对临床的重视。采访中的很多问题，可能我们曾经都设想过会有两种或者多种答案，支持的或者反对的，但是在姚教授这里，都变得非常简单。“临床医生不会死乞白赖跟你纠结这理论对不对，只要你对临床病人真的有帮助，那他们就相信，但是如果理论说的再好，临床上效果不好，那他们就很难相信”；“对病人好就继续使用，如果临床疗效不好，那就停用”。这似乎唤起了我对于当年“实践是检验真理的唯一标准”这一名言警句的记忆。这个时代，知识、技术更新得那么快，我们都需要不停的学习和实践来保持自身的进步，但是时代的车轮真正的碾过之后，留下的肯定是那些被实践证明的行之有效的“痕迹”。

2013 年 8 月

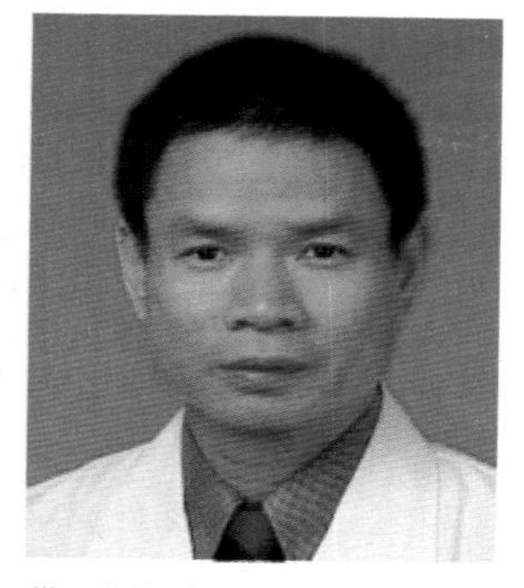

“——我们应该和病人进行很好的沟通，让他知道我们会给他充分的治疗，让他更好的了解病情。这样一来病人才能够相信医生、配合医生。”

采访时间：2013年6月25日

采访地点：广州呼吸疾病研究所 副所长办公室

被采访人：广州呼吸疾病研究所　郑劲平教授

采 访 者：诺华医学部　王颖玉

郑劲平，教授，广州市呼吸疾病研究所副所长，广州医学院第一附属医院国家药物临床试验机构副主任，呼吸内科教授，肺功能室学术带头人。专攻肺部疾病尤其是慢性气道疾病诊疗及科研，呼吸生理和肺功能的实验诊断、呼吸临床新药研究等。在国内外著名医学专刊如《The Lancet》、《Chest》等发表研究论文200多篇，主编《肺功能学-基础与临床》专著，并副主编和编写其他论著十多本。主要学术任职：中华医学会变态反应学会委员、中华医学会呼吸病学分会呼吸治疗与肺功能学组副组长、中华医学会呼吸病学会肺功能和重症监护学组委员，全球肺创议（GLI）肺功能指导委员会委员、美国胸科医师学会资深会员（FCCP）、《国际呼吸杂志》等杂志编委。

王颖玉：请您先为我们介绍一下肺功能研究和临床应用的发展史吧？

郑劲平教授：迄今为止，肺功能检查的发展历史已经有三四百年了。最早报道的检查是通过人用力呼气去吹气球，然后将气球放到水中，水排出的体积就等于此人呼出气体的体积。当时人们进行这个试验并没有跟疾病相关联，只是对人类身体机能的一种探索。这一试验出现之后，人们便开始不断探索用力呼气到底能呼出多少气量。19世纪初，人们发现即使尽力呼气至不能再呼，但肺内还残留有部分气体，这就是现在我们所说的残气量（RV）。对这部分残气量的测定人们也尝试了各种各样的方法。依据密闭容器内已知浓度的指示气体可被肺容积稀释的原理，进而计算出肺容积的方法，以及密闭容器内容积与压力成反比的玻尔定律计算，发展出了"氮冲洗"、"氦稀释"、"体积描计"等测试方法。随后，有科学家提出了肺活量（VC）这一概念，并发现肺活量与性别、身高、年龄、体重和疾病相关。

上面说的这些测定都是与肺容量相关。直到20世纪中期，国外有学者提出单位时间呼出气体的量与气道管径的大小有关，呼气流量减少与某些气道阻塞性疾病相关。这就把过去单一的肺容量扩展到与时间相关的流量概念，单位时间肺容积的改变也作为肺通气功能的指标，并且是至今临床使用最为广泛的指标。在此之后，人们又把对气体成分的分析扩展到肺功能检查中来预示疾病，如呼吸衰竭病人血中 CO_2 分压升高、O_2 分压降低。同时，人体的气道也不是固定不变的，它会受到外界刺激导致敏感性增加，于是发展出支气管激发试验。有些气道阻塞使用支气管舒张剂后可以有所恢复，因此又出现了支气管舒张试验。

肺功能测定不只是静态的。在运动负荷时人的呼吸以及心血管功能都会发生改变。把运动和呼吸、心血管功能联系在一起，就有了运动心肺功能的概念。肺功能还与循环功能相关，我们吸入的氧气需要通过血液循环运输到全身才能被利用，血液运载氧气的能力与血红蛋白相关，于是提出了心-肺-血液的整体概念。测肺弥散功能同时需要用血红蛋白来矫正（弥散功能是指氧气从肺泡-肺泡毛细血管-血红蛋白这一过程），这就是为什么贫血或大出血的病人会发生呼吸困难的原因。测定弥散功能的指示气体是CO，这是因为CO穿过肺泡膜的能力强，与血红蛋白结合率高。由于香烟烟雾中含有CO，吸烟的人血液中CO含量比正常人高，因此我们要求测定肺功能前两小时不能吸烟。

王颖玉：肺功能检查有哪些种类，分别都有哪些指标？

郑劲平教授：肺功能的种类和指标有很多，取决于不同的检查技术或方法。比如我们测肺容量，大家比较熟悉的是肺活量（尽最大努力能呼出气量的多少），进一步细分又可分为潮气量（TV）、深吸气量（IC）、补呼/吸气量（ERV/IRV）、残气量（RV）、功能残气量（FRC）等。通气功能是单位时间的容量的改变，有分钟通气量（MV）、第一秒用力呼气容积（FEV_1）、最大呼气中期流量（MMEF）等与时间相关的容量改变。最大分钟通气量反映的是通气代偿能力。弥散功能有弥散量（DL），比弥散量（单位肺泡弥散量）。测气道反应性，可以通过吸入刺激物根据 FEV_1、峰流速等指标看通气功能的变化程度等。

王颖玉：通过肺功能检查可以鉴别诊断哪些肺部疾病？

郑劲平教授：对疾病的诊断有很多方面，有病因诊断：是什么原因引起的疾病？有病理诊断：通过影像学手段知道感染的部位在哪里？但对疾病的诊断仅有病因诊断和病理诊断还不够，如果需要知道疾病的严重程度和变化趋势，那么就需要通过功能诊断。肺功能检查就属于功能性诊断。它能够帮助判断疾病的种类和严重程度，如支气管哮喘、慢阻肺。另外，肺功能检查还可以做部分的病变部位的诊断，如上气道阻塞病人所表现出的呼吸流量改变和下气道、外周气道、肺部的阻塞是不一样的。有些通过

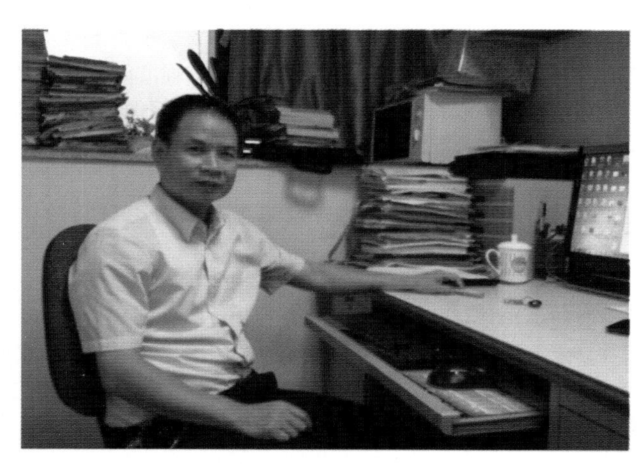

▲ 郑劲平教授工作照

照胸部 CT，胸部 X 片都发现不了的病变部位都可以通过肺功能检查发现。临床上这样的例子也很常见。诊断是肺功能检查的主要目的，当然它还能做到评估治疗疗效。像现在的支气管舒张药物，吸入性糖皮质激素到底有效没效？都需要肺功能这一客观指标来帮助我们判断。肺功能检查还有另外一个特点：对于肺部一些疾病的早期诊断很有帮助。有些年纪大的吸烟者，日常没有明显的身体症状，但是通过肺功能检查我们可以发现他有小气道病变，我们不需要等到他发生呼吸困难症状时就对他进行早期干预治疗。

通过肺功能可以检查出很多疾病，通气功能检查可以用于判断气道阻塞性疾病，像慢阻肺、支气管哮喘、毛细支气管炎和气道肿瘤、异物等一些大气道阻塞性病变。弥散功能检查可以诊断肺间质性疾病。有些病人做通气功能检查时发现肺活量下降，那么原因到底是由于胸廓疾病导致肺部扩张受限还是肺实质病变导致气体交换减少？通气功能是没办法判断的，用胸部 X 片，胸部 CT 也不一定能知道。这时我们通过弥散功能就可以鉴别出来。

王颖玉：是不是所有的慢阻肺病人都需要或者都适合做肺功能?

郑劲平教授：目前认为肺功能是慢阻肺诊断的金标准。因为慢阻肺是气流受限性疾病，胸部影像学检查只能反映气道的大小而不能反映气流的情况，这时就一定要通过肺功能检查。慢阻肺严重程度的分级也是用肺功能指标。当然，有些病情极重不能配合的病人，或者有明显张力性气胸高危因素的病人，要慎重考虑能否进行肺功能检查。

王颖玉：肺功能在中国医院的普及率怎样？医生对它的认识程度怎样?

郑劲平教授：2002 年我们在《中华结核和呼吸杂志》发表的一项全国多中心调查显示，三级医院的肺功能检查的开展比二级医院好。最近我们所做的调查也显示了同样的结果。但是这并不是说二级、一级医院不能做肺功能检查，而是需要在对肺功能开展的意义在认识上有所转变。从今年 6 月份刚刚结束的全国肺功能会议上我们发现，很多来自一、二级医院的医生对肺功能的知识有着极大的需求。卫生部也已经把肺功能列为面向农村和基层的“十年百项计划”适宜推广技术。现在在欧美发达国家，肺功能仪已经成为呼吸医师必备的设备。

现在很多二级医院已经配备的肺功能仪，但是我们说有配备并不等于用得好，只有经过规范化的培训和考核，才能较好地掌握和开展肺功能检查。

王颖玉：围绕肺功能普及、教育、技术改进和临床研究等诸多方面，您一直在进行很多工作。您能说说这些工作从最初到现在是怎么进行的吗？

郑劲平教授：1998年起我们主办了广东省的“继续教育学习班”，从2000年起成为国家级继续医学教育项目，一开始来参加学习班的每年只有十到二十人，后来人数逐年增加，到今年已经有五百多人了。另外，我们培训教学的课程也在不断增多，开始我们只设立了通气功能和激发试验这两个主要课程，后来我们逐渐开展了呼吸生理知识，各种检测手段的培训等等，课程内容更加丰富。最近我正在做以下相关的工作：一，建立肺功能正常值。我们现在用的预计值是从欧美引进过来的，不完全适合中国人；我们国家不少单位此前也建立了自己的正常值，但是因为各个地区自行设定的，它们的检查方法、质量标准甚至观察指标都不统一，因此很多研究结果不具备可比性，我们希望通过这次组织的全国多中心调查，能建立起我国统一测试规范的标准预计值。二，最近我们正在加强肺功能检查的质量控制。原来我们只要求医生会做，至于做的好不好大家并不清楚。现在我们关注的是医生做出来的结果是否可信，是否和临床实际相一致。这就要求有一个肺功能的专家共识，所以今年中华医学会呼吸病学分会肺功能学组的专家一起完成了肺功能指南。有了指南以后我们接着就要开始做规范化的培训教材，再下一步将要推行肺功能从业人员的考核和资质认证。

我比较关心中国医生使用的肺功能仪。最近我刚完成了一项全国性调查，发现没有任何一家三级医院使用的是国产肺功能仪，而在二级医院也只有3.6%使用国产肺功能仪。而在十年前还有百分之十几的二级医院使用国产肺功能仪。国内的肺功能检查市场这么大，我希望能把肺功能仪国产化。我现在也在积极联系国内的厂家，准备做这件事情。

王颖玉：肺功能正常值对于肺功能检查来说有何意义？

郑劲平教授：我们需要做的是针对不同性别，不同年龄的全年龄人群的正常值。孩子随着年龄增长，肺活量会逐渐增大。但是男性约在25岁、女性约在20岁以后，肺功能又会逐渐下降。用成人的预计值来测量孩子的肺功能，得出的结果会完全不同。我们现在正在改进一些统计方法，能够让肺功能检查在一条标准曲线上反映出上升-平缓-下降的趋势。

我目前是两个国际专业委员会的委员，一个是国际肺功能论坛，主要针对的是第三世界国家，因为第三世界国家在这方面落后于发达国家。2010年我又加入了欧洲呼吸学会的“全球肺创议指导委员会”，希望能把肺功能检查，肺功能正常值等标准建立起来。希望能加快我国肺功能发展的步伐并在国际上发出中国人的声音。

王颖玉：负责做肺功能检查的医师是没有统一的资质认证的？

郑劲平教授：是的。目前肺功能这个专业与其他专业相比它的不足就在于从业人员一直没有经过资质认证。而像心电图，B超，X光等检查项目都是持证上岗的。肺功能之所以没有持证上岗有几个因素，第一，过去大家对它认识比较少，第二，培训考核没有规范的标准。由于没有持证上岗制度，很多来进修过的医生没有固定在肺功能检查这个岗位上，经常轮换，因此也影响到肺功能检查的规范性操作和评估。

王颖玉：现在国外有没有肺功能检查的金标准或指南？

郑劲平教授：在美国胸科学会（ATS）和欧洲呼吸学会（ERS）等都有一系列的肺功能检查规范。在2005年发布了ATS与ERS共同制定的肺功能测试指南。在澳大利亚、新西兰和中国香港等也都有相应的规范。我国的肺功能指南目前正在制定中。

王颖玉：对于慢阻肺维持治疗的病人推荐多久做一次肺功能？

郑劲平教授：慢阻肺病人每年肺功能损害平均为50~60ml。所以一般半年~一年做一次肺功能就可以了。但有些病人短期内病情变化较大（如出现急性加重）等情况下，监测其肺功能变化也是必要的。40 岁以后的正常人群由于肺功能下降比较快，建议每年做一次肺功能检查，监测动态的肺功能变化。

王颖玉：肺功能是否能够指导稳定期慢阻肺病人用药？

郑劲平教授：可以的，肺功能的其中一个作用是评估治疗效果。有些病人用药后自我感觉很好，但是没有客观性指标的改变也不一定是一个理想的治疗。

王颖玉：急性加重期的病人需要测肺功能吗？

郑劲平教授：不一定。如果是急性加重早期病人气促明显或者伴有肺炎，那就不一定要做。在急性加重后的康复期，我们可以给病人做。

王颖玉：导致急性加重的因素都有哪些？

郑劲平教授：天气变化，冷热交替，空气污染病人出现急性加重比较多；但是，60%~70%的急性加重是由感染引起的，其中有一半以上是病毒感染所引起。

王颖玉：不同因素导致的急性加重应如何治疗？

郑劲平教授：如果是细菌感染引起的，我们用抗生素治疗；如果是病毒感染引起的，我们主要是对症治疗，因为现在还没有十分有效的抗病毒药。如果不是感染引起的急性加重，表现为呼吸困难，可以用糖皮质激素治疗。当然，支气管舒张剂是基础用药。

中国比较喜欢用抗生素，在国外抗生素用的比较少，他们会首先用糖皮质激素控制症状。根据症状严重程度选择给药途径，较轻的可以通过口服，较重的用雾化吸入或静脉推注。现在为了减少全身激素符合所引起的副作用，建议使用雾化吸入糖皮质激素的方法。

王颖玉：是不是慢支炎型的病人对于激素治疗更加敏感?

郑劲平教授：有专家持有这种观点，但是还缺乏有力的循证医学依据。我们最近完成的一项研究表明，约70%的病人混合了慢支炎性和肺气肿型这两种表型，单一表型的只约各占15%，比例不是太高，所以慢阻肺也没有明确的依照表型进行划分。

王颖玉：根据疾病的严重程度结合病人的临床表现，您能具体说说您的用药思路吗?

郑劲平教授：根据GOLD指南建议，FEV_1 低于60%预计值的病人可以使用ICS+LABA联合治疗。在我们的临床实践中，到门诊来就诊的病人大部分都已经达到或超过了这一严重程度，所以ICS+LABA使用率会高一些。一些轻症的病人可能会用LAMA。有一些比较重的病人如果对ICS产生了副作用，如声音嘶哑，或者合并心功能不好的病人，我们也会使用LAMA。

王颖玉：那么LABA+LAMA联合治疗您认为该如何使用?实际临床使用情况是怎样的?

郑劲平教授：LAMA+LABA往往用于单用LABA或LAMA效果不理想的情况，例如病情较重的病人。不过很多时候是比较轻的病人用LAMA，重一点的就直接用ICS+LABA了。LAMA+LABA实际用的还比较少，考虑它的价格相对较高，很多病人承受不了，他们的依从性就会下降。

王颖玉：我们现在治疗慢阻肺的干粉吸入剂是到达不了肺部远端气道的。

郑劲平教授：确实是这样。我们现在用的药物主要作用在气道，而且吸入治疗的缺陷在于太大的颗粒进入不了肺部，太小的又无法在肺部沉积。也正因为如此，现在有人提出用一些口服的药物如罗氟司特，它能够通过血液循环到达外周气道起到抗炎的作用。

王颖玉：茶碱您会使用吗？什么样的病人会需要茶碱？

郑劲平教授：我们用的很多的。一般是联合ICS，LABA或LAMA的治疗。茶碱的功能很多，主要包括：磷酸二酯酶抑制，促进纤毛运动，支气管平滑肌舒张，增强ICS的作用等。茶碱最大的问题是它的支气管舒张的有效剂量和中毒剂量接近，所以我们现在用的都是小剂量的，主要利用它的抗炎作用而不是支气管舒张作用。

王颖玉：中药或者中成药您会用吗？

郑劲平教授：我们医院有自己开发的一些中药，如咳喘定口服液，有些病人也在用。但是中药比较缺乏循证医学的有力证据，所以只有病人有中药治疗的需求，并在治疗中觉得效果特别好时，我们才会使用。

王颖玉：您觉得慢阻肺病人的依从性怎么样？

郑劲平教授：我们这里的病人都还是不错的。第一，这些病人求医的愿望比较强烈，通常比较容易治疗的疾病，病人不会千里迢迢到我们医院来看。第二，我们门诊挂号数额有限，能挂到号都不太容易，所以病人也会珍惜看病的机会。第三，通过我们和病人很好的沟通，让他们知道我们

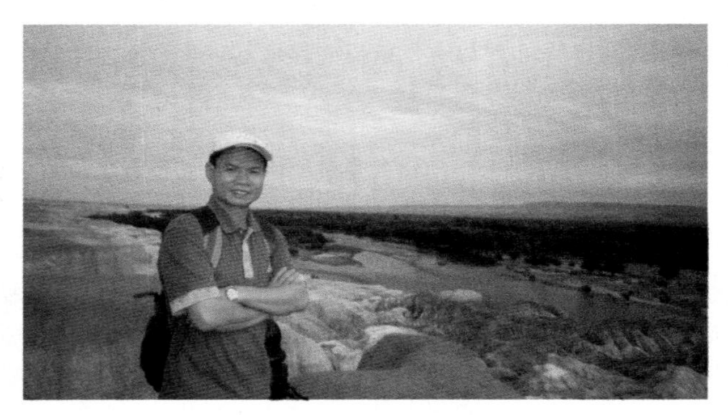

▲ 郑劲平教授生活照

会给他很好的治疗，同时让他充分的了解病情。这样一来病人才会相信医生、配合医生。在说服他们参与临床研究的时候，沟通也是很重要的，我们要充分让他们了解到参与进来的获益，这样就能很好的配合医生治疗。

王颖玉：您在临床中有没有碰到过让您印象特别深的病人？

郑劲平教授：有一个从三水来的病人，诊断出慢阻肺已经有 7、8 年了，一直在用 ICS+LABA 治疗，他的用药依从性很好。病人用药之后自我的感觉还是比较好的，症状基本上没有，肺功能下降也不是很明显。还有一个 60 多岁的病人，肺功能本来不好，病史也有很长时间了。但是后来用了 ICS+LABA 差不多一年之后肺功能慢慢就正常了，那么这个病人到底是慢阻肺还是支气管哮喘？慢阻肺到底能不能恢复到完全正常呢？这又是一个很值得探讨的问题。有些人认为如果恢复到正常那就是支气管哮喘，但是早期慢阻肺病人能不能恢复正常？过去没有这方面的研究，我们正在探索。

王颖玉：这个病人有没有做气道激发试验？

郑劲平教授：这个病人没做支气管激发试验。但是我们说支气管激发试验不是区分哮喘和慢阻肺的金标准。慢阻肺病人的支气管激发试验也可以是阳性。支气管哮喘病人的气道激发试验有时也会是阴性，支气管哮喘不一定有气道反应性增高。气道反应性增高只是它的一种表现形式。慢阻肺，变应性鼻炎的人群也可以有气道反应性增高。我们不能单凭一个指标或一项检查就完全确认这些疾病。

王颖玉：您觉得对于慢阻肺病人来说，哪些需求是医生没有关注到的地方？

郑劲平教授：很重要的一点是，病人所追求的治疗目标我们要跟他们解释清楚。因为很多病人都会问我“现在我的气喘这么严重，能不能把我的病断根？能不能治好？”他们的理想目标是完全恢复正常，但我们知道这是不可能的。有的医生会跟病人说“你就按照我开的药吃吧，吃了就好了”，这样病人就会觉得是医生没有尽力。所以跟病人的沟通是很重要的。

我们要告诉他，用药是会让你的病情有所改善，却不可能完全恢复正常，但是如果不用坚持用药那生活质量就会更差。还有，我们也应该提醒慢阻肺病人戒烟，现在尽管很多病人呼吸不畅，但是他们吸烟的不良习惯一直存在，这也明显加重病情和降低治疗效果。我们的医生不仅仅应该治疗他们身体的疾病，也有责任提醒病人远离吸烟等危险因素。

王颖玉：您能否跟我说说广州呼吸疾病研究所肺功能室的发展历程？

郑劲平教授：在七十年代末，候恕教授首先建立了肺功能室。八十年代初我们引进了电子计算机化的肺功能仪。在当时的技术下所能开展的肺功能测定我们都开展了。候恕教授在肺功能的自动化诊断方面有较多贡献，他曾编制过一个肺功能报告自动评估软件。钟南山教授和陈荣昌教授也是最早开展肺功能研究的专家之一，例如呼气峰流速检查，支气管激发试验，运动心肺功能等等研究，他们都是走在前面的。目前全国引用的最高呼气流量正常值还是钟南山教授在1986年发表文章提出的。

在硬件方面，原来我们只有两台肺功能仪，一个技术员和一名医生，现在我们有十几台肺功能仪，八名工作人员。进修医生和技术人员来自全国各地。软件方面，我们的技术也在不断的发展和改进。如在支气管激发试验技术方面，我们开发了高渗盐水激发，白三烯激发，一磷酸腺苷激发，运动激发等不同的激发药物和方式。

王颖玉：最初是什么原因使您关注到肺功能研究的？您的个人发展经历是怎样的？

郑劲平教授：我是1984年开始在医院呼吸内科工作，1986年念研究生，师从钟南山教授。1987年开始做课题。念研究生的时候做了一个有关肺功能的课题，因为这方面有很多工作要做，于是在做完课题以后，我就把我的工作重点放在肺功能的研究上。当然临床方面还是同时在做。我研究的最多的是肺功能以及和肺功能相关的疾病，像慢阻肺、支气管哮喘等与肺功能联系很密切的疾病。我们在2002年的时候将肺功能的技术做了一个总结，获得了广东省科技进步一等奖。最近我们也在做近几年的技术总结，下一步准备进行再进行成果申报。

王颖玉：您在这么多年的工作生涯中最感谢的人或感触最深的事是什么？

郑劲平教授：我最感谢的人当然是钟南山院士了。钟院士作为一个学科、一个单位的领军人物，他最让我钦佩之处是他的学术前瞻性和团队的领导能力。他的工作和生活态度在很大程度上会影响到我，我也在不断地努力向他学习。记得我刚到医院的时候，钟院士给了我一盘医学英语的录音带，让我用一个月把录音带给翻译出来。当时钟老师从英国回来不久，他看到了英语学习的重要性。在八十年代英语是没有很好的学习环境的，我们只能看和写，听力是很差的，也没有跟外国学者交流的机会。我拿到那盘磁带的时候觉得很头疼，不知如何下手。但是这也从另外一个方面刺激到我，让我觉得我们还有很多地方需要下苦功。

王颖玉：想请您详细介绍一下您负责组织的全国肺功能联盟。

郑劲平教授：我们以中华医学会呼吸分会的平台来组织全国肺功能联盟。由于专科学会有人员编制的限制，而这个联盟是相对松散型的学术团体，所以我们就希望通过成立这样一个联盟让有意愿的人都能参加进来，大家一起交流提高。另外，我们现在肺功能做的很多都是针对成人的，那么儿科呢？我也想通过这个联盟把成人和儿童的肺功能技术联系起来，甚至将来把麻醉科，胸外科，老年科等不同学科也联系起来。再一个就是我刚刚提到的肺功能仪器国产化，我们希望把肺功能仪厂家和医生联合起来，这样医生在临床中出现什么问题，就能更好的反馈给厂家，对仪器进行及时改良。

我希望医生们不仅仅是参加这个联盟，互相之间还能有积极的互动。积极参加我们组织的活动，包括规范化培训，学术交流。在我们自己主办的肺功能网站上也会发布一些课件，希望大家看过之后都能够有所反馈。同时，我们鼓励各省成立分支机构，在全国联盟组织下一起工作。这样就能够覆盖更多的地区，更多的人群。现在湖南已经率先成立了分支机构，广东、浙江、上海、新疆等地也有意成立分支机构。

采访手记：在 2012 年呼吸病学年会上，我第一次见到了正在会场讲课的郑教授。郑教授讲课的风格透出一种很特别的从容，这一点让我印象深刻。以后只要有机会，我都会去听一听他的课。郑教授更是一位聆听者。在表达自己观点的同时，他同样也会认真地倾听对方说了些什么。记得年初时，在慢阻肺研究项目启动会上，项目监察员需要向专家介绍慢阻肺疾病较为基础的背景知识，多数专家往往会要求跳过这部分内容，但郑教授却一直专注的听着，没有打断。每每此时，我所能感受到的是他对我们的尊重。当然，作为回报的，一定是我们对他的敬意。

2013 年 6 月

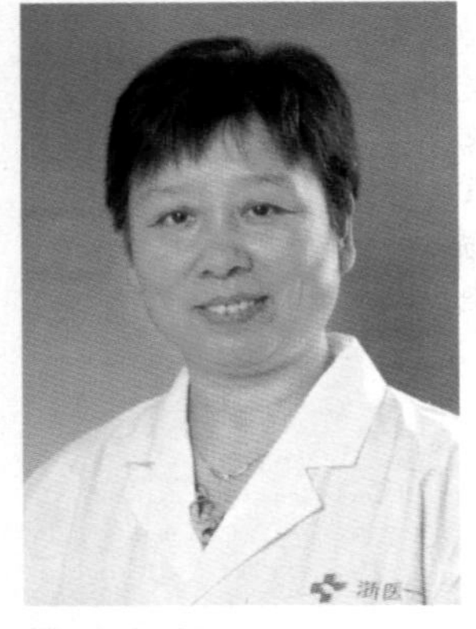

“——我们每天的工作是非常平凡的事情，所谓成功就是把平凡的事情做好，这就是不平凡。”

采访时间： 2013 年 7 月 9 日
采访地点： 浙江大学附属第一医院呼吸科主任办公室
被采访人： 浙江大学附属第一医院呼吸科　周建英教授
采 访 者： 诺华医学部　邱洁萍

周建英，1980 年毕业于原浙江医科大学。现为浙江大学医学院附属第一医院呼吸内科主任，肺部疾病诊疗中心主任，博士生导师，教授，主任医师，中华医学会呼吸学会常委，浙江省医学会呼吸病分会主委，抗癌协会肺癌专业委员会副主委。从事呼吸内科临床、教学、科研工作 30 余年。掌握本专业及相关专业的常见病、疑难病及有创性检查技术。解决临床中遇到的疑难病症，有较高的诊断符合率及抢救成功率。作为项目负责人主持的课题获省内外多项研究成果奖。培养硕士博士 50 余名。发表 SCI 收录论文多篇，获全国三八红旗手，中国医师奖，及中国呼吸医师奖。

研究方向：呼吸系统常见病及疑难疾病诊治

获奖情况：获浙江省人民政府科技进步二等奖 3 次，省卫生厅科技创新一等奖 1 次，浙江大学教学成果二等奖 1 次。

邱洁萍：您从事呼吸领域有多少年了？您能简单介绍一下浙大附一院呼吸科的发展历史吗？

周建英教授：我们医院呼吸科是1949年成立的，是省内最早成立的专科病房，是国家卫计委的重点专科，是浙江省卫计委的重点学科。从最初的专科病房到目前已发展成3个病区，150张病床，主要收治有疑难病、危重症感染、重症支气管哮喘、慢阻肺合并感染、肺部肿瘤等。科室每天的工作是非常平凡的，但要把平凡的事情做好，就是不平凡。现在我们的工作团队有独立的专科门诊，肺功能，气管镜（包括诊断和治疗），独立的呼吸实验室，我们团队的工作人员都是非常勤奋且乐于付出的，医护人员从病人入院到出院的整个过程中尽心尽责，使病人得到最合理的诊治。我们科外地病人比较多，病人来求诊是非常不容易的，对于我们临床医生来说，早期和快速诊断，节约医疗资源，并在错综复杂的诊断线索中理清思路，给予病人最及时、最恰当的治疗，是我们的职责，也是我们一直努力的方向。

邱洁萍：咱们呼吸科在慢阻肺治疗领域有哪些突出的成绩吗？

周建英教授：我们呼吸科目前最常见的疾病还是慢性气道炎症。由于哮喘规范化治疗的普及，最近几年，危重症支气管哮喘，也就是需机械通气的病人还是比较少的。很大一部分危重病人是慢阻肺病人。中国是慢阻肺高发地区，但漏诊率还是比较高。虽然我们设有慢阻肺和支气管哮喘的专科门诊，但是不少病人就诊时，往往肺功能下降程度已经是重度或极重度了，给疾病的治疗及康复带来难度。针对这部分病人，治疗手段及治疗效果都不甚理想。目前，我们正在完善慢阻肺病人的住院和门诊随诊系统，尽量保证每个病人每月一次的随访；另外我们还组织了病友之家，做一些疾病相关宣教工作，包括康复治疗。我们在门诊也非常注意肺功能的筛查，如果提示有慢阻肺的依据，那就给予病人规范的早期治疗，希望疾病可以得到有效的改善。一方面我们在做慢阻肺随访工作，另外，很多慢阻肺病人都合并有呼吸困难，因此要注重无创通气等综合治疗手段，使病人早期康复。如果病情加重，合并呼吸衰竭，需要有创通气治疗的时候，我们非常注意气道的管理。药物治疗配合气道管理，使这些病人可能更早的获益。我们团队也做了一些气道炎症方面的研究，包括慢阻肺的发病机制等。

邱洁萍：您对于科室未来有什么期望或规划吗？

周建英教授：我希望我们科室在今后的几年当中，把慢阻肺病人的诊治做得更规范，另外，希望在呼吸领域里有我们自己收集的资料，可以做一些转化医学的工作，把科研转化成临床，从临床上得出好的科研的总结。

邱洁萍：作为全国呼吸学会委员，您觉得学会这个平台能给您带来什么？

周建英教授：学会工作促进了各家医院的业务交流，学会举办的各种学术活动，使更多的临床医生获得最前沿的学术进展及发展平台。

邱洁萍：您能就中国慢阻肺指南的历史、角色和影响力给我们做个简单的介绍吗？

周建英教授：指南就像导航仪，给各级医生在临床诊疗中制定了规范，指明了方向。但鉴于每个病人病情的复杂性、不均一性，在每个病人的具体诊治过程中，仍需结合个体情况，参照指南，选择最合适的治疗方案。

邱洁萍：您认为中国慢阻肺最常见的危险因素是什么？浙江省有没有什么不同？

周建英教授：最常见的危险因素是环境因素和吸烟。浙江省也不例外。现在来诊的病人普遍年龄较大，以往不够重视，没有得到早期治疗，慢阻肺的发病率还是较高。我们省的经济发展比较好，病人自我防范意识在最近十年中有很大的提高，如果能多做病人方面的宣教，对疾病的防治效果会更好。

邱洁萍：您诊断慢阻肺时会问病人哪些问题？给病人做哪些检查？有什么侧重？

周建英教授：我们一般会询问病人的症状、急性加重情况及相关病史，近期所做的辅助检查，针对性地做一些体格检查，完善肺功能检查。首先要明确慢阻肺的诊断，其次要对严重程度进行评估。

邱洁萍：您觉得与慢阻肺最难鉴别的病是什么？

周建英教授：慢阻肺诊断的定义是明确的，和支气管哮喘还是容易鉴别的。从年龄，起病方式和气流受限的程度几个方面来鉴别。但如果病程发展中两者有重叠，临床医生鉴别可能有一定难度。

邱洁萍：您谈到最难和慢阻肺鉴别的疾病是支气管哮喘，那对于难鉴别的这部分支气管哮喘和慢阻肺病人，您在治疗上有什么侧重或者差异？

周建英教授：难鉴别不是说不能鉴别，鉴别的目的是为了治疗。要看病人是否有气流受限，气流受限是否不可逆，如果哮喘进展到气流受限不可逆，那就趋向于慢阻肺的过程，就按照慢阻肺诊治的策略来治疗。

邱洁萍：在您看来，GOLD对慢阻肺的分级或分期方法实用吗？您通常依据什么标准来选择慢阻肺治疗药物？

周建英教授：我觉得现在的ABCD分组能更好地评估病情。传统的慢阻肺肺功能分级有一定局限性，慢阻肺病人肺功能情况和临床表现并非完全一致，如气肿型的病人，肺功能很差但临床症状不是很重；而有的病人临床症状很重，肺功能却没有想象的差。所以单纯按照肺功能分级是不能够全面评估病情的。ABCD分组结合临床症状、急性加重次数以及肺功能、合并症来综合评估，也符合当今慢阻肺的治疗目标，实现症状控制，以及减少急性加重次数，所以新的分组方法还是比较好的。来我科就诊的慢阻肺病人以D组居多，主要以ICS+ LABA + LAMA治疗。也有少部分C组病人，予ICS+LABA治疗，如有加重，再用三联治疗。B组病人相对比较少，且多合并其他肺部疾病需鉴别诊断的，比如肺部肿块，肺炎治疗效果不佳的等，单纯慢阻肺来诊的 B 组病人较少。现在很少单独使用支气管舒张剂，如果 B 组病人没有明显的禁忌证，噻托溴铵（思力华）单药也考虑使用。

邱洁萍：新的 GOLD 指南在谈到综合评估病情时，强调急性加重的次数，您认为急性加重的严重程度重要么？

周建英教授： 急性加重的严重程度肯定也重要，严重程度影响病人的预后，但是严重程度很难去量化，还需要按照指南来进行判断。

邱洁萍：很多专家提到不同的慢阻肺临床表型：肺气肿型和慢性支气管炎型，在治疗上有所差异，您如何看待这个问题？

周建英教授： 如果单从诊断来说，不同表型的差异倒不是很大。因为很多病人在诊断的过程当中，都是有混合的症状存在，不能把一个病人的症状绝对分开。不同的表型多用在临床研究方面，或者有的病人出现比较特殊的表型，针对性给予个体化治疗，但对具体病人在临床工作中还是难以实现一一分型。

邱洁萍：我们国内医生在临床工作中使用 mMRC、CAT 吗？如果有护士帮助完成这些工作，对于临床的帮助有意义么？

周建英教授： 临床医生没有时间使用这些问卷。像我们呼吸科专科门诊，一天平均的门诊量 600 个病人左右，没有时间来做。如果有护士帮助完成这些工作，对于我们的临床的帮助非常有意义。

邱洁萍：呼吸困难是慢阻肺就诊的主要原因吗？您针对呼吸困难会采取什么治疗方案？

周建英教授： 活动后的呼吸困难加上咳嗽，就需要警惕慢阻肺。呼吸困难的原因很多，首先需要进行鉴别，是气道的问题，还是肺实质的问题，还是胸膜腔的问题，根据病因对症治疗。排除胸腔积液、气胸等问题，单纯慢阻肺，严重程度分组在 B 组以上的，可以单用支气管舒张剂，

C 组、D 组考虑联合治疗。

邱洁萍：目前稳定期慢阻肺病人呼吸困难的控制理想吗？控制好的标准是什么？是否还有可提升的空间？

周建英教授：目前稳定期慢阻肺病人呼吸困难的控制，比以前有很大的提高。但是如果说控制的很理想，还达不到，因为病人的随访工作目前较难完善，很多病人在病情加重的时候来就诊，病情稳定就不来了。大量病人的失访，使得呼吸困难的控制情况变得难以评估。慢阻肺控制好的标准就是临床症状稳定，咳嗽、咳痰、呼吸困难症状没有加重。如何更好地控制慢阻肺稳定期呼吸困难症状，这个要看病人的自我关注程度和医生的干预程度，我们现在的临床医生仅仅是在做"救火的工作"，但更重要的是"防火工作"。基层医院应该是做好稳定期控制，预防急性发作的重要力量，但现在是所有的病人，无论轻重，都到三甲医院来看病，其实很多病人不一定都需要到三甲医院来看病，所以做好医院之间的交流也是很重要的。

邱洁萍：慢阻肺病人对于治疗最关注的是哪方面？

周建英教授：慢阻肺病人最关注的是症状的改善。

邱洁萍：那就您所知，三级及以下医院对慢阻肺都是如何诊治的？通常什么情况下病人会进行转诊？

周建英教授：基层医院诊断慢阻肺一般没有问题，有时候在支气管哮喘和慢阻肺的鉴别上确实存在一定困难。但多数情况下，结合病人年龄、症状、病史以及肺功能情况还是容易鉴别的。一般来说，我们浙江省的二级医院都可以做肺功能检查，也大多接受过规范化治疗的培训，离省级城市比较远的，可能治疗相对不够规范。慢阻肺病人有合并症的情况下，会转诊到我们医院，比如感染控制不好，心功能不全等。

邱洁萍：怎样可以提高慢阻肺的早期诊断率？

周建英教授：一个是病人的宣教，肺功能检查是慢阻肺最早的筛查手段。

邱洁萍：肺功能检查对于慢阻肺的诊断是必须的吗？

周建英教授：肺功能检查对于慢阻肺诊断是必须的，各级医院一般都能做肺功能检查。

邱洁萍：您在治疗中，遇到什么情况会考虑给病人换药或停药？您一般会观察多久？

周建英教授：如果病人出现不能耐受的副作用，我会考虑停药或者换药。经济因素影响比较少，我会给病人分析比较长期用药控制的费用以及一次急性加重的治疗费用，这样病人依从性会很好。我一般在发现病人出现不能耐受的副作用时就马上停药，这个主要靠医生判断。

邱洁萍：慢阻肺病人最常见的合并症是什么？合并症对于您选择治疗方案有什么影响？

周建英教授：慢阻肺的最常见合并症是骨质疏松、心血管疾病、糖尿病、肺癌等。有这些合并症，对我的治疗方案应该不会有太大的影响，现在药物的安全性都比较好。在原发病的治疗基础上，对合并症进行治疗，一般不矛盾，我会关注病人的基础疾病情况。

邱洁萍：根据您的经验，慢阻肺病人合并有高血压、糖尿病、骨质疏松等的大致比例是多少？

周建英教授：具体合并症的比例目前尚未见到权威报道。

邱洁萍：慢阻肺病人住院的通常原因是什么？

周建英教授：出现感染和呼吸肌疲劳。

邱洁萍：您怎么定义慢阻肺急性加重？

周建英教授：一般是病人症状超过平时的基线水平，需要改变既往用药才能缓解，就是急性加重。最常见的症状有咳嗽，咳痰并痰量增多，呼吸困难加重，发热等。

邱洁萍：什么情况下，慢阻肺急性加重需要住院治疗？

周建英教授：有发热、有氧合障碍的，要住院治疗，如果仅仅是出现痰量增加，可以门诊治疗。如果有发绀或者明显的合并症，都需要住院治疗。

邱洁萍：慢阻肺病人每次急性加重的花费大致是多少？有多少病人是没有任何形式的医保？医疗保险的形式是否影响治疗策略？能否举例说明？

周建英教授：一次急性加重，一般花费 1 万元左右，包括药物、氧疗、雾化治疗等费用，如需机械通气，费用更高。慢阻肺稳定期，以吸入制剂控制以及家庭氧疗，费用不会太高，而且医保可以支付，每年大约 5 千元左右。现在主要的医疗保险有医保、农保等，没有任何形式保险的病人很少。医疗保险的形式不会影响我们的治疗策略，所有的病人都会给予规范化的治疗。

邱洁萍：一般被诊断为慢阻肺的病人都能遵医嘱治疗吗？依从性如何？

周建英教授：病人依从性一定程度上取决于医生同病人沟通、谈话的技巧，让病人信赖医师，并把疾病的危害清楚明白地告知病人，让病人知道坚持治疗对他自己是获益的。经过充分的沟通，我们的病人依从性很好。

邱洁萍：长效支气管舒张剂在慢阻肺维持治疗中的地位如何？您最常用的长效支气管舒张剂是哪一类？您如何调整或者维持现有治疗？

周建英教授：长效支气管舒张剂在慢阻肺维持治疗中是必需的。长效支气管舒张剂起效也比较快，使病人能够在比较短的时间里得到症状的改善，能够被病人所接受。单用的长效支气管舒张剂我们现在用的不多，噻托溴铵（思力华）我们一般用在联合治疗的慢阻肺病人中。我认为稳定期的维持治疗，还是按照原来的方案进行治疗。C 组和 D 组病人都是持续用药。

邱洁萍：LABA 在慢阻肺维持治疗中的地位如何？什么样的病人使用您会有些顾虑？

周建英教授：目前在 B 组慢阻肺病人，也就是肺功能在 50% 以上预计值的病人中，单用长效支气管舒张剂也是可以的。如果病人在 C 组和 D 组，我一般建议是 LABA+ICS+LAMA 联合的。另外，这部分病人肺功能基本不可逆，单药无法控制，三药联合有利于症状缓解，对于提高病人对药物疗效的认可，以及长期用药的依从性也是很有意义的。慢阻肺是一种慢性的气道炎症，所以在这样的慢阻肺病人治疗中，ICS 是必需的。现在很多的指南都推荐联合治疗，单用 LABA 的很少，在慢阻肺病人中还是主张联合治疗。

邱洁萍：您更加认可 LABA 联合 ICS 的疗效还是 LABA 联合 LAMA 的疗效？

周建英教授：LABA 联合 LAMA，还是有治疗前景的，也多了一种治疗选择。两种联合制剂，我没有比较过。LABA 联合 LAMA，我们没有用药经验。从副作用、安全性和病人的认可度来说，LABA+LAMA 可能会比 LABA+ICS 更好一些。ICS 使用后病人还是会有口咽部不适等副作用。

邱洁萍：LAMA 在慢阻肺维持治疗中的地位如何？您一般会在什么样的病人中使用 LAMA？什么样的病人使用您会有些顾虑？

周建英教授： LAMA 在维持治疗中有一定地位。噻托溴铵（思力华）的Ⅲ期、Ⅳ期临床研究我们都有参加，慢阻肺做临床试验相对较难，因为肺功能测定太频繁，病人很难接受。

邱洁萍：ICS 在慢阻肺维持治疗中的地位如何？

周建英教授： 我们不会使用单药 ICS 治疗慢阻肺，也不会使用单药 LABA。

邱洁萍：LABA 和 ICS 联合治疗在慢阻肺维持治疗中的地位如何？什么样的病人使用您会有些顾虑？

周建英教授： LABA 联合 ICS 治疗还是一个很好的临床选择。根据病人的预计疗效和潜在的副作用选择治疗，如果因为担心副作用而不予治疗，病人病情进展，慢阻肺急性加重，对于病人是不利的。所有的药物都有副作用，还是要权衡利弊。经过规范化治疗，可以稳定病人的肺功能，减少急性加重次数，改善预后。

邱洁萍：茶碱在慢阻肺维持治疗中的地位如何？中成药的地位如何？

周建英教授： 茶碱我们用得比较少，急性加重的时候，我会使用一些长效茶碱。

邱洁萍：您认为现在市场上的吸入装置哪个设计比较合理，使用比较方便？从医生和病人角度来讲，分别需要什么样的装置？您认为吸入装置的气流阻抗、吸气峰流速对于临床医生来讲重要吗，医生关注吗？

周建英教授： 准纳器、吸乐、都保这些装置都可以。一般来说，标示清楚、直观，病人易懂，容易使用的装置，更容易被病人接受。现在的装置都很好，都能够满足病人的吸入要求。

邱洁萍：诊断为慢阻肺并且需要长期治疗的病人，您通常的治疗方案是什么？

周建英教授：到我们这里来的病人多数病情较重，三药联合比较多，比较轻的病人我也会考虑单药 LAMA 治疗。

邱洁萍：您认为哪种试验类型比较有意义？您认为观察性研究对临床的指导意义如何？

周建英教授：我认为随机双盲对照研究比较有意义。观察性研究也有价值。

邱洁萍：您能给我讲一个您印象比较深的病人的故事吗？

周建英教授：这样的例子太多了。我们有一个病人，60 多岁的一个老先生，属于 D 组病人，以前每年都要住院治疗。使用 ICS+LABA+LAMA 三药联合后的三四年他都没有来住院治疗，只需要门诊治疗。他的肺功能也没有明显下降，生活质量也比之前明显改善。对于这样的病人，联合治疗从临床获益和安全性来说，可能临床获益更多。如果是比较早期的慢阻肺病人，可以单用支气管舒张剂，单药能够解决问题，也不需要联合治疗。

邱洁萍：目前在慢阻肺管理中还存在哪些不足？

周建英教授：多数三甲医院由于病人数量多，流动性大，仅能在病人来诊时做好当前的对症治疗，无暇顾及后续随访工作，很多病人稳定以后就失访了，病人的管理做得很不好。二级医院做慢阻肺管理可能会更好。

邱洁萍：在慢阻肺管理中还有哪些事情是您想做还没有做的？

周建英教授：我很想做慢阻肺的管理工作，把我们病人的随访工作做好，建立我们自己的数据库。这也是我们近期要做好的工作。

邱洁萍：中国医生在慢阻肺试验设计及操作中的优势和不足是什么？从病人角度来看，慢阻肺临床试验的障碍是什么？

周建英教授：多中心的团队合作，才可以搞好临床研究。我们有大量的病人群，但是要有一个良好的设计，一个优秀的团队，还要有一个舵手。慢阻肺的临床试验做出统计学差异相对来说比较难，而且慢阻肺评估最多的就是肺功能，肺功能受主观影响较大。

采访手记：一开始给周建英教授提到慢阻肺维持治疗专家访谈，周教授反复强调她带领的团队做了很多相关的工作，而关于她个人，周教授非常谦虚低调，不愿多谈。用周教授的话来说，因为我对这份访谈的锲而不舍的精神，最终打动了周教授，并且成功预约、完成了访谈。访谈中，周教授说“我们科室每天的工作是非常平凡的事情，所谓成功就是把平凡的事情做好，这就是不平凡。”这句话使我异常触动，对于每一个人来说，只要认真做好每一件平凡的事情，就能够拥有不平凡的人生。

2013 年 7 月

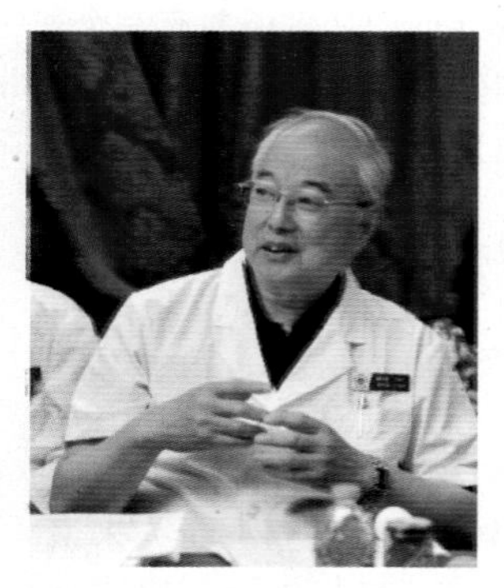

“——TORCH 研究认为沙美特罗替卡松粉吸入剂（舒利迭）有降低病死率的作用。然而我们还要了解到，尽管这是一件具有重大意义的进展，但它对慢阻肺的治疗，其疗效距离临床要求还有不小的距离，需要进一步研究。寻找更有效的慢阻肺治疗的方法是今后我们不断努力的事情。对慢阻肺急性加重，短期应用糖皮质激素会有一定的疗效，这已被大家认可，近期还有报道，5 天的糖皮质激素与 14 天的治疗结果相仿。”

采访时间：2013 年 8 月 30 日

采访地点：北京大学第三医院呼吸科办公室

被采访人：北京大学第三医院　赵鸣武教授

采 访 者：诺华医学部　崔璨婵

赵鸣武，1935 年 11 月出生，主任医师，教授，博士研究生导师。1958 年毕业于北京医学院，1988 年至今任北京大学第三医院主任医师、教授。1990 年至 2000 年任中华医学会呼吸病分会常委，并于 1996 年至 2000 年期间任慢性阻塞性肺疾病学组组长。1981 年至 2013 年期间，曾任中华结核和呼吸杂志编委、副主编及资深编委；1991 年至 2007 年任中华内科杂志编委，主要研究方向是慢性阻塞性肺疾病。现已发表论文 100 余篇。独立编著或参与《支气管镜诊断图谱》等著作 20 余部。1992 年开始享受政府特殊津贴。获 2004 年北京市科学进步奖三等奖，2006 年北京市科学进步奖三等奖。

崔璨婵：赵教授您好！您可否给我们讲讲慢阻肺这一名称的由来及演变么？

赵鸣武教授：谈到慢阻肺这一名称，就不能不说慢性支气管炎和肺气肿。还是在1958年，Ciba基金来宾研讨会（Ciba foundation Guest symposium）上就肺气肿和慢性支气管炎的定义进行了讨论；这次会议还对当时“慢性支气管炎、肺气肿、支气管哮喘”名称应用的混乱，提出了“慢性非特异性肺疾病”这个概念，并把它分为了“慢性支气管炎”和“一般阻塞性肺疾病”两类。Ciba讨论会在慢性支气管炎及阻塞性肺疾病的认识历史中具有重要的意义。后来，1975年美国胸科医师学院（ACCP）和美国胸科学会（ATS）、1976年Thurlbeck及1983年Snider进一步提出了慢性阻塞性肺疾病（Chronic obstructive pulmonary disease，慢阻肺）和慢性阻塞性肺疾病（Chronic obstructive lung disease，COLD）的名称和定义，它们用词不同，但含义相近。但其含义逐渐由Ciba讨论会强调气道狭窄的结构性改变，转为更强调呼气气流减低（气流阻塞）这一生理改变。尽管欧美各国认识到了慢阻肺气流阻塞的基本特征，但是在临床工作中仍存在概念不准确，应用比较混乱的状况。1995年后，由美国、欧洲等制定了慢阻肺诊治指南，明确提出了慢阻肺的定义，气流阻塞的概念就比较清楚了。此后美国国家心肺血液研究所（NHLBI）与世界卫生组织（WHO）共同组织专家委员会制定了慢性阻塞性肺疾病全球倡议（GOLD），并进一步完善了慢阻肺定义，提出了慢阻肺是一种以气流受限为特征的疾病。

崔璨婵：中国对慢阻肺的认识过程，是紧跟国际步伐么？

赵鸣武教授：我国重视慢性支气管炎的研究还是比较早的。从20世纪70年代对慢性支气管炎，慢性肺源性心脏病工作就十分重视，当时是由国务院周总理号召进行研究的，据说可能因为毛主席患有慢性支气管炎和肺源性心脏病。当时我国集中力量做了许多工作。原来中国呼吸病研究工作更多是围绕结核病等方向开展的，从那以后我国呼吸病学方面更多围绕慢性支气管炎、肺源性心脏病等开展工作，这方面的队伍就开始形成了。

1979年11月，在广州开了一个全国慢性支气管炎的学术会，对70年代以来的10年工作做了展示。这时实际上已经从慢性支气管炎研究转为做肺源性心脏病有关的研究了，因为慢性支气管炎病情都不太严重，而肺源性心脏病、呼吸衰竭比较严重，往往最终可以导致死亡；80 年代到 90 年代我们在这方面做了很多研究，比如肺源性心脏病与冠心病的鉴别，感染的控制，血气分析的深入开展，机械通气如何干预等等？总之成绩很大。在这之前，肺源性心脏病的病死率约 30%，经过那段时期的努力，肺源性心脏病病死率平均降至 15%左右。但是在这过程中还是有问题，因为肺源性心脏病最终疗效差，预后总是不好，治疗难以奏效！因此诊治措施必须要往前提，要关注疾病早期；另外肺源性心脏病实际上是慢阻肺的合并症，其本质上是肺和气道的问题。穆魁津教授 1996 年发表在中华内科杂志的 1 篇文章就强调“慢阻肺的防治工作还要着眼于早”。1994 年在温州会议上对慢阻肺的定义进行讨论，重视了气流阻塞问题，当时国内对慢阻肺的定义不统一，常常把慢性支气管炎、肺气肿、肺源性心脏病，笼统叫做慢性阻塞性肺疾病，甚至有时把支气管哮喘也放在里面，没有把气流阻塞突出出来。所以在这个背景下，1995 年美国的慢阻肺指南中提出慢阻肺的定义，迅即得到了大家的认可和接受。1996 年中华医学会呼吸分会开始着手讨论制定我国自己的慢阻肺指南，当时觉得称为“指南”水平还不太够，所以我们称为慢阻肺诊治规范。在 20 世纪 70~80 年代有关慢性支气管炎、肺源性心脏病的全国学术组织有肺源性心脏病全国协作组。我国老一辈专家蔡如升，翁心植，程显声等为主要组织者，1996 年后随着国际对慢阻肺研究工作的开展，中华医学会呼吸病学分会关于慢阻肺诊治指南的制定，学会决定成立慢阻肺学组。在中华医学会呼吸病分会朱元珏教授，钟南山教授等支持及研究讨论下，慢阻肺学组于 1996 年成立，由我担任组长。1997 年慢阻肺诊治规范发布。1998 年召开了全国慢阻肺学术会议。1998 年的年会是在大连召开的，当时气管镜学组和慢阻肺学组合并在一起。这次会议的规模比较大，参会人数达 600 多人，有 800 多篇文章。2002 年又在厦门开了第二次慢阻肺学术会议。

崔璨婵：您在慢阻肺领域做了哪些研究？

赵鸣武教授：我们在慢阻肺方面的研究工作包括临床研究和基础研究，比如在临床研究方面有“最大呼气流量-容积曲线和小气道病变对比观察”，通过超细纤维支气管镜对慢性支气管炎及支气管哮喘病人小气道观察，证实了最大呼气流量-容积曲线（MEFV）与小气道病理改变一致。“慢性阻塞性肺疾病病人细菌感染的临床研究”利用超细支气管镜及保护性标本刷观察气道和获取小气道标本进行细菌学定量培养，认为慢阻肺急性加重主要致病菌为金黄色葡萄球菌，肺炎球菌，流感嗜血杆菌，卡他莫拉菌和铜绿假单胞菌，细菌均存在于大气道。慢阻肺稳定期主要细菌有表皮葡萄球菌，微球菌及肺炎球菌，但细菌定量$<10\times10^3$ cfu/ml。慢阻肺稳定期与慢阻肺急性加重期小气道病变程度在感染组与未感染组差异无显著性。另外鉴于当时有人认为衣原体可能是慢阻肺发病原因，我的一位研究生进行了相关研究，认为衣原体不是慢阻肺发病原因，但对慢阻肺急性加重有一定的作用。在实验室研究方面，主要就慢阻肺气道自分泌与旁分泌方面进行了相关研究如肾上腺髓质素，降钙素基因相关肽，加压素在慢阻肺的作用等。在我们科，慢阻肺是重点研究方面，姚婉贞教授就慢阻肺胆碱能受体等有广泛的研究，贺蓓教授就慢阻肺有关β受体方面有深入的研究等。

崔瑈婵：慢阻肺的气流受限与哮喘的气流受限有什么不同？

赵鸣武教授：一般认为支气管哮喘病变主要是在大气道，慢阻肺则主要是小气道，特别强调2mm以下的小气道。另外发病过程也不一样，支气管哮喘气流阻塞在一定条件下是完全可逆，慢阻肺气流受限不能完全可逆，是进行性发展的。当然由于慢阻肺病人气流受限部分可逆性而哮喘病人也有不可逆的，特别是重症，病程较长者。因此支气管舒张试验不能完全区分哮喘和慢阻肺。

崔瑈婵：您刚才也谈到慢阻肺的急性发作感染是重要原因。糖皮质激素在慢阻肺疾病加重期或稳定期，起到什么样的作用？

赵鸣武教授：糖皮质激素在慢阻肺应用的历程很有意思，由于慢阻肺喘息症状及临床表现与支气管哮喘相近，因此对控制支气管哮喘有效的糖皮质激素也被希望对慢阻肺稳定期治疗会有效。早前这方面的临床研究颇多，但结论不一致，有的认为有效，有的认为效果不明显，这些研究样本量多不大。记得10多年前曾有观察吸入布地奈德对轻度慢阻肺的防治研究，观察的病例样本数量大，我国也有参加；在头半年的总结时认为有一定效果，但3年及5年观察结束时的总结认为无肯定效果。直到LABA/ICS出现后方确定其治疗慢阻肺的疗效。TORCH研究认为舒利迭有降低病死率的作用。然而我们还要了解到，尽管这是一件具有重大意义的进展，但它对慢阻肺的治疗，其疗效距离临床要求还有不小的距离，需要进一步研究。寻找更有效的慢阻肺治疗的方法是今后我们不断努力的事情。对慢阻肺急性加重，短期应用糖皮质激素会有一定的疗效，这已被大家认可，近期有报道，5 天的糖皮质激素与 14 天的治疗结果相仿。

崔璨婵：支气管哮喘和慢阻肺应用 ICS+LABA 的剂量是一样的么？

赵鸣武教授：对慢阻肺，沙美特罗/氟替卡松多用 50/500μg，支气管哮喘病人常用 50/250μg，当然严重者也用 50/500μg。慢阻肺使用的剂量是根据该药在临床药理研究（TORCH）的结果所确定的。但在临床实际中，也有用 50/250μg 的剂量，这一剂量的根据不充分，但如果有效，也不是绝对不能用。

崔璨婵：您现在还出门诊么？

赵鸣武教授：一周出 2 次门诊，每次 10 个左右的病人，外地病人多一些。我现在是医院教授委员会的委员，每周还参加 2 次查房，呼吸科和 ICU。

崔璨婵：慢阻肺病人的维持治疗能够长期坚持么？

赵鸣武教授：现在慢阻肺轻度病人还是多数，症状很轻微或没有症状，FEV_1 下降也不明显，这时候是不是需要用 LABA、LAMA 等药物治疗，仍需要研究。按理他们是早期，应早期干预，以防止继续发展加重，但哪些方法有效，如何进行研究还是问题。还有一些病人比较重，经过一段时间的治疗疗效不好，或者虽有一定的效果，但多种原因不能坚持，自己停药了。我想根本的原因就是目前的治疗效果还远达不到理想要求。对于比较重的病人我会给他处方 LABA+ICS+LAMA，甚至再加上茶碱。只要有一定的效果，就应该长期坚持使用。

崔璨婵：LABA，LAMA 在控制呼吸困难方面的疗效和地位如何？

赵鸣武教授：LABA 和 LAMA，一种是长效 β 受体激动剂，一种是长效胆碱能受体阻断剂，都有较好的舒张支气管的作用。也认为两者都有一定的抗炎作用，但从临床应用看，舒张气道的作用更明显。他们对于慢阻肺都有不错的效果，在比较重症的病人，含有 LABA 和 ICS 的沙美特罗替卡松气雾剂（舒利迭）或布地奈德福莫特罗粉吸入剂（信必可）加 LAMA 一起应用，效果不错。

崔璨婵：慢阻肺病人吸入激素的剂量还是比较高的，长期用有什么副作用？

赵鸣武教授：鹅口疮和声音嘶哑比较多见。但发生率并不太高。

崔璨婵：对于吸入装置，什么样的装置是医生和病人认可的？

赵鸣武教授：操作简单，吸起来不费力，嘴含的比较方便。比如葛兰素的装置，吸嘴很短，有的病人没有噘紧就吸，那就效果不好。还有的病人对于是否有药物吸入没有感觉，所以药物吸入后有个标志也很需要。

崔璨婵：临床研究方面还有哪些需求？

赵鸣武教授：我国在慢阻肺的研究方面已有很大的进步，得到广泛重视，然而慢阻肺又是临床治疗上困难很大，难以治愈的疾病。早期发现，早期干预是大家的共识，但如何早期发现，哪些早期干预是有效的，是需要深入研究的问题；慢阻肺表型的研究是大家关注的问题，然而迄今对其分型仍是我们遇到的难题；当今对慢阻肺治疗的新药不断面市，有些在我国刚刚开始应用，对其临床深入观察值得关注。

崔璨婵：慢阻肺管理还存在哪些问题？

赵鸣武教授：我们现在对慢阻肺的认识已比原先深入，在国内也比较广泛普及，但是还不平衡，特别是基层医院可能尚不太了解。另外许多目前认为有效的药物在基层还不一定用得上，比如 ICS+LABA 某些县一级的医院可能还没有，在北京市的一级医院也不一定都有。当然可能也和基层医院常见的病种有关，那里重症慢阻肺需要用这些药物的病人不多，因而这些病人就都转到大医院了。还有经济条件的限制，比如 ICS+LABA 可能在有些地区还不是公费医疗范围，病人需要自己出一部分钱。

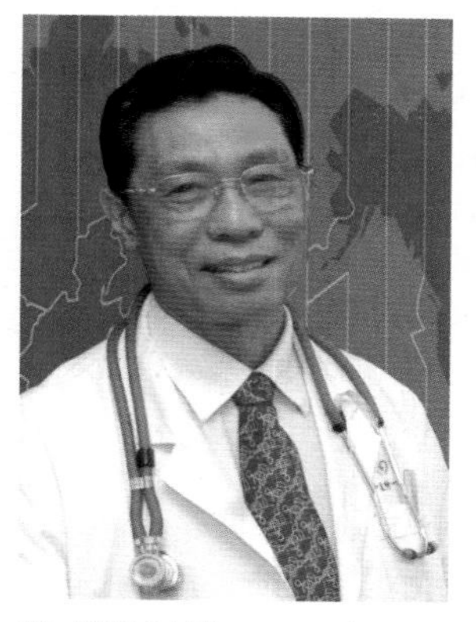

“——医院的成绩不应该体现在收入的多少，而应该看如何早期发现并预防疾病发生。想要提高医院的公益性，国家必须有一定的投入用以鼓励医务人员做研究，为的是疾病的早发现、早治疗。”

采访时间：2013 年 7 月 2 日
采访地点：广州呼吸疾病研究所　会客室
被采访人：广州呼吸疾病研究所　钟南山院士
采 访 者：诺华医学部　王颖玉

钟南山　1936 年生，呼吸内科教授，博士生导师，中华医学会顾问。1996 年当选为中国工程院院士，现任广州医科大学附属第一医院广州呼吸疾病研究所荣誉所长、呼吸疾病国家重点实验室主任、呼吸疾病国家临床医学研究中心主任。是我国支气管、哮喘、重大呼吸道传染性疾病（如 SARS、新型流感等）防治的领军人物。

20 世纪 70 年代，钟南山即开始了对慢阻肺的系统研究，明确了中国人的慢阻肺患病率，以及生物燃料对慢阻肺发病的重要作用，组织领导了我国大规模的多中心随机双盲对照试验，研究发现，含琉氢基的祛痰药物（羧甲司坦）能有效地预防慢性阻塞性肺疾病患者急性发作（减小发作频率）。先后主持国家 973、863、“十五”“十一五”“十二五”科技攻关、国家自然科学基金重点项目、WHO GOLD 委员会全球协作课题等重大课题十余项。在国际学术期刊上发表 SCI 论文 100 余篇，其中包括《New England Journal Medicine》（IF51. 658）、《Nature Medicine》、《Lancet》、《BMJ》、《Am J Respir Cirt Care Med》等国际权威期刊，被引用次数达 438 次；在中华医学会等机构主办的国家级杂志上发表论文 200 多篇；出版专著《哮喘：从基础到临床》、《内科学》（全国统编教材）、《呼吸病学》等17部；获得发明专利38项，实用新型29项。先后获得包括国家科技进步二等奖、广东省科技进步一等奖等国家级、省部级科技奖励20余项。

在2003年我国SARS疫情中，明确了广东的病原学，组织了广东省SARS防治研究，获国际上的存活率（96.2%），组织治疗了国内支气管哮喘、慢性阻塞性肺疾病、咳嗽、SARS、人高致病性禽流感等方面的整治指南文件。钟南山教授在呼吸疾病的防治研究方面卓有建树，2007年成功获得呼吸疾病国家重点实验室立项，2013年牵头组建国家呼吸系统疾病临床医学研究中心。

关于IIT——

背景：医生在临床实践中为了更好的了解疾病或探索更好的治疗方法，需要进行一些科研工作，有时也会需要医药企业的资助。我们把这种类型的研究叫做IIT（Investigator Initiate Study），即由研究者发起的研究。IIT研究的优势是：①能够解决临床实际存在的问题；②具有较高的科学性和规范化的流程，研究结果可信能够得到国际上的认可等等。

需要明确的是，医生在IIT研究中既是研究者也是申办者。而药企只是经费赞助方和研究药物的提供方。这意味着大量的工作，包括从研究的设计，院方批准，伦理审核和知情同意签署，研究药物清关，临床监察，病人保险和不良事件处理，数据统计分析等等都需要申办方也就是医生来做。目前药企遇到的多数情况是，中国的医生在IIT研究中依然把自己当成是研究者而不是申办者，由于无法履行申办者的职责而导致很多研究启动之后的流产。更多的问题是，院方的临床研究机构由于不愿意承担研究风险而直接拒绝医生的申请。

王颖玉：您认为IIT研究对于中国的医生有怎样的意义？医生是否需要这种形式的研究？

钟南山教授：IIT研究对于中国医生来说很有意义。从90年代初开始，中国医生最多就是参加International Multi-center Trial（国际多中心研究）。现在逐渐有不少医生开始提出自己的idea（想法）并以IIT这种形式进行研究工作了。中国在临床研究方面的优势是：病人数量多、医生临床经验多。借助这个优势，一些好的研究结果就能在国际该领域产生一定的影响。比如我们受到高血压、糖尿病早期无症状的治疗启发——疾病的早期

发现早期治疗是最有效的。而现在国际上关注的更多的是 stage3（三级）和 stage4（四级）的慢阻肺病人，对于早期慢阻肺的研究国外没做过也很难做。于是我们与 BI 合作进行了一项慢阻肺病人 early intervention（早期干预）的研究，希望通过早期干预使病人肺功能得到更好地逆转。这项研究我们计划入组 700 例 stage1（一级），stage2（二级）的慢阻肺病人，今年是这项研究的第三年，目前已经入组了 400 例病人。研究人群多数来自于基层社区。

由于这项研究针对的是早期的慢阻肺病人，很多病人是感觉不到症状的。他们不理解没有症状为什么要治疗？作为申办方我们做了相当多的工作，动员了很多医生包括当地医生和我们的研究生到社区去做 screening（筛查），找到病人之后再说服他参加治疗。经过多年的合作，我们和当地医院已经建立了一个比较成熟的网络，最终的研究的结果也可以实现共享。这就是一个很好的 IIT 的例子。

王颖玉：您认为中国的医生对 IIT 的认识充分吗？

钟南山教授：我认为医生对 IIT 研究的认识并不充分，中国很多医生并不特别清楚自己在 IIT 研究中的角色，即在 IIT 研究中医生不仅仅是研究者同时也是申办者。现实的状况是，很多医生不能很好的履行 initiate（发起者）的责任，只提出一个 idea 让别人来做，这是不行的。作为申办者，除了提出 idea 以外，整个研究过程所涉及到的各个方面工作都需要自己来完成，需要自己去组织。这些是中国医生所缺乏的。上面谈到的对慢阻肺病人的早期干预研究，我们就发挥了强大的组织能力，所以这项研究完全是我们主导的。

王颖玉：您觉得医生是否具有足够的能力履行申办者的职责呢？

钟南山教授：这要根据不同的研究者和不同的情况。从科研实力上来说，据我所知，做肺动脉栓塞我们这里和朝阳医院、北京医院都具备这个能力，做肺纤维化研究中国医大一院应该可以。从履行申办者职责方面来看，中国医生的能力还不够，还需要有一个过程。现在一些地方已经开始有了这类 IIT 研究，但是并不多。

王颖玉：您认为医院不支持医生做 IIT 主要原因是什么？仅仅是因为害怕承担研究过程中可能发生的风险吗？

钟南山教授：研究风险不是最主要的原因。比如现在我们正在做一个中药-丹参酮ⅡA 对肺动脉高压的治疗，现在已经有包括阜外在内的八家医院参加。这些 Trial（研究）都通过了伦理审核，一般不会有太大的风险。更深层次的原因是经济利益，这是市场化的医疗体制决定的。从医院的角度来说，是否支持一项工作往往不是更多地考虑工作的重要性或者价值。慢阻肺的早防早治如果取得成功，那就意味着中重度患者的减少，医院的收入也就减少。当这项工作对医院收入的提高没有帮助时，进行研究的积极性就不高。

做好一个 IIT 需要人力物力的支持。厂家有时会给予资金上的支持，但往往不够，我们还需要医院的支持。医院不支持很主要的原因可以说还是中国的医疗体制。中国医院要靠自己的经营收入得以维持，对收入不太有利的事情就表现的不太积极。

王颖玉：如果医生和医院希望开展更多的 IIT，他们需要做哪些方面的工作？

钟南山教授：这个问题就比较复杂了。首先必须提高医生的认识。很多医生已经有了好的 idea，但同时医生还有很多临床工作，不可能专职去做 IIT。第二，如果医院不支持，医生就不可能跳过医院来做。从更深层次上来看，整个国家的医疗体制需要改变。我现在不断地向国家高层的领导反映，阐述医院公益性较差的问题。现在中国医院模式是病人越多，重病人越多收入就越高，这不符合现代医学的发展 Model（模式）。医院的成绩不应该体现在医院收入的多少，而应该看如何早期发现并预防疾病发生。想要提高医院的公益性，国家必须有一定的投入用以鼓励医务人员做研究，为的是疾病的早发现、早治疗。

王颖玉：如果药企希望帮助医生来进行 IIT 研究，可以做哪些工作？

钟南山教授：药企也应该有思想的转变。第一，从药物发展趋势来看，比如肺部肿瘤药物。药企最热衷的是研发治疗 3A、3B 等晚期肿瘤患

者的药物。这类病人是 inoperable（无法进行手术）的，只能通过药物治疗来延长生存。ASCO（美国临床肿瘤学会），CSCO（中国抗癌协会临床肿瘤学协作专业委员会）等会议也都热衷于公布新药的最新临床研究结果，这些研究往往显示能让病人的生存期提高 3 个月至 6 个月，但是延长 3 个月生存期的意义何在？作为医生来说，药企应该将重点转向什么药能够让疾病在早期就得到逆转。第二是对中国医生认识的转变。国外有一些药企开始信任中国的医生了，但是还是有相当多的药企对中国医生是不信任的。以前我们确实做不了这些事情，但是现在很多医生能做了，药企应该多扶持中国的医生搞研究。

王颖玉：现在药企提供赞助的 IIT 大都与药物相关，这对医生思路的限制程度有多大?

钟南山教授：药企将 IIT 和自己的药物联系在一起我不觉奇怪，而且可以说是天经地义。我不觉得这样会制约医生的 idea，因为医生的 idea 很多都是基于对新药的一些看法，或者是对老药物提出新的治疗 strategy（策略）。我最近向 BI 提出用 Tiotropium（噻托溴铵）进行早期慢阻肺治疗方面的研究。这对医生和药企来说是双赢的，脱离了药企根本不行。

王颖玉：不管是中国的法律还是美国的法律，都没有明确禁止医生超适应证用药。医生在临床中 Off-Label（超出适应症）用药的情况怎样?

钟南山教授：临床医生 Off-Label 用药的现象较多。有时候 Off-Label 用药的界限不太容易界定，而且医生很多新的 idea 都是有关药物的 Off-Label 应用。比如祛痰药羧甲司坦，我们利用它抗氧化的特性将它长期应用于慢阻肺的患者，观察是否能够减少慢阻肺的急性发作。这项 1 year，randomized，double-blind，placebo-controlled study（为期 1 年，随机双盲，安慰剂对照研究）得到了很有意义的结果：羧甲司坦较安慰剂可以降低慢阻肺年急性发作率 24.5%。在有关慢阻肺急性加重已知的研究中，Tiotropium 和 Seretide（舒立迭）最多能减少 29% 和 25% 的慢阻肺年急性加重率。羧甲司坦的研究结果与之相差并不大，但是羧甲司坦的价格只有这些药物的 1/6 左右。这篇文章在 2008 年 Lancet 上发表并被评为“Paper of the year 2008”（2008 年优秀论文）。又比如，丹参酮的功效是活血化瘀，用于冠

心病。我们现在把它用于肺动脉高压临床，观察有效。雷帕霉素原来是治疗抗器官排斥的，研究发现它对多发于育龄女性的临床罕见病——淋巴管腺肌瘤病）（LAM）有效，New England Journal of Medicine 已经发表了相关文章……大型制药企业研发一种新药很不容易，所以我认为药物在 Marketingavailable（已上市）的前提下，医生通过临床实践发展出药物的新用途，药厂利用这种 strategy 就能扩展出药物新的适应症，这种途径非常好。我估计这样的途径以后还会继续发展。

王颖玉：但是毕竟 Off-Label 用药没有得到药监部门的批准，医生会因此承担怎样的风险？

钟南山教授：风险肯定是有的。所以我们做这类 Trial 的时候一定要通过伦理审核。

王颖玉：药企往往从经济利益的角度出发有 Off-Label 推广的现象，这种行为您怎么看？

钟南山教授：可以做 Trial 但是绝对不可以进行商业目的的 Off-Label 推广。扩大适应症必须在有充分的临床证据之后向药监部门申请批准才可行，Off-Label 推广是法律所不允许的。

王颖玉：茚达特罗的市场推广策略之一是适用于前列腺肥大的患者，但是茚达特罗的研究数据中并没有专门针对前列腺肥大的患者。这样的推广策略您觉得是否合适？您怎么看待这个问题？

钟南山教授：茚达特罗对前列腺的副作用比较小，LAMA 对部分有前列腺疾病患者有一定的副作用，这是肯定的。并不能说茚达特罗的推广就是定位在有前列腺问题的患者中。茚达特罗的适应症是所有的慢阻肺患者，包括有前列腺疾病的慢阻肺患者，它对于一些有前列腺疾病的患者可能比 LAMA 更合适，这对于医生来说只是一种提醒。

王颖玉：目前 LABA+LAMA 联合治疗慢阻肺患者的研究数据尚少，医生的临床经验有限。但是在 GOLD 中有次选方案推荐这种联合治疗，您觉得 LABA+LAMA 适用于什么样的慢阻肺患者？

钟南山教授：临床的实践证实，中重度特别是重度的病人中这种联合治疗是很有效的。现在 LABA \ ICS+LAMA 的研究相对多一些，而 LABA+LAMA 联合治疗代表了一派人的意见。这一派人认为 ICS 的用处不会很大，有它一定的道理。ICS 对于慢阻肺的治疗是否有针对性还没有确切的证据。

王颖玉：您认为对慢阻肺患者应该怎样选择上述 Triple 或是 Double 的治疗方案？

钟南山教授：现在尚不知道什么样的病人不需要用 ICS。所谓慢阻肺病人的 clinical phenotype（临床表型），就是说什么样的人适合用 ICS，什么样的人不适合用？这些还不清楚。慢阻肺和哮喘的炎症细胞不一样，以嗜中性粒细胞为主的慢阻肺炎症表型未必对 ICS 敏感。

王颖玉：GOLD 对与临床医生的指导价值有多大？

钟南山教授：GOLD 只是原则，当出现新药、出现新的联合治疗方式或者出现新的观点的时候，GOLD 也在不断改进和演变。在社区层面 GOLD 可以作为一个大的原则来考虑。另外，GOLD 对于 Stage1，Stage2 患者基本没有提出很明确的策略。

王颖玉：中国也有自己的慢阻肺指南，但是中国指南没有自己的特点，如果想要制定出对中国更有临床价值的指南，医生应该做哪些工作？

钟南山教授：多做 IIT。中国指南可以说 90%是照搬 GOLD，与 GOLD 不同的是中国指南关于茶碱讲的比较多。在提高机体非特异性免疫功能方面，GOLD 也引用了中国的文献。慢阻肺疾病第一就是要早防早治。但是慢阻肺的早诊早治在 GOLD 里面没有。第二要注意药物治疗的个体化原则和重视种族的差异。这不只是局限在中国人群中，而是要放眼全球的慢阻肺患者。比如茶碱，茶碱的药代动力学存在明显的种族差异，与西方人相

比，中国人对茶碱有较低的 elimination rate（消除速率）及较长的 half-life（半衰期）。所以对于中国人来说茶碱有效剂量相对剂量比较小。做中国的指南应该有这些内容。

王颖玉：您认为在未来的若干年中，中国呼吸领域的医生工作重点是什么？

钟南山教授：结合中国实际，第一是空气污染问题。国外 PM2.5 一般在 10～50μg/m^3 范围内，而中国大城市这一指数高过国外几倍甚至十几倍。那么，污染对肺脏的影响到底是什么？在这方面还有很多工作要做。第二是吸烟问题。烟草业在中国国民经济中占有重要的地位，因此从政府层面进行控烟非常困难。第三是呼吸系统疾病的早防早治。包括肺癌，哮喘，慢阻肺，肺纤维化，睡眠问题……谁能够最先做到早防早治？谁就是最成功的。现在老百姓都知道，血糖高了就要及时治疗。可是有多少人关注早期的肺功能下降呢？这些都是将来我们要努力的方向。

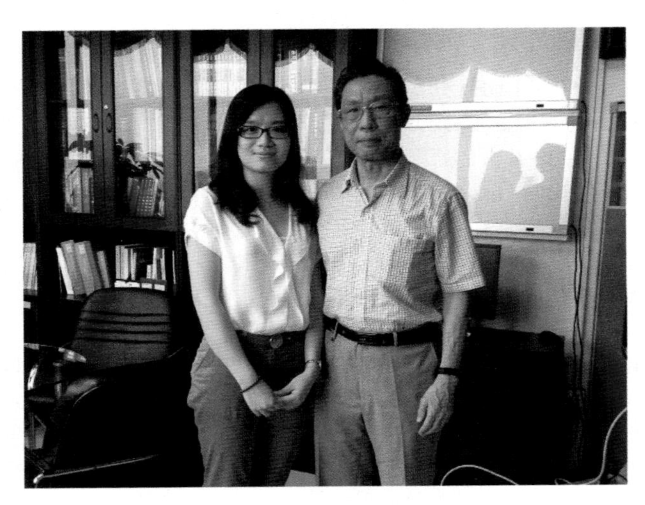

▲ 钟南山教授与王颖玉的合影

采访手记：5 月 31 日，在湖南举办的一场学术会议上，我遇见了钟南山院士并向他发出这次访谈的邀请。我们呼吸团队的所有人都希望这本集合了中国呼吸领域权威专家观点的书籍能包含进钟院士的思想和见解。不仅如此，这次访谈对我个人也颇具意义——能够面对面和钟院士这样的学者进行交流，倾听他的观点，感受他每一句话里显露的或是隐含的意味，我得到的不仅仅是学术见解，更多的是一种属于内心的体会。我感到，与一位智者对话所能了解到的不仅仅是他的成就本身，而更应该用心体会他思想中发光的部分，说白了，就是从他的身上吸取我们所不具备的东西。

2013 年 7 月

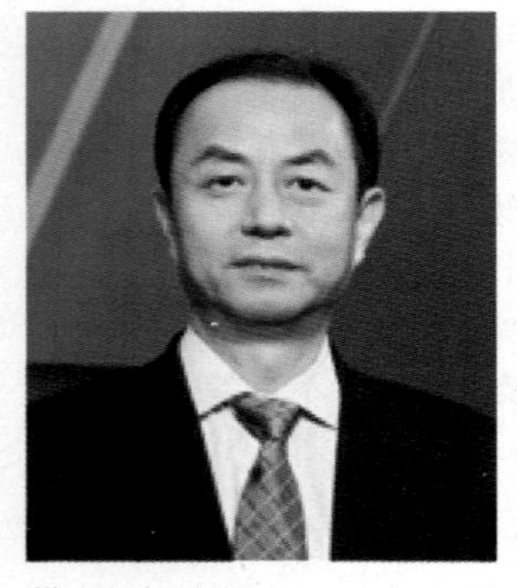

“——每个医院的健康体检项目应该要有肺功能检查。现在常规体检项目有心电图，超声，没有肺功能。没有肺功能如何早期筛查慢阻肺？”

采访时间：2013 年 5 月 24 日

采访地点：上海交通大学附属第一人民医院呼吸科主任办公室

被采访人：上海交通大学附属第一人民医院　周　新教授

采 访 者：诺华医学部　邱洁萍

周新，1953 年 10 月出生，1976 年毕业于上海第二医科大学，曾赴德国海德堡大学医院和海德堡胸科医院进修学习。现任上海交通大学附属第一人民医院呼吸科学科带头人、二级教授，博士生导师。享受国务院特殊津贴专家。任中华医学会专家会员、呼吸学会常委。呼吸学会哮喘学组副组长，中国哮喘联盟总负责人之一。中国医师协会呼吸医师分会常委，卫生部抗生素临床合理应用全国普及计划核心专家。任亚太地区呼吸病学会会员，美国胸科医师学院资深会员（FCCP）。CHEST（中文版）杂志等二十多本杂志的常务编委、编委。发表论文 200 余篇，其中 SCI 收录 15 篇，主编机械通气波形分析与临床应用、呼吸危重病学、慢性阻塞性肺病的预防和治疗。获国家实用和新型专利 2 项，上海市优秀发明三等奖 2 项。国家科技进步二等奖 1 项，上海医学科技进步三等奖 1 项。作为国家和上海市专家曾参与重症 SARS、甲流和 H7N9 禽流感病人的抢救。曾获得全国医药卫生系统先进个人，上海市优秀共产党员，上海市劳动模范和中国呼吸医师奖等称号。

邱洁萍：在您求学和工作的这些年里，对您影响最大的人或者事有哪些？

周新教授：老一辈专家们对我影响都很大，我们呼吸界的邓伟吾教授，他学识渊博，工作非常认真，对病人态度好，体现出良好的医德医风，所以他一直深深影响着我。

邱洁萍：您提到您在慢阻肺发病机制方面做了一些基础研究，可以详细介绍下吗？您谈到，贵院呼吸科每年收治很多危重病人，是否有针对慢阻肺重症病人的研究？

周新教授：慢阻肺的基础研究方面，我们主要做了对吸入激素治疗疗效欠佳的慢阻肺分子生物学研究，研究如何改善激素受体的功能，我们发现中药冬虫夏草可以改善这种情况。在重症慢阻肺治疗方面，我们做了一些无创、有创机械通气治疗慢阻肺的临床研究。

邱洁萍：您能简单介绍一下上海交通大学附属第一人民医院呼吸科的发展历史吗？咱们呼吸科在慢阻肺治疗领域有哪些突出的成绩吗？

周新教授：我们医院呼吸科在解放初就已经成立。在历任科主任的带领下，呼吸科由小到大，目前已发展为有呼吸重症监护室、肺功能室、支气管镜室、睡眠监测室等医疗设备先进、诊治项目齐全的科室。我是九十年代后期担任的呼吸科主任，应该是我们医院担任科主任历史较长的一个。我们科的呼吸监护室有一定的特色，每年收治很多危重病人，包括慢阻肺重症病人。我们从八十年代开始建立呼吸重症监护室，使用呼吸机抢救成功了许多危重病人。

邱洁萍：您对于科室未来有什么期望或规划？

周新教授：我对我们科室未来的期望是全方位的，不仅仅是慢阻肺。还包括支气管哮喘、呼吸衰竭及肺部感染性疾病的诊治以及肺康复是我们科室的特色。当然慢阻肺是很重要的，我们的研究生主要也是研究支气管哮喘和慢阻肺。近年来科室开展了支气管哮喘的基础与临床诊治研究，主持完成了上海地区哮喘流行病学调查，作为牵头单位完成了简易哮喘控制测定的全国多中心临床研究。在国内率先应用机械通气波形分析用于指导临床。学科每年举办慢性气道疾病诊治新进展的国家级医学继续教育学习班，受到了国内同行的好评。开展侵袭性肺真菌病的早期诊断与治疗也达到了国内先进水平。我们呼吸科未来的学科发展方向，主要包括人才队伍建设，建立完善的呼吸科诊疗临床路径和诊疗规范，促进呼吸科基础研究转化为临床应用，致力于相关学科群的共同发展，积极开展学术交流，发挥示范和辐射作用等方面。

邱洁萍：您与国际学会或者国际专家建立了怎样的联系？您认为中国专家在国际学会的合作方面还有哪些机遇和挑战？

周新教授：我在2001年曾赴德国海德堡大学医院和海德堡胸科医院进修学习。目前我们呼吸科与英国帝国理工大学，美国哥伦比亚大学，德国海德堡大学等呼吸病研究所建立了合作关系。我们主要是送年轻的医生出国学习，每年我们科都会派年轻医生出国学习。同时，我们每年也请国外专家来医院指导和讲学。我们中国在国际上的影响也越来越大，因为我们的病人多。现在国际上很喜欢中国参加一些药物多中心的临床研究，中国的药物临床研究工作也做得很好。现在国外的新药的三期临床、二期临床研究，都请中国一起做。这样我们也可以尽早地接触到一些新药。

邱洁萍：您认为中国慢阻肺最常见的危险因素是什么？上海市有没有什么不同？文化层次上有什么特点？

周新教授：最常见的危险因素主要是环境因素，包括大气污染和吸烟。室外大环境的影响更为重要，现在空气质量不好，经常出现雾霾天气。上海的慢阻肺病人也很多，社会老龄化程度更严重，上海60岁以上的老年人占到25%以上。人口老龄化导致慢阻肺病人更多。慢阻肺从流行病学上讲，南北方没有明显差异，以前北方多一些，现在南方空气也不好，没有什么差异了。

邱洁萍：您诊断慢阻肺时会给病人做哪些检查？

周新教授：常规是肺功能检查。但是 CT 检查也很有必要，可以排除其他心肺疾病。

邱洁萍：CT 检查也是必需的吗？

周新教授：肺部 CT 是一定要做的，主要用于鉴别诊断。

邱洁萍：您觉得与慢阻肺最难鉴别的病是什么？

周新教授：最难鉴别的疾病包括支气管哮喘、肺间质病以及心脏疾病。很多病人都没有做过胸部 CT，单从临床表现上看，肺间质病和慢阻肺都是咳嗽、气喘，基层医院都诊断为慢性支气管炎，很难鉴别。支气管哮喘和慢阻肺的鉴别，大部分病人都能区分，少数病人较难鉴别，比如说都是老年人，有哮鸣音，也有可能是两者合并。这部分病人多数是老年人，按照慢阻肺和支气管哮喘两种疾病同时治疗。

邱洁萍：在您看来，慢阻肺全球倡议（GOLD）对慢阻肺的分级或分期方法实用吗？

周新教授：这些分级或者分期方法都大同小异。现在对 ABCD 分组也不见得有多好，分级应该越简单越好，搞得太复杂，门诊医生是没有办法完成的。这些指南在国外门诊是可以用的，家庭医生一个上午只看几个病人，问卷什么都可以完成的，中国的医生没有时间。中国医生看病是会问病人的一些情况，走路、上楼气喘吗？咳嗽、咳痰情况等，然后给病人做肺功能检查。根据肺功能结果和病人的症状来定病情严重度。Ⅰ、Ⅱ、Ⅲ、Ⅳ分级相对比较简单，但是太客观，加上临床症状后则比较全面。到大医院来看病的大多是较重的病人。

邱洁萍：如果设定一个专门的区域在医生问诊前就做一些辅助性的工作，比如先做 mMRC 或 CAT，您觉得对病人管理及您的诊疗工作有帮助吗？除问卷外，您认为还有哪些方面是有帮助的？

周新教授：这样做对病人管理和医生的诊疗工作会有帮助，但是医院没有这个条件，没有人力。除了问卷，对诊疗有帮助的就是病史，肺功能，CT 检查。

邱洁萍：之前的 GOLD 指南中的慢阻肺分级和新的指南中的分组，结果也是不完全一致的，您如何看待这种差异？

周新教授：这种差异对病人的治疗原则上是没有区别的，病人分到 C 组还是 D 组，治疗原则都一样，治疗药物也是一样的。但是综合评估不太实用。现在 C 组的病人比例很少，这个分组，实践下来没有很高的临床价值，搞科研是有意义的，但是临床的实用性不太大。

邱洁萍：现在 GOLD 指南在综合评估里特别强调慢阻肺急性加重的次数，您认为急性加重的程度重要吗？

周新教授：关于慢阻肺急性加重，我们是要求病人看急诊、住院才算真正的急性加重。如果病人今天咳嗽多几声，也算急性加重的话，差异就太大了。急性加重的次数和程度都很重要。

邱洁萍：在诊断慢阻肺的时候您遇到的问题是什么？

周新教授：在大医院诊断应该没有问题，而在基层社区医院没有肺功能仪和 CT，完全凭病人的临床症状，这样就没有办法诊断，只能笼统地都诊断为慢性支气管炎，造成误诊的很多。

邱洁萍：您接诊的慢阻肺病人，最主要的症状是什么？

周新教授：早期的病人是咳嗽咳痰，到了中晚期，病人多以呼吸困难为主。也有的病人没有明显气急，就是咳嗽咳痰。病人的症状也是个体化的。

邱洁萍：目前稳定期慢阻肺病人呼吸困难的控制理想吗？控制好的标准是什么？是否还有可提升的空间？

周新教授：这个问题也是要看具体病人。重病人可能无论使用哪种治疗方案，呼吸困难控制的也不理想，轻病人可能稍微用点药，症状控制就很理想。这和病人的病情严重程度有关。呼吸困难控制的如何，一个是要看肺功能这个客观的指标，一个就是问病人症状的改善。医生问病人有没有好一点，病人如果感觉好一点了，这个就是疗效。慢阻肺的病人，活着就是一口气，稍微好一点，病人可能就满足了。但是呼吸困难症状可能也改善不了太多。

邱洁萍：那就您所知，三级及以下医院对慢阻肺都是如何治疗的？通常什么情况下病人会进行转诊？能否举个例子？

周新教授：上海二级医院以上，都有肺功能仪和 CT 检查，都可以正确诊断，二级医院的治疗药物也较全面，完全可以治疗。如果病人出现呼吸衰竭，有严重并发症的病人往往会到三级医院来治疗。

邱洁萍：那您觉得在中国的慢阻肺的漏诊率和误诊率怎样？

周新教授：漏诊的比例在不同级别的医院不一样。漏诊或者误诊，主要是发生在基层医院，没有肺功能检查，比如我前面提到的肺间质病被误诊为慢阻肺。病人有慢性咳嗽症状，做了肺功能检查，病人 FEV_1 正常，这就不能诊断为慢阻肺，CT 检查结果是肺间质病，现在老年人的肺间质病越来越多。

邱洁萍：怎样可以提高慢阻肺的早期诊断率？

周新教授：普及肺功能检查，普及疾病的认识程度，开展继续教育的宣传。上海基层医院因为肺功能检查没有纳入医保范围，不能进行收费，所以没有肺功能检查，即使赠送肺功能机器给基层医院，也没有用。

邱洁萍：您认为对于慢阻肺稳定期的病人多长时间做一次肺功能检查比较合适？

周新教授：病人至少一年要做一次肺功能检查。

邱洁萍：您选择治疗药物的主要考虑的治疗目的是什么？

周新教授：病人最关注气急、呼吸困难症状的改善。我认为改善肺功能、缓解呼吸困难、改善生活质量和减少急性加重都很重要。这是个需要综合考虑的问题，从病人角度来讲，他最希望的是缓解症状，症状缓解了，生活质量就会提高。

邱洁萍：您在治疗中，遇到什么情况会考虑给病人换药或停药？

周新教授：换药的原因要看具体使用的药物，要个体化。比如有的病人使用 LABA 或者 SABA 出现心慌，难以耐受，需要换药。也有的病人使用 LAMA 出现排尿困难，也需要换药。这些情况虽然都不是很多，但还是有的。

邱洁萍：您一般在诊治慢阻肺病人时，会观察多久才考虑病人疗效欠佳？对于慢阻肺稳定期病人，您要求病人多长时间复诊？

周新教授：慢阻肺病人的治疗，我一般观察一个月。一个月以后，效果不好，病人也不会再用这个药，尤其是自费的药物。

邱洁萍：慢阻肺病人最常见的合并症是什么？合并症对于您选择治疗方案有什么影响？

周新教授：慢阻肺的常见合并症很多，比如骨质疏松，糖尿病，心脏病等都很常见。这些合并症对于我们选择支气管舒张剂影响不大。比如使用 ICS 易致骨质疏松，使用 LAMA 易致前列腺肥大的病人，所以要根据病人具体的病情来选择药物。

邱洁萍：根据您的经验，慢阻肺病人合并有高血压、糖尿病、骨质疏松等的大致比例是多少？

周新教授：我们重症的慢阻肺病人比较多，70%～80%都有各种合并症。合并结核的病人不多，也有部分病人合并肺癌。

邱洁萍：您怎么定义慢阻肺急性加重？

周新教授：这个确实很难量化。病人症状加重，感冒后经常发生，可以说是急性加重。但是加重有轻有重，比如天气不好，病人咳嗽多了些，也是加重。来医院来就医的病人往往有咳嗽咳痰增多，发热，气急，这些病人都是急性加重，每个病人的临床表现是不同的。

邱洁萍：慢阻肺急性加重的危险因素是什么？

周新教授：最常见的是呼吸道感染，包括病毒感染和细菌感染。

邱洁萍：什么情况下，慢阻肺急性加重需要住院治疗？

周新教授：病人症状明显，有低氧血症，并发症等情况时需要住院治疗。

邱洁萍：慢阻肺病人最常见的结局是什么？通常多长时间会进展到这个程度？

周新教授：呼吸衰竭、心力衰竭和肺源性心脏病。进展到这个程度需要一二十年，也有进展快的，少数四五年，呼吸困难越来越重，就发展为呼吸衰竭。

邱洁萍：慢阻肺病人每次急性加重的花费大致是多少？有多少病人是没有任何形式的医保的？

周新教授：如果是住院，每次住院大概一万元左右。如果只是门诊配药，几十元到几百元。现在百分之八十的病人都有医保。医保对医生处方的影响是非常重要的。自费病人一般依从性较差。

邱洁萍：一般被诊断为慢阻肺的病人都能遵医嘱治疗吗？依从性大概如何？

周新教授：依从性差的大约50%~60%。依从性差的原因主要是经济原因，即使吸入药物现在都基本上进入医保，病人自己也要承担30%，还是很高的。

邱洁萍：长效支气管舒张剂在慢阻肺维持治疗中的地位如何？您最常用的长效支气管舒张剂是哪一类？国内在这个领域的研究您都参加过哪些？

周新教授：长效支气管舒张剂的作用是非常肯定的。我使用最多的是的噻托溴铵（思力华），我说的是单一的长效支气管舒张剂。病情重的病人我会用联合制剂，比如沙美特罗替卡松气雾剂（舒利迭）、布地奈德福莫特罗粉吸入剂（信必可）再加噻托溴铵。国内的新药研究比较多，包括一些新的联合制剂，各大公司都有，GSK（葛兰素史克）、AZ（阿斯利康）、BI（勃林格殷格翰）以及诺华公司等，我们都有参加Ⅱ期、Ⅲ期的新药研究。

邱洁萍：LABA在慢阻肺维持治疗中的地位如何？您在使用的时候会有哪些顾虑呢？

周新教授：我完全认可LABA的治疗地位，包括以前的福莫特罗，我也有使用。我会考虑单药LABA联合LAMA，因为到我院来的慢阻肺病人都比较重，Ⅲ级以上的比较多。我认为LABA还是安全的，使用没有什么顾虑。

邱洁萍：您认为单独使用 LABA 治疗慢阻肺，有没有受体下调的可能？

周新教授：长效的 β_2 受体激动剂不考虑受体减敏的可能，当然会有减敏，但不是主要问题。LABA 和 SABA 不一样。

邱洁萍：您更加认可 LABA 联合 ICS 的疗效，还是 LABA 联合 LAMA 的疗效？

周新教授：从我的理解来讲，应该是联合 ICS 更好，因为 LABA 联合 LAMA 都是支气管舒张剂，如果联合 ICS 的话，还有一个抗炎药物，会更好一些。而且 ICS 联合 LABA 价格便宜，LABA 联合 LAMA 费用更高。如果我使用 LABA 联合 LAMA 的话，应该会是三联治疗。LABA 联合 LAMA 的药物我们正在参加你们公司的研究。

邱洁萍：您一般会在什么样的病人中使用 LAMA？您一般如何调整维持治疗方案？

周新教授：LAMA 在慢阻肺中是一线治疗。我会给病情相对较轻的病人使用单药 LAMA 治疗。我这里联合治疗比较多，包括三联治疗舒利迭或信必可加上思力华。病人用药后应该让他终生使用。

邱洁萍：茶碱在慢阻肺维持治疗中的地位如何？中成药的地位如何？

周新教授：现在上海茶碱使用越来越少。但是边远地区用得多。使用茶碱的话，就是要注意胃肠道反应，还有的病人使用后失眠。以前我们做过茶碱在慢阻肺和支气管哮喘中的研究，还是有一定的疗效的。中成药一般不会长期用，门诊医生在处方的时候会开一些止咳化痰的中成药。

邱洁萍：您认为现在市场上的吸入装置哪个设计比较合理，使用比较方便?

周新教授：都大同小异。关键是病人的掌握程度。只要教会病人使用就行。对于老年病人来说，吸入装置越简单越好，相对来说，舒利迭、信必可比较复杂，需要教病人很多次。思力华则比较简单、易学。

邱洁萍：您认为吸入装置的气流阻抗、吸气峰流速对于临床医生来讲重要吗，医生关注吗?

周新教授：这方面可能并不是影响医生选择装置的主要因素。很多装置只要教会病人使用，都很好。对于重病人，如果装置的气流阻抗低，还是会有作用，但是非常重的病人，可能这些装置都不能有效吸入。

邱洁萍：诊断为慢阻肺并且需要长期治疗的病人，您通常的治疗方案是什么?

周新教授：两药或三药联合治疗的比较多，此外氧疗和其他一些化痰等治疗也是需要的。

邱洁萍：您能给我讲一个您印象比较深的病人的故事吗?

周新教授：我曾经有一个咳嗽咳痰气喘20多年的老病人，每次急性加重都需要住院治疗。住院期间经常出现呼吸衰竭，气管插管，反复很多次。出院后，因为当时没有这些吸入制剂，只能给病人开氨茶碱、化痰药等对症治疗。后来出现吸入制剂后，给他用的是三联治疗。我感觉三联治疗后比起以前的对症治疗效果要好，但是对于肺功能Ⅳ级以后，任何药物效果都不明显，急性加重的发生率、下降率也没有减少。但是对于Ⅱ级、Ⅲ级病人，急性加重的发生率有所下降。我认为危重病人治疗的关键是综合治疗。

邱洁萍：目前在慢阻肺管理中还存在哪些不足？有哪些机遇和挑战？

周新教授：慢阻肺管理中需要加强的是增加疾病的认识，增加病人的依从性。但是基层医院没有吸入药物，吸入药物费用偏高，这些都会影响病人的处方和依从性。但是支气管哮喘病人的依从性相对要好一些，因为支气管哮喘病人可以看到显著疗效，病人可以做到坚持天天用药。而慢阻肺的问题是即使使用LABA+LAMA+ICS，很多病人也没有明显改善，不能建立起病人的治疗信心，所以依从性受到很大影响。机遇和挑战，我认为主要就是要多宣传，多发挥学会的作用。

邱洁萍：在慢阻肺管理中还有哪些事情是您想做还没有做的？

周新教授：举个例子就是肺功能检查的普及。健康体格检查项目要有肺功能检查，每个医院的健康体检都应该有肺功能检查。现在常规体检项目中有心电图，有超声，就是没有肺功能检查。没有肺功能如何早期筛检慢阻肺？

邱洁萍：慢阻肺研究在中国有哪些挑战和机遇？

周新教授：总的来说，我觉得目前这些药物的研究，还没有一个很大的突破。目前都是对症治疗，还没有做到针对基因的靶向治疗。将来肯定会出现的。支气管哮喘现在就有很多靶向治疗的药物，比如白介素5，白介素13，抗IgE（免疫球蛋白E）抗体等。慢阻肺目前还没有一个靶向治疗的药物。目前有一些Ⅰ期临床研究，比如白三烯B4的拮抗剂等。这些药物也许对某一点突破以后，至少对一部分慢阻肺人群有改善作用。

邱洁萍：您提到一些慢阻肺靶向治疗的研究，能详细谈谈吗？这些研究是公司在做，还是咱们国家自己的科研项目？

周新教授：这方面的研究主要有白三烯B4的拮抗剂，趋化因子拮抗剂，蛋白酶抑制剂等，都是Ⅱ期临床研究，国外做得比较多。

邱洁萍：中国医生在慢阻肺试验设计及操作中的优势和不足是什么？从病人角度来看，慢阻肺临床试验的障碍是什么？

周新教授：优势就是中国的病人人数多，病人依从性好，费用低廉。国外研究费用要高很多。不足就是医生很忙，人力有限。但是在人力不足的情况下，我们的试验质量也是符合 GCP（药物临床试验质量管理规范）要求的。病人方面，只要试验药物有效果，病人依从性还可以。如果是安慰剂，使用没有效果，病人比较容易脱落。但是慢阻肺研究，现在用安慰剂做对照的较少。

邱洁萍：目前医生都是怎么更新关于慢阻肺相关的知识？您认为医生成长和发展过程中存在什么问题？

周新教授：主要是通过学会的宣传，各大公司继续教育的巡讲。医生现在工作很忙，知识更新少，接触领域多，每个疾病都需要更新，所以很多年轻医生可能就来不及更新知识。

采访手记：周新教授是我在读书期间就十分敬仰的教授之一。我记得当年把我的研究生论文送给周教授审阅，毕业后，也曾报考周教授的博士，但是因为种种原因，失却一段师生的缘分。每次因为工作的原因，需要拜访周教授的时候，我都会给周教授发短信，他也会很快的回复我。每一次和周教授的沟通都是十分轻松愉快，周教授常常是言简意赅，直奔要点，比如这次访谈，前后不到 1 个小时，但是涵盖的信息量之大也是在我意料之外。我想周教授作为呼吸学界的著名专家，他的成就和他做事雷厉风行的风格也是息息相关的，每一位学者身上，都有值得我们学习的闪光一面。

2013 年 5 月

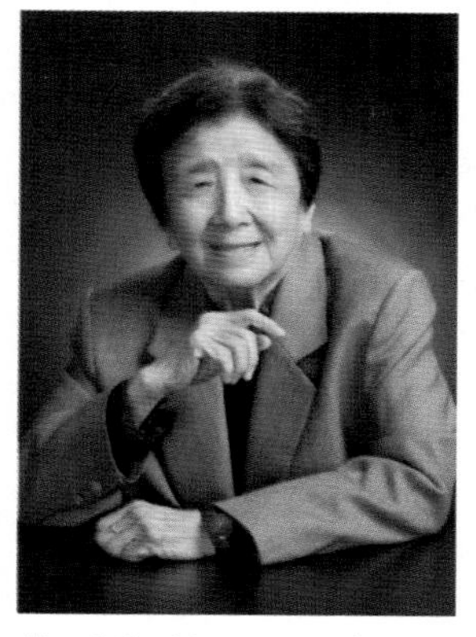

“——我很早就提到过，把两种支气管舒张剂合在一起要比单用好，这次听说你们公司有新的长效 β_2 受体激动剂和 LAMA 的联合，我希望病人能从中受益。”

采访时间：2013 年 5 月 31 日
采访地点：朱元珏教授家中
被采访人：朱元珏教授
采 访 者：诺华医学部　崔璨婵

朱元珏，教授，主任医师，1956 年毕业于中国协和医学院医疗系；1965 年中国协和医科大学内科学系研究生毕业，1956 年以来一直在北京协和医院工作。1985 年起任中国协和医科大学教授。1979 年～1982 年赴美国哈佛大学麻省总医院肺科作访问学者。回国后曾任北京协和医院呼吸科主任和北京协和医院内科学系主任。现任北京协和医院呼吸科教授、主任医师。曾任中华医学会呼吸分会第四届主任委员（1995 年～2000 年），中华结核和呼吸杂志总编辑（1992 年～2001 年）。1986 年获卫生部有突出贡献科技工作者称号。1991 年获国务院颁发的政府特殊津贴。2006 年被中国医师协会授予中国呼吸医师终身成就奖。2007 年被接纳为第一届中华医学会专家会员。2008 年被中华医学会呼吸分会授予终身荣誉奖。

崔璨婵：您是呼吸界的老前辈了，可否和我们谈谈慢阻肺的发展历史呢？

朱元珏教授：慢阻肺过去叫慢性气管炎，肺气肿。回想当初“文化大革命”时，我们国家还没有独立的呼吸科，但因为毛主席患有老年慢性气管炎，所以当时国家组织了很多的医疗队，到全国各地农村和基层去防治老年慢性气管炎，还开过全国的老年慢性气管炎大会。但那时完全谈不上循证医学，好多的概念现在想起来都有些可笑，不管是天上飞的地上跑的，只要有可能治病，就都搜罗来了。比如朝鲜族的“金达莱”，白桦树的树皮，还有南方的牡荆油，鱼腥草等等。

那个年代基层医院一般还没有肺功能检查，胸部 X 片等辅助诊断设备，我们就是通过病人咳嗽、咳痰等症状和病史来做诊断，连听诊都很少。即使病人有时有气喘也可能分不出来是肺气肿还是支气管哮喘，判断疗效是靠问病人“好几成”？好三成就是“+”，好六成就是“+++”。那时候我们对咳嗽症状还是很重视的，比如有的医疗队会让病人用“扔豆子”的方法来计算咳嗽的次数，咳嗽一回就扔一颗豆子。但是计量咳嗽的方法并不容易，也就是粗略地以轻中重来表示。直到最近，2013 年美国胸科学会的杂志上才开始关注到咳嗽，也有了一些新技术可以衡量咳嗽的轻重程度和性质等。

崔瓈婵：那慢阻肺的概念是怎么提出来的呢？

朱元珏教授：慢阻肺概念的提出和发展也就是最近的 20 年。最初慢阻肺做的最好的是英国，荷兰。英国很早就做了慢性支气管炎病理改变的研究，最早进行分级的也是英国。60 年代，在慢阻肺命名上讨论了很久，直到改革开放以后才有了慢阻肺这一定义。最初慢阻肺也包括支气管哮喘、支气管扩张，虽然都知道这是独立的疾病，但也常混在一起。现在逐渐明确了慢阻肺的概念，包括慢性气管炎和肺气肿。

过去对慢阻肺的治疗主要是氨茶碱，急性加重的时候用点抗生素。慢阻肺是慢性病，这么多年下来在治疗方面虽有所进展，但也并不是那么快，不像感染、结核或是肺癌。如果已经肺气肿，单是吸点药，效果有限。随着对慢阻肺的认识逐渐加深，通过减少急性加重、改善症状、改善生活质量，使得肺源性心脏病、肺性脑病较过去还是明显减少了。中国医学科学院比较早地成立了科研协作组，也研究了慢阻肺的机制等，但进展比支气管哮喘还是慢些。支气管哮喘的治疗有效性很好，多为年轻人。

崔璨婵：协和呼吸科的发展历史可以讲讲么？

朱元珏教授：协和最早也是大内科，80 年代成立了独立的呼吸科，然后分出了许多亚专业如肺癌、睡眠、肺间质病、慢阻肺、支气管哮喘等。

崔璨婵：在您的那个年代，物质还很匮乏，经济还没复苏，科学研究怎么做呢？科学事业如何进步？

朱元珏教授：其实 70 年代我们已经开始做研究了，那时西方还没有开始。那时候的人并不太考虑经济的因素，医科院系统做了五年计划的攻关项目。我们做的研究比如呼吸道的常见细菌是什么？能不能用抗生素预防？对于支气管炎是否有益？但试验方法不太经得起推敲，论据不是很充分，而且也没有人想要发表文章，只是把它当成任务来完成。所以我们起步还是比较早的，也有很多临床经验，只是研究方法的科学性还有所欠缺。

可惜现在做研究的方向，很大程度上受到科研经费的影响。比如研究生就很愿意去做肺癌，不仅很具体，研究的东西多，而且比较容易出成果。哮喘和间质病也较热门。但慢阻肺出成果相对比较难。现在的年轻医生要考虑的事情太多了，有药费比、病房周转率等。有些医院的病房周转率很受限，对危重病人和慢性感染的病人短时间内怎么可能处置得好？所以现在重病人收住院就比较难了。

崔璨婵：呼吸学会在慢阻肺的发展中起到了什么作用，您做为主任委员也做了很多贡献。

朱元珏教授：当年我是接罗慰慈大夫的班做主委，我也常常自嘲：像瞿秋白说的，是"历史的错误"。那时我刚从国外学习回来，国内很长时间都是空白，选主任委员也简单。当选以后我就边做边学。学会主要还是在学术上多做些工作，对质量看的很重。

改革开放后从国外回来的人多了起来，对循证医学也更为重视。我管杂志的时间比较长，每一期都会很仔细的看。那时候还没有国外杂志的竞争，好的东西先在国内发，现在好的稿件先发国外的杂志了。比如说朝阳医院的曹彬大夫，最近在新英格兰杂志就发表了 H7N9 的文章，这在原来是想都不敢想的。国外的杂志的办刊观点也在变，不像以前很挑剔，现在对于新的稿件宁愿帮你修理他们也要。但是我的观点始终是，医生首先是医生，要会看病，不然即使发再多文章也不能算是一个好医生。

呼吸领域也存在交叉学科的问题，比如影像、呼吸生理、组织学、微生物感染，我做的一个工作就是把这些问题突出出来，进行跨学科的合作。国内呼吸界对慢阻肺的指南的制定还是比较及时的，尽量看到国外的热点并结合国内的实际，引进国际指南的第 2 年就已经开始推广了。

崔璨婵：在改革开放初期医生和制药企业的关系是怎么样的？

朱元珏教授：过去我们和药厂的医学部一起做事情，一起做新药，一块探索，就像朋友似的，有些人我现在还叫的上名字。我们之间不存在什么甲方乙方的关系。现在的医生也有些架子，但我觉得很多医药代表很可爱，有些医药代表结婚生宝宝我都知道。现在整个的社会都在变，我想再也回不到那个时候了。那时候没钱，想要去参加国际学术会议都很困难，所以当时制药企业也给了我们很多的帮助，也推动了整个医学的进步，其实是功不可没。

崔璨婵：您刚才也谈到了慢阻肺的诊断问题，是一个逐步认识的过程，那慢阻肺需要与什么疾病鉴别诊断？

朱元珏教授：慢阻肺气道的改变是结构的改变，与哮喘变应原刺激后的平滑肌收缩痉挛有本质上的区别。炎症浸润也不一样，所以对药物的反应也是不同的，可逆反应只是人为的界限，大多数可能落在这个范围内。如有明显的可逆反应在慢阻肺的诊断上就要注意了，如果使用 β_2 激动剂后有那么高的可逆性的话是不是合并有哮喘？有时确实是有交叉的，哮喘的病人对于噻托溴铵（思力华）的反应就不如 β_2 激动剂那么好。哮喘本身也有不同的基因型。糖皮质激素对于气管炎的治疗效应并不是太好，但是对急性加重是很好的。因此稳定期是不是持续用，我还是持保留意见，但在急性加重期症状很明显的时候可以用。现在对长期吸入糖皮质激素还有顾虑，比如发生肺炎的比例比较高，对哮喘儿童的生长也有影响。

崔璨婵：目前有很多慢阻肺的治疗药物，您对于这些药物怎么看？

朱元珏教授： $β_2$ 受体激动剂对于急性加重就不如胆碱能受体阻断剂的效果那么明显。对于慢性支气管炎的靶位，胆碱能受体阻断剂和 $β_2$ 受体激动剂还是不太一样。BI（勃林格殷格翰公司）的爱喘乐刚出来时就要比沙丁胺醇效果要好。很多慢阻肺的病人平时并不去看大夫，只有急性加重才来。我们下乡的时候，见到有的病人就坐在炕头，认为咳嗽咳痰是应该的。而且慢阻肺穷人多一些。不光村里的老百姓，城里人也是这样。刚有噻托溴铵（思力华）的时候，我认识的一个教授吸过后反应说“从来没有这么敞亮过”。那时候他的病情是比较重的，但也舍不得用，因为不能报销。只有加重的时候才吸，所以效果也不是那么好。

崔璨婵：LABA 和 LAMA 的联合治疗您是怎么看的？

朱元珏教授： 慢阻肺彻底治疗太难了，气肿的肺完全修复不可能了。我很早就和葛兰素医学部的人提到过，把两种支气管舒张剂合在一起可能要比单用好，他也认为是对的，但是没有深入。这次听说你们公司有新的长效 $β_2$ 受体激动剂和 LAMA 的联合，我希望病人能够从中收益。目前单一的支气管舒张剂效果不好，联合治疗会好一些。

崔璨婵：那怎么才能更有效的管理慢阻肺病人呢？

朱元珏教授： 就是要早治，戒烟，防止急性加重。急性加重怎么防呢？很明显，每次急性加重好了后肺功能都有恶化，病人自己也有感觉，一变天就觉得气紧了。所以教育很重要。让慢阻肺病人戒烟还是很难，但真要是得肺癌了，他们立马就戒了。

采访手记： 这次采访是在朱元珏教授家中进行的，屋子不大但收拾的井井有条，朱教授慈祥而谦和。从医近 60 年来，朱教授一直没有离开过临床工作，闲暇的时候还常常关心呼吸学术最新的研究进展。

2013 年 5 月

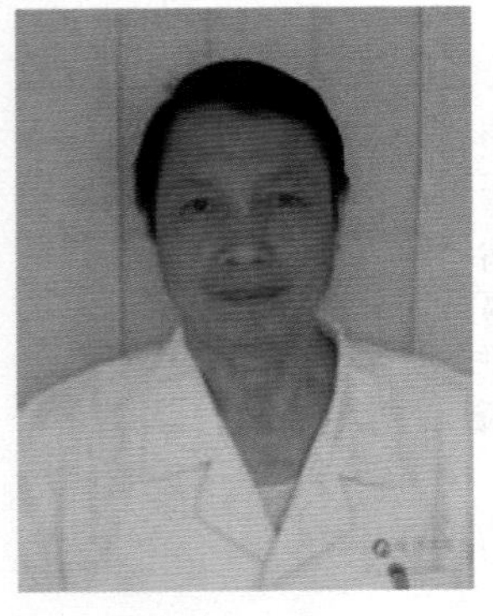

“——我觉得治病不仅仅要治疗身体上的疾病，还要治心，所谓“医者为善”就是说医生要和病人心连心，要知道病人的痛苦，要花很多时间去了解病人、安慰病人。”

采访时间： 2013 年 6 月 6 日

采访地点： 华中科技大学同济医院　呼吸疾病研究所办公室

被采访人： 华中科技大学同济医院　张珍祥教授

采 访 者： 诺华医学部　王颖玉

张珍祥，华中科技大学同济医院呼吸内科教授，享受国务院特殊津贴，湖北省有突出贡献科研工作者，从医 50 余年。专攻呼吸系统常见病、多发病及疑难重症等呼吸系统疾病。主要研究方向为慢性阻塞性肺疾病和哮喘的发病机制及治疗研究，呼吸道感染及肺癌的诊断与临床相关研究。历任中华医学会呼吸病学分会常务委员兼慢阻肺学组组长、中华结核和呼吸杂志常务编委等重要学术职务。现任湖北省医学会内科学会主任委员、湖北省和武汉市呼吸学会名誉预约主任委员。承担过国家七五、八五、九五攻关项目和多项国家自然科学基金，获多项省、部级科技进步奖。在国际、国内学术期刊上发表论文 500 余篇。

王颖玉：您作为中华医学会烟草病学学组副组长，您做了大量吸烟与慢阻肺等肺部疾病关系的研究，请问您最初是如何关注到吸烟与肺部疾病这一研究方向的？

张珍祥教授：多年以前，我们在临床上发现很多肺源性心脏病病人的肺动脉压不一定很高，也就是说肺源性心脏病不完全是由肺动脉高压引起。同时，我们对肺动脉高压的病人做过很多治疗方面的研究，筛选了中药、西药等多种治疗方案，但都没有很好的疗效。另外，对于很多肺功能衰竭的病人我们还没有好的治疗办法。因此我们认识到，肺动脉高压和肺源性心脏病的病人不能等到疾病发展到如此严重的地步才进行治疗，应该特别重视早期治疗，同时必须知道导致这些疾病的根源。那么，按照疾病的发展过程来思考，可以说这两种疾病都可由慢阻肺发展而来。因此，对慢阻肺的治疗和疾病的控制十分重要。

从 1992 年开始我们和北京阜外医院、中国医科大学联合做了一项流行病学调查，涉及人数达 10 万多人，希望了解中国到底有多少慢阻肺、肺气肿、慢性支气管炎病人？引起疾病的原因是什么？疾病的结果会怎样？等等。其目的是为了降低慢阻肺的发生、延缓或控制疾病的发展。这项研究一直持续到今天已经有二十多年了。通过调查发现，1992 年在我们调查的地区 15 岁以上人群慢阻肺的发病率是 3%，为什么有这么高的发病率？我们发现与吸烟有关的慢阻肺发病率达到了 70% 以上，因此必须控烟。1992 年之后，国际和国内的很多研究也让大家逐渐达成了这一共识。

王颖玉：您做过很多吸烟与慢阻肺之间关系的基础研究和临床研究，现在吸烟如何引起慢阻肺的机制明确吗？

张珍祥教授：原因很多很多。主要有几种，一是酶的失衡，如胰蛋白酶、抗胰蛋白酶等等。二是氧化-抗氧化失衡。三是炎症，炎症可导致损伤修复引起的气道狭窄、水肿。现在这方面机制的研究也很多，造成慢阻肺的因素不是单一的。

王颖玉：刚刚您提到了 1992 年开始的慢阻肺流调，我很感兴趣，您能够详细说说吗？

张珍祥教授：这项研究是当时的国家“八五”至“十一五”计划的研究课题。由华中科技大学同济医院、北京阜外医院、及沈阳医科大学 3 家单位参与，牵头人是程显声教授。研究共调查 10 万多人，北京 5 万人，沈阳、武汉各 2.5 万人。研究的目的是为了降低慢阻肺的发生，延缓或控制疾病的发展。我们中心选择对湖北省潜江市浩口镇 2.5 万社区人群进行筛查和干预，以镇上的一条公路为分割线，将公路两边 8 个和 7 个自然村分为试验组和对照组。对社区人群分为一般人群、高危人群（符合有吸烟≥300 年支，有两年以上，≥3 个月/年的咳嗽，气喘病史）、慢阻肺人群、肺源性心脏病人群并对其进行综合干预。干预的措施有：卫生知识的宣教、慢阻肺发生的主要原因、早期的自觉症状、诊断方法、急性加重的原因和症状、防治的重要手段。其中戒烟和室内外环境的改造是干预的主要措施。慢阻肺和肺源性心脏病人是我们的重点干预对象，对他们进行了一定数量的药物干预。对急性加重病人设有专家门诊方便他们就诊、咨询。另外，我们还对当地医务人员进行培训，每年1~2 次。采用讲课形式，用考核方法来检验效果。使他们认识慢阻肺防治的重要性，从而促使他们自觉地学习知识和技术。

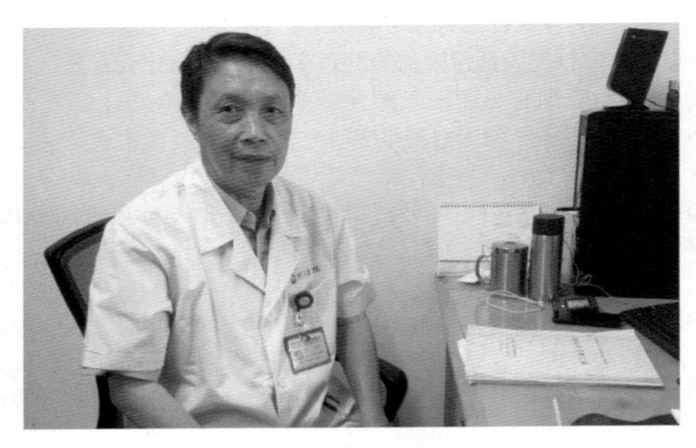

▲ 张珍祥教授工作照

1996 年和 2000 年我们分别对进站的 428 例慢阻肺病人，1000 例多高危人群进行了大规模的复查并进行统计分析。通过干预，我们这个区域的高危人群戒烟率达到了 40%，慢阻肺人群戒烟率达到 80%。戒烟组的慢阻肺病人比未戒烟组的慢阻肺病人健康状况好，FEV_1 下降速度慢。干预区病人的主动治疗率也高于非干预区等等。

我们科里有十几个人参加了这项研究。这项工作开始之初，是从镇政府一级一级地下文到村里，把村干部都召集起来开会，告诉他们同济医院的专家要来义务查病、治病，要求他们的引起重视。我们对当地医生进行多次培训，告诉他们疾病的知识，筛选时怎么问病史，上报等。当地医生就负责在基层挨家挨户地入户调查，登记符合条件的人名单。村里还要对这些人进行动员，告诉他们到时间要来看病。通过这一系列的工作，最后来筛查的人数达到了初筛人数的88%，符合统计学要求。

筛查的时候我们先从病史问起、再做肺功能、胸片、心电图。之后由当地医生对肺心病病人进行每月一次，高危人群每季度一次的随访。对慢阻肺病人逢双月 15 号我们都会停掉工作下去随访，观察疾病发展，动员戒烟、动员改炉灶……这些工作看上去简单，实际上非常难，因为四年为一个周期的项目经费只有七八万，条件非常艰苦。没有经费，当时我们只能用板车把各种仪器拉进村里，住的是政府办公楼上面空置的房间，吃饭、洗澡都很不方便。但是这些都还是能克服的，关键是社区卫生员怎么才能把老百姓动员起来参与？这才是最难的。当时不论是当地医生还是村民都不知道什么是慢阻肺，曾经还闹过一个笑话：我们在武汉做了一批搪瓷茶缸发给他们做纪念，结果茶缸做好拿到一看，上面的红字印成了“慢肺阻研究纪念”。动员戒烟也很难，不论是高危人群还是慢阻肺病人，如果没什么身体症状几乎都不愿意戒烟。这其中我们想了很多很多办法，比如组织“戒烟协会”，把已经戒烟的人和家庭树立典型，由村领导发奖状，在卫生室里贴“无吸烟卫生室”标语，出板报宣传戒烟……等等，这样一来受表彰的人积极性都很高，大家争当典型。即使在经费这么紧张的条件下，我们还免费给他们治疗，送给他们茶碱缓释片 3000 多盒，长效茶碱 2 万多片，给 108 人注射了 24 周免疫调节剂，共计十几万元。

这项工作带给我们最大的成就感就是，通过长期多次的接触，我们和当地人建立了信任关系，他们知道我们确确实实是来义务给他们看病的，所以现在我们每次过去他们都很高兴地配合。

王颖玉：现在这项研究还在进行吗？到什么时候结束？

张珍祥教授：“八五”到“十一五”期间是国家的攻关课题，现在国家没有投入了，我们只能从其他的研究经费中挪一些钱出来。这项研究已经开展 20 年了，丢掉很可惜，当地已经有那么多人戒烟，如果不持续教育他们很可能会复吸。如果有条件，我们会一直做下去。

现在我们每年会给戒烟协会的干部骨干布置任务，要求他们每人每年都要动员一定数量的村民戒烟，他们也会有自己的计划。我们则每季度下去组织戒烟协会干部开会，每个人要汇报最近的工作情况。每年12月份进行总结，对先进分子进行奖励，过去我们奖励毛巾、脸盆，现在奖励一件T恤等等……通过这项研究我们就很有发言权：①慢阻肺病人需要早发现、早干预、早治疗；②锻炼对呼吸功能非常重要。有一些极重慢阻肺病人因为平时做农活很多，“六分钟步行距离”测试时我们年轻的研究生都比不过他。

王颖玉：您在劝导戒烟工作中会遇到哪些困难？

张珍祥教授：戒烟是一项长期的工作，不仅仅对戒掉的人需要不断强化吸烟有害健康的观念，还有很多新加入的吸烟人群工作要做。另外，烟草销售也极大地影响戒烟工作，2012年世界卫生组织禁烟主题就是“烟草业干扰控烟，生命与烟草的对抗”。有一年春节前我们组织戒烟工作会议，很奇怪地发现村民不如以前积极参加了，后来我们才知道是上级每个村下达了销售香烟的任务，要每个村春节必须销掉多少烟。

王颖玉：通过这么多年的慢阻肺流行病学调查工作，您认为怎样才能提高慢阻肺的早期诊断率？

张珍祥教授：早发现：我建议所有的体检中心对高危人群都开展肺功能检查。这项工作必须由国家形成一种制度。早干预：每个单位都能有定点的体检中心，这样医生就能通过联系单位定期组织大家进行健康教育，讲讲戒烟，讲讲慢阻肺疾病知识。这一点上我有体会：有一次我去给小学生讲肺癌的知识，把肺癌标本给他们看，小朋友们看过之后都纷纷表示自己以后不能抽烟，还要回去告诉家人也不要抽烟。

王颖玉：慢阻肺病人的症状都有哪些？

张珍祥教授：咳嗽、咳痰、劳力性（活动性）气喘，就是我们常说的咳痰喘。

王颖玉：对于来就诊的病人，您都会问他们哪些问题来帮助诊断？

张珍祥教授：是否抽烟？是否咳嗽？每天咳嗽的频率和时间、每年咳嗽的持续时间。是否咳痰？活动性气喘程度？

王颖玉：慢阻肺的症状与其他哪些疾病有相似之处？

张珍祥教授：比如肺结核、肺纤维化、支气管扩张、继发性肺炎、间质性疾病、支气管哮喘这些疾病都会表现为呼吸困难。其中和支气管哮喘的鉴别需要做舒张试验，支气管哮喘病人的气道舒张试验可逆程度大于20%。所以我们说慢阻肺的治疗效果没有支气管哮喘好，正是因为其气道可逆程度低。特别是对有些舒张试验基本不可逆的病人。

王颖玉：可逆程度很差的病人在用药时您会如何选择？

张珍祥教授：考虑药物的联用。比如 LABA 和 LAMA 的联用，茶碱的联用，联合 ICS 治疗等等。但是到了疾病晚期效果都不理想，所以我们一定要早期进行干预去除危险因素。我曾经遇到一个从事电焊工作的病人，他咳喘有十年的历史，$FEV_1/FVC<70\%$。我就让这个病人辞掉工作，进行了半年的治疗之后他的肺功能基本恢复正常，再经过一年的巩固治疗就康复了，也不需要再用药了。在浩口镇也有一个病人，20 年前我们就查出他 $FEV_1/FVC<50\%$，在我们的劝说下他把烟戒掉了，除了用过一段时间的茶碱也没有过什么药，现在 20 年了身体仍然好好的。虽然这些病人是个例，但从一定程度上说明了早期干预的重要性。

王颖玉：一般什么样的病人您会使用茶碱？

张珍祥教授：症状较轻的病人可以用长效的茶碱，价格也便宜。

王颖玉：短效的支气管舒张剂 SABA，SAMA 您会用吗？

张珍祥教授：短效的我用的很少。短效是用于诸如活动后呼吸困难加重临时解决问题，真正在治疗上还是长效的好。

王颖玉：您能否详细说说对于慢阻肺病人您如何选择治疗方案？

张珍祥教授：症状较轻且气道炎症不明显的病人适合单用 LABA 或 LAMA。病人吸烟，咳嗽咳痰严重我通常选择单用 LABA，你们的马来酸茚达特罗吸入粉雾剂（茚达特罗）能持续 24 小时长效我认为很好；如果病人肺气肿和喘息严重而咳嗽不严重我会选择 LAMA。当然如果单用一段时间效果不好，则考虑 LABA+LAMA 联用，效果更好而且不用担心有肺炎、咽喉部感染、真菌感染等副作用，缺点是价格太高。对于经常急性加重和住院的病人可以考虑加用 ICS，因为激素能更好的改善生活质量。但是慢阻肺和支气管哮喘的炎性因子和炎症细胞是不完全一样的，所以 ICS 对慢阻肺病人的效果不如支气管哮喘病人好。在这里我还是要强调锻炼的重要性，因为很多慢阻肺病人由于消耗大、基础代谢高很多人都营养不良，锻炼能增强呼吸肌的力量，锻炼的过程也能促进病人的食欲。

王颖玉：我看见您给病人开过中成药，中成药的主要作用是什么？

张珍祥教授：中成药我开过，现在有种药叫“刺五加黄芪片”主要是调节免疫功能，预防感冒的作用；还有人工合成的冬虫夏草。广州呼研所也在做人工合成冬虫夏草的研究，在抗纤维化，减少炎症介质释放，增强气道平滑肌功能等等方面有一定作用。

王颖玉：您会按照 GOLD 指南进行慢阻肺分级和治疗吗？

张珍祥教授：我们基本上按指南治疗。但是指南比较复杂，中国病人太多。除非是住院病人，在实际门诊中我们不可能有时间使用综合评分表，发作次数和肺功能给每个病人划分 ABCD 级。我们一般是综合病人的病情分轻、中、重、极重。其实指南上对慢阻肺评估的知识，我们老的第四版、第五版教科书里面都有的，甚至还更详细，只不过没有像指南这样量化。

王颖玉：慢阻肺的急性加重频率是多少?

张珍祥教授：一般一年 1~2 次左右，在季节交换期常常是因为感冒。其中病毒感染高于细菌感染。重度病人一年还不止 2 次。

王颖玉：急性加重的病人都会来医院就诊吗?

张珍祥教授：有经济条件的病人会来我们医院。没有经济条件的病人会到附近的卫生院打针。很多人都会在卫生院打激素，于是经常会出现很严重的问题。我有一个慢阻肺病人每次急性加重都会在卫生院注射激素，一用激素就好得很快，但是激素造成的负氮平衡使他极度消瘦，免疫功能下降，最后到我们这里住院不久就死亡了。所以急性加重的病人一定要注意是细菌感染还是病毒感染，病情稳定后要坚持使用支气管舒张剂，尽量少用全身激素，并注意预防。

王颖玉：如何才能做到很好的预防急性加重呢?

张珍祥教授：预防急性加重很重要的一点是坚持使用支气管舒张剂，

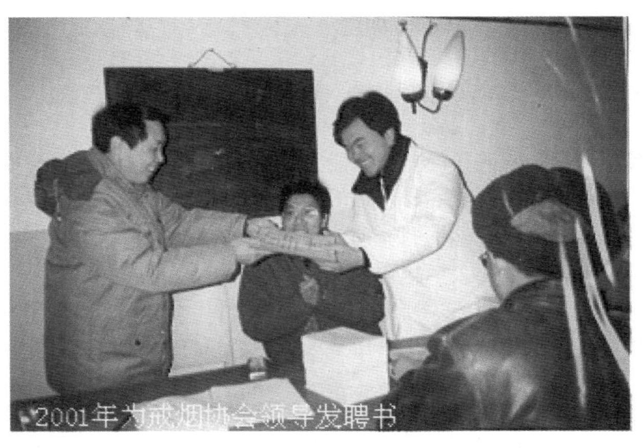

▲ 张教授为浩口镇戒烟协会领导颁发聘书

目前有观点认为吸入糖皮质激素加 LABA，或者坚持吸入 LAMA 可以减少急性加重的次数、程度和住院时间。第二要加强锻炼增强体质，第三要注意预防吸入激素导致的并发症。我要求病人把吸入 ICS 的时间改为饭前，吸入后注意漱口和清洁咽喉部，减少上呼吸道感染同时预防气道炎症和肺部感染。

王颖玉：转诊到同济医院的病人都是什么情况呢?

张珍祥教授：一般都是重症病人。以武汉市其他医院转诊为主，武汉市以外较远的重症病人不多。如果是行动方便的病人还有来自内蒙、新疆、哈尔滨等等比较远的地方，他们都是病了很多年治不好，从网上查到同济医院呼吸科专门赶过来的。

王颖玉：这些慢阻肺的病人转诊的原因是什么？是不是当地治疗的不好?

张珍祥教授：有多种原因。一是本身慢阻肺治疗的效果就不会像支气管哮喘效果那么满意。二是用药不规范。有些病人是完全按照支气管哮喘的用药，比如使用短效的支气管舒张剂。三是因为效果不理想就擅自停药的。所以治疗慢阻肺还是要吸入长效的支气管舒张剂，必要时加 ICS。而且医生必须要和病人强调坚持用药。

王颖玉：病人能很好的掌握吸入装置吗?

张珍祥教授：起码得两三次才能完全掌握。每个门诊病人我都要详细地给他们讲解。我觉得最容易使用的是吸乐，吸乐装置轻巧，并且能看到药粉有没有吸干净。相反准纳器很多病人在使用中都会有一些问题。所以想要病人的依从性好，不仅药物要有效，吸入装置也是很重要的。

王颖玉：您能跟我说一个您印象深刻的病人故事吗?

张珍祥教授：我的一个浩口镇的慢阻肺病人，1992 年查出重度慢阻肺时他 50 多岁。通过我们的工作他戒了烟并用长效的茶碱进行治疗，这个病人的精神状态不错，能够正确对待疾病，精神面貌对疾病的康复也很重要。后来他开了一个榨油厂，还雇佣了工人，到现在身体一直还很好，相反跟他同样年龄没有戒烟的病人很多都死亡了。我觉得治病不仅仅要治疗身体上的疾病，还要治心，所谓“医者为善”就是说医生要和病人心连心，要知道病人的痛苦，要花很多时间去了解病人安慰病人。因此当医生也是很辛苦的，不仅要用很多很多的时间来学习，还要多花时间和病人沟通。

王颖玉：同济医院呼吸科的发展历史是怎样的？

张珍祥教授：40年前我还是住院医生的时候，我们呼吸科先后和眼科、血液科、内分泌科共用一个小房间，从原先的40多张床位发展到现在的三个病区近200张床位，4台肺功能仪，二十几台呼吸机……这么多设备都还不够用。随着现在呼吸系统疾病的增多，国家也越来越重视呼吸科，现在的呼吸科也随之改名叫呼吸与危重症医学科了。

王颖玉：您当初是为什么选择从事医生这一职业的？您的经历是怎样的？

张珍祥教授：我中学的时候体重只有90斤是班里面最瘦的，我的父母和老师都希望我不要去做很辛苦的工作，他们觉得当医生和老师很好，我父亲也和我说不管时代怎么变，都会需要这两个职业。我1959年参加高考时的志愿是我老师给我报的，后来还是我的同学告诉我说考上武汉医学院了，我知道自己考上了很高兴。那个时候可以申请助学金不用交学费，于是就决定来武汉读书了。

刚上大学时我对医生的理解不深，听老师说当医生就是救死扶伤。大学时才知道医科学生比别的专业都多一年，而且要读那么多书，当时想的是既然大家都这样，那我也就既来之则安之了。直到后来走上工作岗位才渐渐体会到医生这个职业的意义，一方面病人很痛苦，全家都跟着受罪，医生对病人会有责任感。另一方面当医生解除了病人痛苦的时候会感到很快乐，病人很久都会记得你，对医生来说是一种精神上的满足感。当然医生也是很辛苦的，我读书的5年只回过一次家，寒暑假都在学校看书。当住院医生的时候，每天晚饭后都会去病房看一看。不过现在回过头去看看，这些辛苦都是很值得的。

王颖玉：在您这么多年的经历中，哪些人或事对您的影响是最大的？

张珍祥教授：读书的时候磨难很多，但是我们同学之间的关系很单纯很亲密，有什么困难大家都会互相帮助。我有一次生病不能吃饭，同学陪着我一起去看病，照顾我。毕业之后对我帮助特别大的是我们的老主任段生福教授，我来呼吸科就是他让我来的，段教授是当时全国的副主委，全国呼吸科第一批博士生导师，他 1996 年得肺癌去世了。发现自己生病之后他坚持不开刀，因为开刀住院会影响工作。生病之后的三年里他首先想到的是怎么把工作安排好，把科室人员组织好，用这三年时间他做了很多很多的事情。这让我特别感动。他还教会了我不要去争名利。无论什么时候只要好好地做事，自然就会出成绩。所以现在我也会跟我们呼吸科的医生这样讲。同济医院的呼吸科有不错的口碑，正因为我们在外面不随便找别人缺点，与人无争。不仅仅自己很愉悦，别人与你合作也会很愉快，这样才能赢得同行的认可。

王颖玉：您现在仍然很辛勤地工作坚持每天查房，是不是也是因为受了段教授很多的影响？

张珍祥教授：是的，他对我的影响很大。虽然我现在年纪大了，但一方面只要年轻医生需要我，我都会去，这也是他们对我的一种信任和尊重。另一方面工作多了，事情多了自己就过得充实。我每星期一门诊，星期二到星期四查房，星期五做纤维支气管镜。现在做纤维支气管镜我去的少了，因为年轻人怕我太累，其实我还可以做。多放手让年轻人自己去锻炼、去创造这也很好。

王颖玉：您研究的课题中，哪些是您心目当中是意义比较重大的？

张珍祥教授：有两个。第一个是在 90 年代，我们发现了肺动脉高压不是肺源性心脏病的唯一原因；慢阻肺病人不一定都合并肺动脉高压，其死亡主要原因是肺衰竭。到现在还有很多研究是关于慢阻肺和肺动脉高压的，基本上是我们以前涉及过的。当时我们使用有创的漂浮导管测了 100 多例慢阻肺病人的肺动脉压力，发现很多慢阻肺病人的肺动脉压并不高。继而我们做了很多很多这方面的研究，当时都是没有人做的。第二个就是

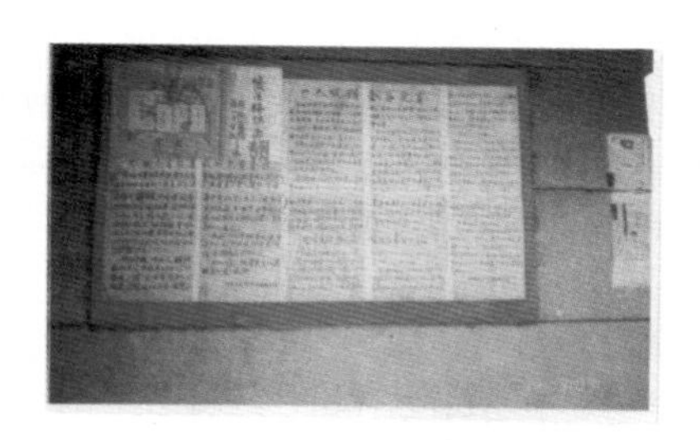

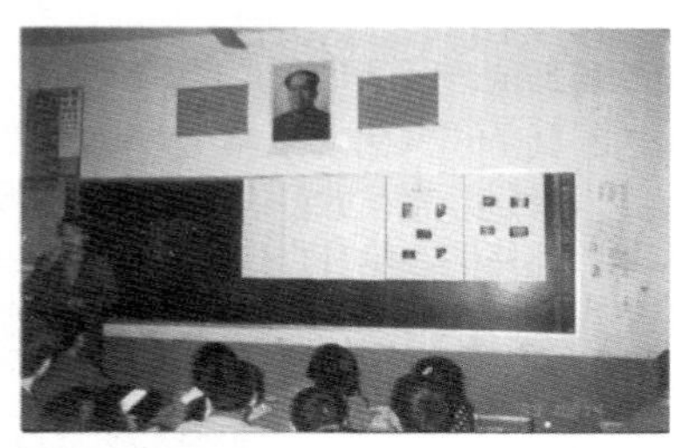

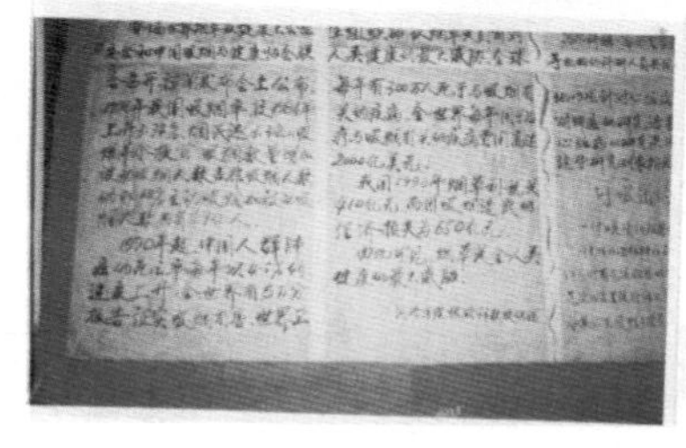

戒烟专刊

▲ 浩口“戒烟专刊”

我前面提到的慢阻肺病人的筛选和干预的流调。现在这两个研究的结论都已经形成了共识，但我们那个时候没有人想到把结果拿到国外发表，能够在《中华结核和呼吸杂志》上发表就是很不错的了。

王颖玉：您对年轻医生都有什么期望？

张珍祥教授：第一，我希望他们每个人都有自己的目标，有自己的梦。第二，我希望他们互相谦让互相帮助，每个人都向着自己的目标努力，心无杂念。第三，年轻人要很团结，千万不要相互之间瞧不起、争名利。这次评职称，别人上了你没上，不要有思想包袱，只要好好做事，说不定下次你就比别人快。我从副主任医师升主任医师比别人晚，但是我从副教授到教授就比别人快。

王颖玉：您和国外的呼吸领域都建立了什么样的联系？

张珍祥教授： 我和国外专家没有很多的交流。1994 年 WHO 资助我们八万美金，做关于控烟与慢阻肺干预的研究，这个不能算是合作。我们年轻的时候学的是俄语，后来苏联和中国关系不好了，我们才转学英语，再后来没过两年就是“文化大革命”，因此我们的英语就给耽误了。通过翻字典和自学，我们只能看懂但说不出来，口语不行也是我的一大遗憾。现在年轻人英语都好了，但是合作的机会还是少，主要是我们没有能力和经费投入去组织与国外的合作。相反国外找中国医生合作的机会更多，我们

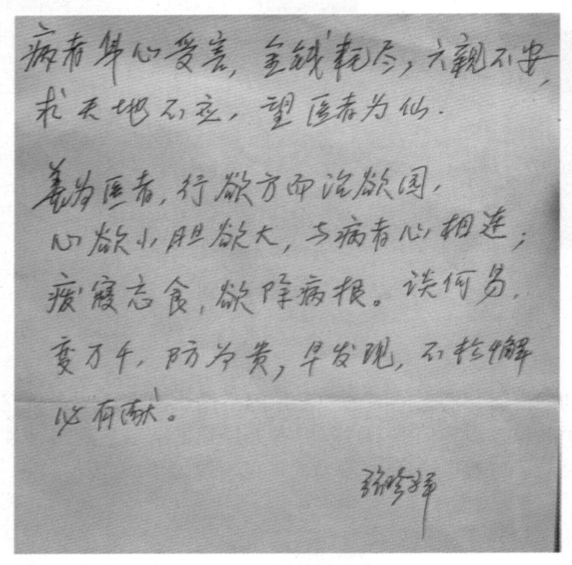

病者身心受害，金钱耗尽，六亲不安，求天地不应，望医者为仙。

善为医者，行欲方而智欲圆，心欲小胆欲大，与病者心相连；废寝忘食，欲降病根。谈何易，变万千，防为贵，早发现，不松懈，必有献。

张珍祥

▲ 张教授题字

医院心血管领域和国外有一些合作项目，但是呼吸科还没有，这也是我们做的不够的地方。

采访手记：听张教授说话，更像是聆听一位长者对年轻人的谆谆教导，耐心而平和。一边向张教授提问，我也不免担心：张教授年纪大了，我要不要请他停一下，休息一会？可直到两个小时的谈话结束，张教授都没有一分钟休息。整个谈话过程更像是在聊天，当张教授递给我早已准备好的水时；当他向我回忆起许多老故事时；当他拿“浩口”流调项目的照片给我看时，我看到所有照片都整整齐齐地贴好装订并注明了时间和事件……这些都让我感动。但给我更多感动的是，张教授反复告诉我，医生要与病者心相连，要做一位有“仁心”的医者。

2013 年 6 月